Leonhardt · Grundlagen der Elektroakupunktur nach Voll

Grundlagen der Elektroakupunktur nach Voll

Ein Leitfaden zur Einführung in die Elektroakupunktur nach Voll (EAV)

von Dr. med. Horst Leonhardt

Vollständig revidiert und ergänzt
von Dr. med. Reinhold Voll

ML VERLAG

Medizinisch Literarische Verlagsgesellschaft mbH · Uelzen

CIP-Kurztitelaufnahme der Deutschen Bibliothek

Leonhardt, Horst:
Grundlagen der Elektroakupunktur nach Voll: e. Leitf. zur Einf. in d. Elektroakupunktur nach Voll (EAV) / von Horst Leonhardt. — 2. Aufl. / vollst. rev. u. erg. von Reinhold Voll. — Uelzen: Medizinisch Literarische Verlagsgesellschaft, 1986.
ISBN 3-88136-113-8

2. Auflage 1986
3. Auflage 1989 (unveränderter Nachdruck)

ISBN 3-88136-113-8
Gesamtherstellung: C. Becker, Uelzen

Inhaltsverzeichnis

Vorwort

Am Anfang eines umfangreichen Werkes mag wohl die Frage stehen: Was veranlaßt einen begeisterten Mediziner, der mit der Sorge um seine Patienten schon rein zeitlich ausgelastet ist, eine solche zusätzliche Arbeit zu übernehmen?
Als dankbarer Schüler von *Bergmann, Bessau, Denning, Druckrey, Heubner, Hoff, Lenz, Rössle, Sauerbruch* und *Wagner* beendete ich mein Studium noch in Berlin, dem damaligen Mekka abendländischer Medizin. Meinem Vorhaben folgend, die wissenschaftliche Laufbahn einzuschlagen, war ich dann als „wissenschaftlicher Assistent" bei *Mathis* an der Universitätsklinik in Graz tätig und erhielt dort meine Ausbildung zum Facharzt für Zahn-, Mund- und Kieferheilkunde. Das Kriegsende und die Zeitereignisse unterbrachen diese Laufbahn.
Amtsärztliche Tätigkeit und die Ausübung meines ärztlichen Berufes, zunächst als Zahnarzt, später als Praktiker, konfrontierten mich täglich immer wieder mit den ursprünglichen Sorgen und Nöten unserer Patienten und gaben mir die Möglichkeit, immer wieder nach der Vereinbarkeit zwischen Theorie und Praxis zu suchen. Mein Hang aber zu Forschung und lehrbarer Mitteilung blieb bestehen und führte nicht nur zu zahlreichen Publikationen in einschlägigen Zeitschriften, sondern auch zu diesem Unternehmen, das faszinierende und zukunftsträchtige Gedankengut der auf uralten Erkenntnissen der Akupunktur aufbauenden, modernen Elektroakupunktur so weit als möglich zusammenzufassen und in einem Ordnungssystem mitzuteilen.
Die auf den beiden Pfeilern der Chemotherapie und der technischen apparativen Möglichkeiten aufbauende klinische Medizin hat in unserem Jahrhundert derartige Fortschritte gemacht, daß sie von einem gewöhnlich Sterblichen kaum noch in ihrer Gänze übersehen, geschweige denn beherrscht werden kann. Sie entzieht sich damit aber auch mehr und mehr der lebensnahen und lebensnotwendigen Praxis. Das Wissen von der Unzahl immer kostspieliger werdenden Untersuchungsmöglichkeiten und die nicht mehr übersehbare Anzahl von täglich sich vermehrenden Pharmaka, die in einer wahren Papierflut stets als „das Mittel der Wahl" angepriesen werden, verunsichern den Praktiker in zunehmendem Maße und decken sein, bei ihm so notwendiges „G'spür", das ihn zu einer zutreffenden Diagnose unter primitivsten Bedingungen in kürzester Zeit befähigen sollte, mehr und mehr zu. Dazu kommt noch die zunehmende Anzahl der Erkenntnisse von unangenehmen und schädlichen Nebenwirkungen chemischer Pharmaka.
All das führt zu einer Zunahme von Fehldiagnosen und Fehlleistungen sowie vorzeitiger und oft nicht gerechtfertigter Überantwortung der Patienten in den Massenbetrieb der Krankenhäuser und Kliniken. Der Praktiker wird damit in die Rolle eines Verkehrspolizisten und die Kliniken bzw. Krankenhäuser in die eines entmenschlichten Massenbetriebes gedrängt.
In meiner Praxis mußte ich es aber immer wieder erleben, daß Patienten sich nicht gesund fühlten, nicht leistungsfähig, ja oft verzweifelt waren, obwohl mit den herkömmlichen und geübten Methoden keine Unregelmäßigkeit oder patho-

logische Veränderung festzustellen war. Symptombezeichnungen wie Migräne, Allergie, Neurasthenie oder vegetative Dystonie allein bilden zwar manchmal eine zeitlich begrenzte Beruhigung, bieten aber keine Lösung des Problems, keine Heilung an.
Es muß also außer dem chemisch-technischen Prinzip noch eine dritte Grundregel geben, auf der die Vorgänge unseres Lebens aufbauen.
Ich glaube, daß dieser dritte Grundpfeiler unseres Lebens und damit der Medizin schlechthin das Prinzip der Energie sein könnte, auf dem die Elektroakupunktur aufbaut.
Jeder Lebensvorgang, jede Bewegung oder Veränderung – auch ein chemisch-technischer Vorgang – setzt das Vorhandensein eines bestimmten Ausmaßes an Energie voraus, die in Anspruch genommen und umgesetzt wird. Die Möglichkeit der sehr feinfühligen und frühzeitigen Erfassung dieser Lebensenergie mit Hilfe moderner elektrischer Meßgeräte läßt es zu, schon sehr frühzeitig – noch lange vor dem Eintritt eines chemischen oder mechanischen Prozesses – Veränderungen auch in unserem Organismus zu erkennen oder ihr Ausmaß abzuschätzen.
Als Praktiker und Facharzt für Zahn-, Mund- und Kieferheilkunde berührte es mich immer wieder schmerzlich, daß wir, am Ende unserer Kunst angekommen, ein streuendes Zahnherdgeschehen annahmen und den Patienten veranlaßten, auf gut Glück, eine Reihe von Zähnen zu opfern. Ganze Hekatomben von Zähnen wurden auf diese Weise geopfert mit einem relativ seltenen und geringen Erfolg.
Die zahlreichen Testmöglichkeiten, die ein Herdgeschehen nicht nur aufdecken, sondern auch lokalisieren sollten, brachten trotz mehr oder weniger großem Aufwand in keinem Falle den gewünschten sicheren Erfolg.
Auf der Suche nach einer nicht nur praktisch anwendbaren, sondern auch sicheren Methode stieß ich schließlich auf die Elektroakupunktur nach *Voll*. Sie bietet in verhältnismäßig einfacher Form die Möglichkeit, mit Sicherheit nicht nur ein Herdgeschehen als solches festzustellen, sondern auch die genaue Ausgangsstelle – nicht immer sind es die Zähne oder nur die Zähne – zu bestimmen und darüber hinaus auch den Zusammenhang zwischen Herd und „Erfolgsorgan" aufzudecken.
Das nähere Studium der Elektroakupunktur eröffnete mir nicht nur ein faszinierendes, umfassendes Gebiet der Heilkunde, sie führte mich auch zum Ursprung und den Grundfesten der Medizin schlechthin. Allerdings war in den Jahren seit ihrer Einführung durch *Voll* so viel Wissen und Erfahrung zusammengetragen worden, daß der Anfänger vor einer erdrückenden und verwirrenden Zahl von Fakten und erarbeitetem Wissen stand und im wahrsten Sinne des Wortes Gefahr lief, vor lauter Bäumen den Wald nicht mehr zu sehen.
Die Begeisterung, endlich eine wirksame Heilmethode gefunden zu haben und das Bedürfnis, diese in einem System geordnet auch anderen Kollegen mitzuteilen und zugänglich zu machen, veranlaßte mich, dieses Werk — das sich größer und umfangreicher erweist, als ich es zunächst erwartete — zu beginnen.
In Dr. *Voll* fand ich einen nimmermüden und immer mit Rat und Tat zur Hilfe bereiten Freund, der wesentlich zum Gelingen der vorliegenden Arbeit beitrug.

Ihm möchte ich an dieser Stelle meinen herzlichsten Dank abstatten.
Dank gebührt aber auch dem ML-Verlag, der es trotz anderweitiger Verpflichtungen und mancher Schwierigkeiten übernahm, mein Vorhaben in die Tat umzusetzen und das Buch in beispielhafter Form und Gestaltung erscheinen zu lassen.
Möge das Ergebnis unserer gemeinsamen Arbeit noch vielen Kollegen das Wunderreich der Elektroakupunktur nach Voll erschließen und ihnen Freude und Genugtuung bringen.

Salzburg, im Juli 1975 Reg.-Obersanitätsrat Dr. med. *Horst Leonhardt*

Nachtrag

Durch das vorzeitige Ableben von Dr. *Leonhardt* fühlte ich mich verpflichtet, sein Werk druckfertig zu machen.
Im Juli 1976 hat der Tod Dr. *Leonhardt* mit 58 Jahren die Feder aus der Hand gerissen, als er schon mehrere Aufsätze für den 2. Band seines Werkes fertiggestellt hatte. Diese Hinterlassenschaft wird im Anhang dieses Werkes veröffentlicht, handelt es sich doch um ausgezeichnete Aufsätze aus dem Gebiet der energetischen Akupunkturgesetze und der Elektroakupunktur-Therapie.
Dieses Buch von Dr. *Leonhardt* stellt etwas Abgeschlossenes dar und wird jedem Leser viel Gewinn bringen, zumal der ausgezeichnete lebendige Schriftstil von Dr. *Leonhardt* die Einführung in die Materie der Elektroakupunktur sehr erleichtert.

Plochingen/Neckar, Januar 1977 Dr. med. *Reinhold Voll*
Begründer der EAV

Vorwort zur 2. Auflage

Neun Jahre nach Erscheinen der 1. Auflage wird wegen der Nachfrage nach dem Buch von Dr. *Leonhardt* eine 2. Auflage notwendig, die vollständig revidiert und ergänzt wurde.

Für die Einführung in die EAV hat sich dieses Buch sehr bewährt. Der sich mit dieser Heilmethode weiterbildende Arzt wird auf die nach 1975 erschienenen EAV-Bücher zurückgreifen, das sind der Bild- und Textband III sowie die Supplementbände. Diese beinhalten Meßpunkte des vegetativen Systems, der Gehirnnerven, der parasympathischen Kopfganglien, der 20 Kieferabschnitte, der einzelnen Augenanteile und die 161 Meßpunkte für das gesamte lymphatische System.

Die EAV-Diagnostik und -Therapie interessiert nicht nur den Allgemeinarzt, sondern für die Fachärzte aller Sparten sind für ihr Fachgebiet ausreichend genügend Meßpunkte vorhanden.

Dr. med. *Reinhold Voll*
Begründer der EAV

Plochingen, Januar 1986

Einleitung

Nachdem sich die etwas materialistische Zellularpathologie von *Virchow* und die Chemotherapie durchgesetzt hatten, blieb noch immer ein weites Feld biologischer Vorgänge offen, die sich der Faßbarkeit mit Hilfe der beiden genannten Methoden entzogen.

Das Lehrgebäude der Neural- und Humoralpathologie suchte diese Lücke zu schließen, und dabei trug die geheimnisumwobene Psychiatrie und Psychologie ihren Teil dazu bei. Allein, so groß und beeindruckend die Ergebnisse und Erfolge all dieser Lehren auch sind, noch immer lassen sich die Lebensvorgänge – und vor allem ihre Entgleisungen – beim Menschen nicht vollständig erfassen. Noch immer gibt es Gebiete, die als „Neuland" angesprochen werden müssen und die durch Grenzen abgeschlossen erscheinen, die wir noch nicht zu überschreiten vermögen.

Durch die Fortschritte der Technik sind die physikalischen Möglichkeiten mehr in den Vordergrund gerückt worden und kommen mehr und mehr bei der Erfassung und Beherrschung menschlicher Lebensvorgänge zum Einsatz.

Die Anwendung von Isotopen, vom EKG und EEG sind nur einige Beispiele der physikalischen Möglichkeiten, die genützt, schon eindeutige Erfolge zeitigten und aus dem Repertoire der modernen Medizin nicht mehr weggedacht werden können. Bildete die Zelle als Lebenseinheit die Basis der Zellularpathologie und die chemische Reaktion die Grundlage der Chemotherapie, so ist der Begriff der Energie wohl das Fundament, auf dem die biologisch-physikalischen Forschungsmethoden und Möglichkeiten aufbauen. Es ist letztlich nur eine Form der Energie, die beim Einsatz der Isotopen, dem EKG und dem EEG faßbar und auch meßbar gemacht wird und uns so ein Bild von Lebensvorgängen vermittelt, die bis dahin nur erahnt oder vorausgesetzt wurden.

Bedenkt man, daß in jeder der rund 3 Billiarden Zellen, die zur Bildung eines reifen menschlichen Organismus notwendig angenommen werden, in der Minute bis zu 30 000 Reaktionen ablaufen, so ist es einleuchtend, daß diese im einzelnen weder chemisch noch klinisch erfaßt werden können, andererseits aber – wenn auch nur in minimalem Ausmaß – Energie in Bewegung setzen, die mit feinsten Meßinstrumenten bei einem bestimmten Ausmaß erfaßt und gemessen werden können. Daß dieses lange vor einem labormäßig registrierbarem chemischen Prozeß möglich ist, liegt auf der Hand.

Darüber hinaus können energetische Vorgänge schon während ihres Ablaufes, also in ihrer Funktion erkannt werden, während bei chemischen Prozessen meist nur das Resultat, das Endprodukt, festgestellt werden kann. Diagnostisch ausgewertet handelt es sich also in dem einen Fall um eine Funktions- und im anderen um eine Zustandsdiagnose.

Die Zustandsdiagnose bildet den vorläufigen oder auch endgültigen Abschluß eines Prozesses, auch wenn sie zur Ursache eines neuen Vorganges werden kann. Sie bietet damit aber nur wenig Möglichkeiten einer wahren Prophylaxe, bietet aber die Basis einer kurativen Medizin, die in der Hast unserer Zeit leider nur selten wirklich konsequent zu Ende geführt werden kann und sich meist in

der Symptomatologie erschöpft und mit der Beseitigung der „Haupt-Krankheitserscheinungen" begnügt.
Wie einem Waschvorgang in unseren modernen Waschmaschinen mit den hochwirksamen Waschmitteln stets ein Spül-, Trocken- und Bügelvorgang folgt, müßte jeder modernen medikamentösen Therapie – zumindest jener mit den hochwirksamen, chemisch-allopathischen Mitteln – eine Reinigungs- oder Entschlackungskur angeschlossen werden, um den äußerlich symptomfreien Organismus von all den krankheitsbedingten und medikamentösen Abbauprodukten zu befreien und ihn damit vor Spät- und Folgekrankheiten oder auch Nebenwirkungen zu schützen.
Die Funktionsdiagnose aufgrund der Erfassung energetischer Vorgänge bietet in erster Linie die Grundlage einer erfolgreichen und gezielten Prophylaxe. Mit ihr kann nicht nur der eigentliche Beginn und die Fortentwicklung einer „Erkrankung" noch lange bevor diese klinisch, oft auch subjektiv manifest wird, erfaßt und verfolgt werden, womit die Möglichkeit der Vorbeugung gegeben ist, sondern mit ihrer Hilfe kann auch die positive oder negative Wirkung einer Medikation genau festgestellt und verfolgt werden. Beide Möglichkeiten ergänzen sich einwandfrei und sollten von jedem gewissenhaften Arzt genützt werden.
So faszinierend diese neuen Methoden, die an Feinfühligkeit und Präzision alle bisher bekannten und geübten Verfahren bei weitem übertreffen, auch sind, so mag es doch erstaunlich erscheinen, daß sie erst so spät in den Bereich der Überlegungen einbezogen und teilweise auch schon zum Einsatz gebracht wurden. Noch verwunderlicher aber ist es, daß die bioenergetischen Ansichten und Verfahren noch immer in weiten Kreisen der Fachwelt auf ungläubige Skepsis stoßen und oft auch mit Geringschätzung abgelehnt werden. Sie erscheinen vielen noch wie Zukunftsmusik, die ihrer Zeit weit voraus ist, und die Anhänger dieser neuen Methoden gleichen oft den Propheten und Sehern, die von ihrer Zeit noch nie verstanden und anerkannt wurden und erst als Tote von den nachfolgenden Generationen Anerkennung, Ruhm und Ehre ernteten.
Dies sollte aber keinen Kollegen, dem das Wohlergehen seiner Patienten mehr am Herzen liegt als der bequeme Weg und das Wandeln auf ausgetretenen Pfaden, daran hindern, sich ernsthaft mit bioenergetischen Methoden und Möglichkeiten zu befassen und sich diese zu eigen zu machen.
Eine dieser bioenergetischen Methoden – und zwar wohl die umfassendste und vielgestaltigste – ist die Bioelektrik und in ihrem Rahmen besonders die Elektroakupunktur nach *Voll,* deren Grundlagen hier besprochen werden sollen.

Elektroakupunktur nach Voll (EAV)

Elektroakupunktur nach *Voll* (EAV) ist ein Verfahren, das zur Diagnostik und Therapie die Grundlagen der chinesischen Akupunktur mit den Möglichkeiten der modernen Elektronik verbindet.
Von der chinesischen Akupunktur werden die als Meridiane bezeichneten Ener-

gieleitbahnen und auf diesen liegenden Akupunkturpunkte, auf die noch zurückzukommen sein wird, verwendet. Sie sind die Punkte, an denen die elektronischen Widerstandsmessungen vorgenommen werden.
Voll ist der geistige Vater der „EAV", denn ihm ist nicht nur die exakte elektrische Ortung und organbezügliche Deutung der Akupunkturpunkte gelungen, sondern auch die quantitative Messung des Widerstandes dieser Punkte sowie die diagnostische Deutung der verschiedenen Meßwerte.
Dipl.-Ing. Dr. *Werner* schuf schon 1953 nach Angaben von Dr. *Voll* die technischen Voraussetzungen für diese Methode mit der Konstruktion des Diatherapuncteurs, eines Röhrengerätes. Diatherapuncteur bedeutet Diagnose- und Therapiegerät in einem Apparat zusammengefaßt, was 1955 bei der erstmaligen Vorstellung des Gerätes und Darstellung der Elektroakupunktur in der medizinischen Öffentlichkeit ein Novum war. Der Aufgeschlossenheit des Dr. *Werner* ist es zu verdanken, daß der nahtlose Anschluß an die sich ständig weiterentwickelnde moderne Technik gelungen ist.
Mit dem von Ing. *Pitterling,* München, weiter entwickelten Transistorengerät stehen uns heute moderne Geräte nach dem neuesten Stand der Präzision und Technik zur Verfügung.
Voll fand im Verlaufe seiner Forschungen zahlreiche neue Meßpunkte und Energieleitbahnen (= Gefäße), die der klassischen Akupunktur nicht bekannt sind, aber zur Diagnostik der Funktionen des Gesamtorganismus unerläßlich sind. Den Höhepunkt dieser Erkenntnisse bildet die mit Hilfe der EAV-Geräte durchgeführte Medikamententestung.
Aufgabe der EAV ist zunächst eine funktionelle Organ- und Gewebsdiagnostik über den Energiehaushalt zu stellen, dann eine Therapie mit niederfrequenten Stromimpulsen, Kippschwingungen genannt, bzw. Therapie mit qualitativ und quantitativ genau dosierbaren Medikamenten durchzuführen. Für die Diagnose stehen bis heute 366 Meßpunkte zur Verfügung, von denen 350 Meßpunkte bilateral und nur 16 jeweils in der vorderen und hinteren Mittellinie des Körpers gelegen sind.

Neu an der Elektroakupunktur nach Voll ist, daß man

1. eine eingeleitete Therapie laufend überwachen bzw. rechtzeitig ändern kann und
2. eine geplante medikamentöse Therapie vor ihrer Anwendung qualitativ und quantitativ prüfen kann und damit in der Lage ist, die Versagerquote zu reduzieren.

Unter- bzw. Überdosierungen werden somit ausgeschlossen.

Ziel der Elektroakupunktur nach Voll (EAV)

Dieselbe soll dem Arzt für Allgemeinmedizin, dem Facharzt in der Praxis die Möglichkeit geben, Krankheitsstörungen zu diagnostizieren und differentialdiagnostisch abzuklären. Der praktische Arzt kann durch die EAV eine Hinweisdiagnose dem Facharzt bzw. dem Krankenhaus oder der Klinik geben, damit weitere entsprechende klinische Untersuchungsverfahren gezielt zur Abklärung des Krankheitsbildes noch durchgeführt werden können. Die EAV will nicht Ersatz, sondern eine Ergänzung der klinischen Medizin in Diagnostik und Therapie sein. Zu den Grundlagen der EAV gehören Kenntnisse in

Anatomie
klinische Medizin
moderne Elektronik
allopathische bzw. homöopathische Pharmakologie
chinesische Akupunktur

Die Elektroakupunktur erlaubt weitgehend reproduzier- und demonstrierbare Messungen direkt am Patienten in vivo. Sie gestattet durch Messungen einen Einblick in das physiologische Geschehen des lebenden Organismus zu nehmen und damit in die individuellen Gegebenheiten des Patienten zum Zeitpunkt der Untersuchung.

Was bietet die Elektroakupunktur?

Bei der Diagnostik:

1. Leitwert bzw. Viersektorendiagnostik als Hinweisdiagnostik, in welchem Körperabschnitt das im Vordergrund stehende Krankheitsgeschehen zu suchen ist.
2. Diagnostik der über 370 Hautmeßpunkte, die den Akupunkturpunkten entsprechen.
3. Diagnostik der über 400 Punkte, die von der Elektroakupunktur neu gefunden wurden.
4. Differential- und Nachbarschaftsdiagnostik, um die Stärke des entzündlichen oder degenerativen Geschehens oder beider Zustände zusammen festzustellen.
5. Feststellung der ätiologischen Faktoren der Erkrankung mit Hilfe von Nosoden und potenzierten Organpräparaten.
6. Reizstromtest zur Herddiagnostik, um inaktive Herde zu aktivieren und dann dieselben zu lokalisieren und zu diagnostizieren.

Bei der Therapie:

1. Therapie mit niederfrequenten Kippschwingungsimpulsen
   a) zum Ausgleich der Leitwerte
   b) zum Ausgleich der Hautmeßpunkte
2. Therapie mit ausgetesteten Medikamenten
3. Prüfung der Verträglichkeit und Dosierung von Medikamenten und Wirkstoffen.

Es gibt Meßpunkte für alle großen Organe, für die verschiedenen Gewebssysteme, Knochen-, Gelenk-, Gefäß-, Nerven- und Lymphsystem sowie für das degenerative Geschehen.
Damit ist die EAV nicht nur für den praktischen Arzt interessant, sondern ebenso für den Internisten, den Kinderarzt, den HNO-Arzt, den Dermatologen, den Neurologen, den Gynäkologen, den Urologen, den Orthopäden etc.
Beachtenswert ist, daß man mit Hilfe der EAV eine Funktionsdiagnose stellen kann. Gestörte Organfunktionen werden durch die meßbaren Energiestörungen im Elektroakupunktur-Test überdies sehr früh erkennbar. Damit wird nicht selten eine Frühtherapie oder die Einleitung prophylaktischer Maßnahmen möglich. Alle Krankheiten beginnen mit einer Störung im Energiehaushalt und sind davon bereits vor Ausbruch der klinischen Zeichen erkennbar.
Bioelektrisch gesehen wird bei der EAV die Reaktion des Körpers bzw. des entsprechenden Organes auf eine minimale Meßstromspannung von 135 bis 2070 mV – im Mittel also etwa 800 mV – gemessen. Diese Meßstromspannung variiert etwas, je nach der Höhe des scheinbaren Widerstandes, der durch die Hautbeschaffenheit, die Meßtechnik, den Andruck etc. in den angegebenen Grenzen schwanken kann.
Der bei Einstellung des Ohmmeters auf „50" durch das Gerät und den Organismus fließende Strom beträgt 870 mV (ca. 1 Volt), 95 K Ohm und 9 Mikroampère.

Elektroakupunktur-Diagnostik (EAD)

Die Elektroakupunktur-Diagnostik ist zunächst eine „Hinweisdiagnostik", die es ermöglicht, ohne Schmerzen oder komplizierte Verfahren schneller diagnostische Erkenntnisse zu erhalten und Zusammenhänge aufzudecken, die sonst erst nach langen, oft kostspieligen und komplizierten Untersuchungen festgestellt werden können.
Im Anschluß an die Elektroakupunktur-Diagnostik kann durch die erhaltenen Befunde schließlich eine gezielte Anamnese aufgenommen werden. Dieses ist zeitsparend, denn durch die gezielte Befragung des Arztes lassen sich die geklagten Beschwerden des Patienten schnell ermitteln. Auf den Patienten macht es großen Eindruck, wenn der EAV-Arzt so seine Beschwerden schnell erfaßt.

Die Elektroakupunktur-Diagnostik ermöglicht aber auch eine rasche und sichere Diagnose etwa einer Fokaltoxikose, die die übliche Therapie blockiert. Sie ermöglicht die genaue Erkennung eines oder mehrerer Herde oder Störfelder, die Feststellung von Allergenen bei einer bestehenden Allergie und der verursachenden Allergene durch Medikamententestung oder auch die Entscheidung, ob eine entzündliche Phase, eine akute oder subakute Erkrankung, ein degenerativer Prozeß oder Kombination dieser Krankheitszustände vorliegen. Die Elektroakupunktur enthebt uns allerdings nicht vollständig der Verpflichtung, in ihrem Anschluß auch alle Maßnahmen zu ergreifen, die uns die klinische Medizin und moderne Forschung bieten, wenn wir diese Maßnahmen dann auch gezielt und mit mehr Erfolg einsetzen können.

Mit der Elektroakupunktur läßt sich fast in jedem Falle der eigentliche Wunschtraum eines jeden Arztes erfüllen, *Ursachendiagnosen* zu stellen im Gegensatz zur Symptomatik, an die wir Schulmediziner uns notgedrungen immer wieder klammern müssen. Mit relativ wenig Zeitaufwand läßt sich durch Medikamententestung eine Kausaltherapie durchführen.

Darüber hinaus bietet die Elektroakupunktur die Möglichkeit der *Funktionsdiagnose* im Gegensatz zu der sonst geübten Zustandsdiagnose.
Dieses bedeutet aber zugleich die Erfüllung des angestrebten Zieles
1. der Frühdiagnose,
2. der Ganzheitsdiagnose,
3. der Verfolgung und Überwachung einer Therapie, und
4. der genauen Feststellung des Ausmaßes einer Gesundung.

Nicht mehr nur das angegebene rein subjektive Wohlbefinden des Patienten, das oft simuliert wird, um schneller wieder aus dem Krankenhaus entlassen zu werden, ist maßgebend, sondern die objektive, vom Patienten nicht willentlich beeinflußbare Feststellung des Funktionszustandes der einzelnen Organe bzw. seines Gesamtorganismus.

Grundlagen der Elektroakupunktur

Jede entzündliche Veränderung der Zelle beginnt mit einer vermehrten Energiebildung. Dieses auch dann, wenn die Funktion des Organes noch als normal bezeichnet werden kann und auch die klinischen und Laboruntersuchungen keinen abnormalen Befund ergeben.

Ein gesunder Organismus, ein normales Funktionieren der einzelnen Organe, setzt auch ein der Norm entsprechendes Gleichgewicht im Energiehaushalt zwischen Energieerzeugung und Energieverbrauch voraus.

Die genaue Erfassung und Kontrolle dieses Energiehaushaltes bietet zugleich auch die Möglichkeit einer sicheren und frühzeitigen Feststellung einer Störung und damit auch einer frühen Hinweisdiagnose, einer bis zur „faßbaren Krankheit" reichenden Irritation oder „Entgleisung" einzelner Organe, Organteile oder des Gesamtorganismus.

Zu viel Energie bedeutet eine „itis", zu wenig Energie eine „-ose" und zeigt die Ursache, den Ausgangspunkt eines Symptomes oder eines Symptomkomplexes an. Diese Feststellung ermöglicht es dann aber auch, von der rein symptomatischen Therapie weg zu einer ursächlichen, wirklich kurativen Ganzheitstherapie zu kommen und damit auch eine tatsächliche Heilung zu erreichen.

Soweit bewegt sich die Bioelektrik – und in ihrem Rahmen auch die Elektroakupunktur – noch in bekannten Gefilden der klinischen Medizin, deren Grenzgebiet allerdings damit zur Zeit erreicht wird. Obwohl diese Frage durch einwandfreie Forschungsergebnisse untermauert ist, ist das Gebiet der „Energiebahnen", jener Strömungsverläufe, auf denen die Energie von den einzelnen Organen weg oder auf diese zufließt und an einzelnen Stellen, den Akupunkturpunkten, der Körperoberfläche meßbar wird, für die klinische Medizin noch kaum faßbares Neuland.

Zwar handelt es sich auch hier nur um die logische Folge der vorhin erwähnten Tatsachen, denn die Lehre von den Energiebahnen, den sogenannten „Meridianen", gründet sich auf den jahrtausendealten Erfahrungen der chinesischen Akupunktur — deren Richtigkeit durch neueste physikalische Forschungen bestätigt wurde —, da dieselben aber nicht an ein anatomisch faßbares Substrat gebunden sind, erscheinen sie zur Zeit noch schwer eindeutig lehrbar und entziehen sich so vorderhand noch der systematischen Methode der Schulmedizin.
Die Anamnese ihres Verlaufes ist die Folge einer jahrtausendealten Erfahrungsempirie, die den Skeptiker zwar nur schwer zu überzeugen vermag, dem Anhänger aber immer wieder neue und begeisternde Bestätigungen bringt.
Schließlich verlassen aber auch sehr wohlbekannte Vorgänge der klinischen Medizin – wie etwa Verlauf, Wirkung und chemische Umsetzung mancher Medikamente – den Bereich unseres sicheren, gefestigten Wissens und kehren nur über die Brücke der Empirie wieder in unser Blickfeld und Wissensgut zurück.
Wer sich mit dem Gedankengut der klassischen chinesischen Akupunktur befaßt, ist immer wieder erstaunt, mit welcher traumwandlerischen Sicherheit die Chinesen – auch ohne moderne Apparate und Prüfgeräte – immer wieder die richtige Antwort auf vielfältige Fragestellungen fanden.
So konnte der Verlauf der vor Jahrtausenden festgelegten Meridiane (Energiebahnen) durch Messungen des elektrischen Potentiales bestätigt werden. Insbesondere aber gilt dieses für die sogenannten „Akupunkturpunkte", jene Stellen, an denen die Strombahnen, die Meridiane, sich der Hautoberfläche bis auf 2 bis 3 mm nähern und an denen das Energiepotential der einzelnen Meridiane – und damit auch der zugehörigen Organe – gemessen werden kann.
Das Boltzmann-Institut in Wien stellte im Rahmen einer Forschungsreihe mit Hilfe hochempfindlicher Instrumente einwandfrei fest, daß an den alten – und in letzter Zeit in Ergänzung auch von *Voll* angegebenen neuen – Akupunkturpunkten tatsächlich ein anderes Energiepotential herrscht als an den übrigen Stellen der Haut.
Auch mit Hilfe des Ohmmeters und eines eingebauten Summtones des Diatherapuncteurapparates von *Kraiss+Friz* oder des modernen Dermatrons von *Pitterling* – der Apparate, mit deren Hilfe die Elektroakupunktur nach *Voll* durchgeführt wird – (siehe deren Besprechung) können diese Akupunkturpunkte genau bestimmt, ausgemessen oder getestet werden.
Es würde nun zu weit führen und wäre für den Leser auch zu verwirrend, hier das ganze Lehrgebäude der chinesischen klassischen Akupunktur in ihrer weitschweifigen und blumenreichen Sprache wiederzugeben. Auch erscheint es für die Vermittlung der Grundzüge der Elektroakupunktur nicht notwendig, hier alle bekannten Akupunkturpunkte oder gar ihre verzweigten Beziehungen und Wirkungsweisen wiederzugeben.
Hier sei lediglich auf die ausführlichen französischen Werke von *Soulié de Morant, de la Fuye, Niboyet* und *Chamfrault* sowie auf das deutsche Werk von *Bachmann* „Akupunktur – eine Ordnungstherapie" verwiesen.
Im Rahmen dieses Leitfadens soll lediglich das Wichtigste in möglichst klarer und allgemeinverständlicher Sprache dargelegt werden.

Hinweisdiagnose der Elektroakupunktur

Wie bereits erläutert, setzt jeder Lebensvorgang in unserem Organismus Energie in Bewegung, die in bestimmten Bahnen, den Meridianen, fließt. An den Akupunkturpunkten ist sie gezielt meßbar. Mit der Kenntnis der mechanischen und anatomisch-topographischen Voraussetzung der Elektroakupunktur und ergänzt durch die Methoden der klinischen Medizin ist eine sichere und erfolgreiche Therapie zu erreichen.

Die Hinweismethode der Elektroakupunktur deckt aber auch sonst kaum faßbare Zusammenhänge auf und bietet somit durch eine Ganzheitsdiagnostik im Rahmen einer zielstrebrigen Ganzheitstherapie auch bei sonst refraktären oder langwierigen Fällen die Möglichkeit, diese einer rasch fortschreitenden Heilung zuzuführen.

Das System der klassischen chinesischen Akupunktur ist Teil eines kosmischen Weltbildes, das auf dem Prinzip der harmonischen Ergänzung von Gegensatzpaaren beruht, wie es in der Monade symbolisiert wird. Gesundes Leben beruht auf dem Gleichgewicht zwischen zwei Extremen, dem Yang und dem Yin, wie Licht und Dunkel, Tag und Nacht, Stärke und Schwäche etc. Das Symbol der „Monade", ist ein kreisförmiges Gebilde, das durch eine geschwungene Linie in zwei gleiche, in ihrer Farbwertigkeit aber konträre Hälften geteilt wird. Es verbleibt aber in der jeweils entgegengesetzen Hälfte noch ein Rest der gegenüberliegenden Seite zurück, gleichsam als Symbol dafür, daß es keine konträre Erscheinung gibt, ohne daß sie den Keim des Gegenteils in sich trägt.

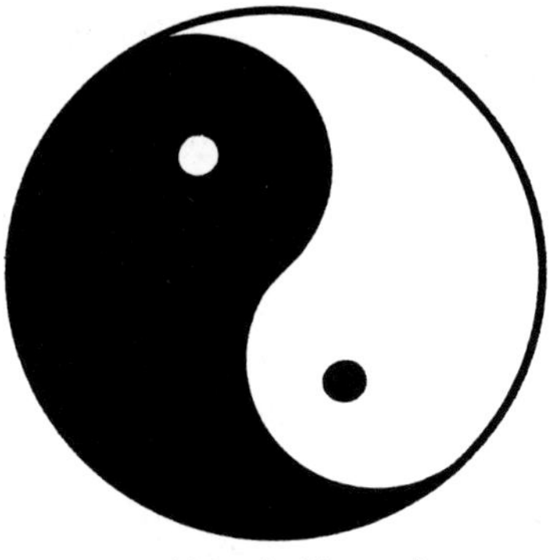

Abb. 1: Monade

Auf medizinisches Gebiet übertragen heißt dieses, daß unser Leben in einem ständig schwankenden Gleichgewicht zwischen zwei Extremen verläuft und daß wir weder eine vollkommene stabile Gesundheit noch eine solche Krankheit kennen – es sei denn der endgültige Tod. Anders ausgedrückt enthält jede Gesundheitsphase unseres Daseins schon grundsätzlich den Keim zur Krankheit in sich, wie auch jede Krankheit schon den Keim der Wiedergenesung in sich trägt. Letztlich trägt schon die Vereinigung der Eizelle mit dem Samenfaden den Keim des Todes in sich. *René Schubert,* der Gerontologe, Erlangen, stellt fest: „Geboren, sterben wir."

Die Aufgabe der Medizin ist es nun nach chinesischer Auffassung, dieses Gleichgewicht zu erhalten, eventuelle Schwankungen rechtzeitig zu erkennen und durch geeignete Maßnahmen Störungen desselben auszuschalten.
Da es sich hierbei, wie schon erwähnt, um ein energetisches Gleichgewicht handelt, kann der Ausgleich wiederum vor allem mit Hilfe des Einsatzes von Energie erreicht werden.
Da dieser Energieausgleich entsprechend den damals bekannten Mitteln und Möglichkeiten von außen zugeführt bzw. beeinflußt werden sollte, wurde die Methode der „Nadelung" gefunden, wobei Gold- oder Silbernadeln mehr oder weniger tief in die entsprechenden Akupunkturpunkte eingestochen werden. Dabei ergab sich die erstaunliche Tatsache, daß Goldnadeln Energie anziehen und an der Einstichstelle konzentrieren, während Silbernadeln dieselbe von der Einstichstelle wegdrängen oder dispergieren.
Damit war aber zugleich auch die Möglichkeit gegeben, den Ausgleich der Energie in beiden Richtungen positiv und negativ herbeizuführen und zu steuern.
Als besondere Ernergiezuführung bei Energiemangel, sozusagen als „Energieschock", wurde seit jeher das „Moxen" zum Einsatz gebracht, indem eine Brandwunde an einer geeigneten Stelle des Körpers gesetzt wurde. Da diese Methoden aber schon zur Therapie gehören, von der in einem späteren Band der *„Grundlagen der Elektroakupunktur nach Voll"* die Rede sein wird, soll sie hier nur erwähnt werden.
Jahrtausendelang wurden im Fernen Osten allein mit der Nadelung erstaunliche Erfolge erzielt, bis es den Franzosen gelang, die blumenreiche Sprache der chinesischen Lehrbücher halbwegs richtig zu deuten und auch uns Europäern zugänglich zu machen.
Durch die Kolonialbesitzungen in Indochina kamen die Franzosen schon frühzeitig mit der Akupunktur in Berührung. Schon Ende des 18. Jahrhunderts war ihnen diese Methode bekannt. Es erschienen daher die ersten europäischen Lehrbücher über Akupunktur in Frankreich, von wo aus sie dann auch in Deutschland übernommen wurden. *De la Fuye* und seine Mitarbeiter brachten französisch geschriebene Lehrbücher über die Akupunktur heraus, und eine Anzahl von Ärzten begann mit wechselndem Erfolg, den Körper ihrer Patienten mit Nadeln zu spicken.
In Ermangelung der jahrtausendealten Erfahrung und Schulung der chinesischen Kollegen aber blieb es der Akupunktur in Europa bis heute versagt, sich im Gebäude der modernen Medizin jenen Platz zu erobern, der ihr eigentlich zukommen sollte.
Erst 1953 schien mit der genialen Idee von *Voll,* die Gold- und Silbernadeln der Chinesen durch zwei verschiedenartige niederfrequente Stromimpulse mittels der beiden Pole eines modernen elektrischen Gerätes zu ersetzen, das Tor zur neuzeitlichen abendländischen Medizin einen Spalt weit aufgestoßen und die Hoffnung berechtigt, daß auch die chinesische Akupunktur – nunmehr im neuen Kleid der Elektroakupunktur nach *Voll* – in unsere Heilkunde aufgenommen und anerkannt werde.

Chinesische Akupunktur und Elektroakupunktur

Die Elektroakupunktur-Diagnostik nach *Voll* bietet gegenüber der klassischen chinesischen Akupunktur eine Reihe von Vorteilen, die sie nicht nur aus dem Bereich der reinen Einfühlung und Intuition herauslöst und damit auch mit konkreten, faßbaren und lehrbaren Unterlagen ausstattet, sondern uns damit zugleich auch die Möglichkeit gibt, eine sichere und reproduzierbare Diagnose zu stellen. Während bei der klassischen Akupunktur das Wissen und die absolute Beherrschung der topographischen Lage jedes einzelnen Akupunkturpunktes sowie seiner Zusammenhänge die unabdingbare Voraussetzung für eine erfolgreiche Anwendung dieser Methode darstellt, kann sich der Elektroakupunkteur auf seinen Apparat verlassen, der sein Tun jederzeit kontrolliert und der ihm durch den Zeigerausschlag des Ohmmeters als auch durch den angeschlossenen Summton die genaue Lage des gesuchten Akupunkturpunktes angibt.

Bei der klassischen Akupunktur muß die Nadel gefühlsmäßig nicht nur in den richtigen Punkt, sondern auch in die entsprechende Tiefe eingestochen werden. Der Zeigerausschlag des Ohmmeters bzw. der Maximalwert des Meßpunktes im Kraiss+Friz-Diatherapuncteurgerät von *Werner* oder im Dermatron von *Pitterling* ermöglicht im Gegensatz dazu auch die sofortige Kontrolle des vollen Kontaktes mit dem Akupunkturpunkt. Die Beherrschung der Meßtechnik ist aber vielleicht auch die einzige Phase der Elektroakupunktur, bei der das „Fingerspitzengefühl" des Behandlers noch eine gewisse Rolle spielt, doch nach Erhalt des maximalen Meßwertes kann dieser Wert auch durch physiologische, nicht pathologische, Druckerhöhung nicht mehr verändert werden.

Da es sich bei der Elektroakupunktur um die Messung des energetischen Potentiales von Organanteilen oder kleinen Organen handelt, die auf elektrischer Basis durchgeführt wird, muß zwar nicht direkt in die Energiebahn eingegangen, aber ein sicherer Kontakt mit ihr hergestellt werden. Dieses kann nur — wenn es auf unblutigem Wege vollzogen werden soll — durch einen entsprechenden Druck erreicht werden, mit dem der Griffel der aktiven Punktelektrode so über dem Akupunkturpunkt aufgedrückt werden muß, daß die zwischen dem Punkt und der Hautoberfläche gelegenen Gewebsschichten so weit komprimiert werden, daß sie den Kontakt zum Meßapparat freigeben.

Dieser notwendige Druck variiert je nach Lage des Akupunkturpunktes und dem Alter des Patienten sowie der Beschaffenheit der Haut, die in Ausnahmefällen durch schwere körperliche Arbeit (Schwielen), durch Wunden, Narben, Ekzeme etc. verändert sein kann. Zwischen 600 bis 1400 Pond (1 Pond entspricht einem Gewicht von 1 g Masse).

Bei einiger Übung aber bekommt man das richtige Gefühl dafür und ist nicht mehr – wie zu Beginn – auf die Beobachtung des Zeigerausschlages oder die Höhe des Summtones angewiesen.

Bei der Kontaktaufnahme bewegt sich der Zeiger in Richtung der normalen 50-Teilstrich-Marke. Der volle Kontakt ist dann erreicht, wenn der Zeiger auch bei verstärktem Druck der aktiven Griffelelektrode nicht mehr weiter ansteigt oder der Summton auf gleicher Höhe verbleibt.

Der unschätzbare Vorteil der Elektroakupunktur aber gegenüber der klassischen Akupunktur liegt in der Tatsache der sofortigen Diagnosemöglichkeit und der unbegrenzten und doch ständig sicher kontrollierbaren Therapiegegebenheit begründet.
Der Zeigerausschlag des Ohmmeters im Diatherapuncteurgerät zeigt nicht nur die Auffindung eines Akupunkturpunktes genau an, sondern gibt auch in großen Zügen die potentielle Entgleisung des Organes, d. h. seine Therapiebedürftigkeit an, ja, mehr noch, aus dem Ausmaß und der Art des Zeigerausschlages kann die Art und Dosierung der Therapie abgelesen werden.
Darüber hinaus bietet das Einpendeln des Zeigers auf „normal'', eine sichere Kontrolle für das Anschlagen der Therapie.
Bietet die klassische Akupunktur also nur die Möglichkeit, die Richtigkeit der Therapie abzuschätzen, so kann dieses bei der Elektroakupunktur schon im Augenblick der Diagnosestellung oder Therapie genau festgestellt werden.
Die klassische Akupunktur gibt uns – wie übrigens auch in vielen Fällen der Therapie mit allopathischen Mitteln der klinischen Medizin – keine Gewähr und keinen Schutz vor Übertherapierung. Die ständige Kontrollmöglichkeit bei der Elektroakupunktur schützt uns davor, zu wenig oder zu viel Therapie zu treiben.
Und noch ein letzter Vorteil sei hier erwähnt: Während bei der klassischen Akupunktur durch Energiekonzentration oder Energiedispersion stets nur mit der im Organismus des Patienten noch vorhandenen Energie gearbeitet werden kann, stehen der Elektroakupunktur die praktisch unbegrenzten Möglichkeiten des technischen Stromnetzes zur Verfügung, aus dem nach Belieben jederzeit Energie im gewünschten, praktisch unbegrenzten Ausmaß zugeführt werden kann.
Dieser Vergleich mit der klassischen Akupunktur deutet aber auch gleichzeitig die weiten und noch nicht ausgeschöpften Möglichkeiten der Elektroakupunktur in der Medizin an.
Es erübrigt sich, an dieser Stelle danach zu fragen, um welche Art der Energie es sich dabei handelt. Schon aus der Schule wissen wir, daß Energie ein Phänomen ist, das sich in vielerlei Gestalt repräsentieren kann. Es ist uns auch bekannt, daß sich die Energie leicht aus einer in die andere Form verwandelt. Denken wir nur an die Erscheinungen einer Entzündung mit ihrem Calor, Rubor, Tumor und Dolor. Letztlich ist es also gleichgültig, welche Art der Energie – in diesem Falle der „fließenden Energie" – wir erfassen, alle Messungen lassen einen mehr oder minder sicheren Rückschluß auf die Organenergie in Summation derselben auf die Lebensenergie des Patienten zu.

Möglichkeiten der Elektroakupunktur

Zunächst bietet die Elektroakupunktur eine sichere und frühe Hinweisdiagnose an, die gerade im Sinne der immer mehr propagierten Prophylaxe von unschätzbarem Wert ist.
Nach *Reckeweg* ist jede Erkrankung der Ausdruck der Einwirkungen von Homotoxinen, von Substanzen also, die körpereigene Wirkungen – homotoxische

Einflüsse – entfalten. Dies vollzieht sich in 6 voneinander deutlich zu unterscheidenden Phasen, denen *Reckeweg* in der Reihenfolge der Entwicklung und Schwere einer Erkrankung folgende Bezeichnungen gegeben hat:

1. Exkretionsphase
2. Reaktionsphase
3. Dispositionsphase
4. Imprägnationsphase
5. Degenerationsphase
6. Krebs- oder maligne Entartungsphase

Während sich die ersten drei Phasen noch im „humoralen" Gebiet abspielen, also lediglich die chemische Zusammensetzung des Zellinhaltes bzw. der Zellumgebung beeinflussen, ohne die Zelle selbst als solche in Mitleidenschaft zu ziehen, umfassen die restlichen drei Phasen Vorgänge, die schon zu einer Zellschädigung, Zellveränderung oder Zellzerstörung führen. *Reckeweg* nennt sie daher auch die Zellularphasen, zum Unterschied von den drei ersten, den „Humoral-Phasen".

Die bisher bekannten und allgemein geübten klinischen und Labor-Testmethoden erfassen im allgemeinen nur die 3 letzten Phasen, in einigen Sonderfällen vielleicht auch noch die dritte der humoralen Phasen, die Depositionsphase. Das Vorfeld dieses Gebietes, die Entstehungs- und Vorbereitungszeit einer Erkrankung, die rechtzeitig erkannt und behandelt, noch leicht zu beeinflussen und zu eliminieren wäre, bleibt mit diesen Methoden unberührt und unerkannt.

Wenn man bedenkt, daß in jeder der rund 3 Billiarden Zellen, die ein menschlicher Körper besitzt, in der Minute mehr als 30 000 chemische Reaktionen ablaufen, so kann man verstehen, daß mit den verhältnismäßig grobstofflichen Methoden, die der Klinik und dem Labor zur Verfügung stehen, erst Vorgänge erfaßt werden können, die eine gewisse Größenordnung erreicht haben und damit ein schon weit fortgeschrittenes Krankheitsstadium darstellen.

Da es sich aber auch bei den kleinsten chemischen Umsetzungen in der Zelle schon um energetische Verschiebungen, Veränderungen der elektrischen Potentiale, handelt, können diese mit der Elektroakupunktur schon frühzeitig und lange vor Ausbruch einer Krankheit erfaßt und registriert werden. Sie erlauben dann auch frühzeitige oder zumindest rechtzeitige Gegenmaßnahmen, die als Prophylaxe oder gezielte Therapie eingesetzt werden können.

Die Elektroakupunktur aber ist imstande, schon hier in diesem Gebiet sich anbahnende Vorgänge zu registrieren und sozusagen Alarmsignale zu setzen, die es dem Behandler ermöglichen, frühzeitig vorbeugend oder auch schon rechtzeitig richtig therapierend einzugreifen.

Bei dieser frühzeitigen Diagnosemöglichkeit kann die Elektroakupunktur allerdings 5 umfassende Möglichkeiten differenzieren. Sie kann anzeigen:

1. eine entzündliche Phase,
2. eine degenerative Phase,
3. bei chronischen Krankheiten eine Kombination von partiell entzündlichen und degenerativen Phasen,
4. eine akute Herd- oder Störfeldbelastung und
5. eine chronische Herd- und Störfeldbelastung.

Überdies kann die EAV als genaue Kontrolle für den Erfolg oder Mißerfolg einer Therapie das Fortschreiten der Heilung oder die Verschlimmerung eines pathologischen Vorganges eingesetzt werden.
Die Funktionsdiagnose der Elektroakupunktur in Beziehung zu der klinischen Krankheitsbezeichnung zu setzen, ist zumindest für den Ungeübten anfangs noch erschwert, für den im energetischen Denken Erfahrenen aber relativ leicht.
Die Funktionsdiagnostik der Elektroakupunktur kann also nicht als Konkurrenz zur klinischen Medizin, sondern stets nur als ihre glückliche und hilfreiche Ergänzung auch auf therapeutischem Gebiet, über welches noch in einem anderen Teil dieses Buches berichtet wird, angesprochen werden.
Durch die Elektroakupunktur-Diagnose wird auch nicht ein Gebiet berührt – zellularpathologische oder chemotherapeutische Domäne – das bisher von der klinischen Medizin für sich beansprucht wird, sondern lediglich ein bisher unberücksichtigter Sektor – nämlich der des Energiehaushaltes – und damit wird sie harmonisch in den Kreis der modernen Medizin mit einbezogen.
Mit dem Diatherapuncteurgerät von *Kraiss + Friz* oder dem Dermatron von *Pitterling* wird an den einzelnen Akupunkturpunkten der elektrische Widerstand einzelner Organe bzw. Abschnitte derselben gemessen, oder es wird das Reaktionspotential des bestimmten Organes oder seiner Anteile gegenüber dem minimalen Meßstrom diagnostisch ausgewertet.
Aus der Größe und Art dieses Reaktionspotentiales kann auf das energetische Gleichgewicht einzelner Organe oder des Gesamtorganismus geschlossen und damit die Entscheidung:

entzündliche Phase
degenerative Phase
kombinierte partielle entzündliche und degenerative Phase
Herd- und Störfeldbelastung akuter oder chronischer Art
Heilungstendenz oder
Verschlimmerung der Erkrankung

getroffen werden.
Nach diesen allgemeinen Vorbemerkungen nun zu den eigentlichen Grundlagen der EAV.

Geräteeinführung

Eine Voraussetzung zur Ausübung der Elektroakupunktur ist der Besitz und die richtige Handhabung eines entsprechenden Gerätes. Es sind in den letzten Jahren auf dem Markt eine Anzahl von Geräten erschienen, so daß es dem Arzt oft schwerfällt, die richtige Wahl zu treffen.
Es sollen daher hier bewußt nur die Gerätetypen genannt werden, die eigens für die EAV entwickelt wurden und den neuesten technischen Stand verkörpern. Es sind gleichzeitig die Geräte, mit denen die Internationale Gesellschaft für Elektroakupunktur nach *Voll* arbeitet.

Der Kraiss + Friz-Diatherapuncteurapparat von Werner

Die beiden Grundpfeiler, auf denen das Gebäude der EAV aufgebaut ist, sind die genaue Kenntnis der notwendigen Akupunkturpunkte bzw. der einzelnen Ableitungen sowie des Gerätes, dem K+F-Diatherapuncteur nach Dipl.-Ing. Dr. *Werner* bzw. der nächsten Generation, der Dermatronserie von *Pitterling.*
Es gibt zwar eine ganze Reihe von Apparaten, mit deren Hilfe man das Reaktionspotential der einzelnen Organe messen kann, der Diatherapuncteurapparat von *Werner* und die Dermatrongeräte von *Pitterling* aber sind die Prototypen dieser Instrumente und vereinigen außerdem in sich die zwei sonst getrennten Geräte für Diagnose und Therapie.
In diesem ersten Teil der Einführung in die Elektroakupunktur soll zunächst der Diagnoseteil des K+F-Diatherapuncteurapparates und das Prinzip seiner Arbeitsweise bzw. seiner Handhabung beschrieben werden.
Da es sich hierbei um elektrische Vorgänge, also um Manifestationen der Elektrizität, handelt, die als eine Form der Energie angesprochen werden kann, erscheint es zweckmäßig, zunächst einige Grundbegriffe dieser Erscheinung zu definieren.

1. Volt = elektrische Spannung
   Gleich dem Druck in einer Wasserleitung oder den Reifen eines Autos besitzt auch jeder elektrische Strom eine *Spannung.* Die Größe dieser „Spannung" wird in „Volt" gemessen.
   Volt (V) ist die Spannung, die durch einen Widerstand von 1 Ohm (O) einen Strom von 1 Ampère (A) Stärke hindurchtreibt.
2. Ampère (A) = elektrische Strömungsstärke
   Der Schüttung einer Quelle, ihrer Wassermenge oder den „Sekundenlitern" vergleichbar ist die Stromstärke, die durch einen Leiter fließt. Sie wird in Ampère angegeben, wobei diese Einheit noch in Milliampère (10^{-3}) oder Mikro-Ampère (10^{-6}) unterteilt werden kann. Ein Ampère (A) ist der Strom, der in einer Sekunde beim Durchgang durch eine wäßrige Silbernitratlösung 0,00111800 g Silber niederschlägt.
3. Watt (W) = elektrische Leistung
   Aus dem Druck einer Wasserleitung und ihrer Schüttung, der Spannung und der Stromstärke also, läßt sich die Leistung dieser Einrichtung errechnen — etwa die Umdrehungszahl eines Wasserrades. Auf dem Gebiet der Elektrizität ergibt Spannung mal Stromsträke eine Leistung, die in Watt (W) angegeben wird.
   Volt (V) mal Ampère (A) ergibt also die elektrische Leistung in Watt (W), wobei diese Einheit wiederum in Milli- oder Mikrowatt bzw. Nanowatt (10^{-3}, 10^{-6} bzw. 10^{-9} Watt) unterteilt werden kann.
   Die entsprechend erweiterten Größen wie etwa Megawatt etc. können hier außer acht gelassen werden, da sie den Rahmen unseres Verwendungsgebietes überschreiten und daher nicht von Interesse sind. Ein Watt (W) ist die elektrische Leistung eines Stromes von einem Ampère, die von der Spannung eines Volt (V) verursacht wird. W = A x V.

4. Ohm (O) = Widerstand

Der Widerstand, den etwa ein Wasserleitungsrohr dem Wasserdruck oder ein Autoreifen dem Luftdruck entgegensetzt, oder den auch ein Mühlrad der Kraft entgegensetzt, die es in Bewegung bringen soll, wird bei der Elektrizität in Ohm angegeben.

Auch hier gibt es verschiedene Unterteilungen, wie Kiloohm = 10^3, Megaohm = 10^6 Ohm etc.

5. Frequenz (Hz) = Anzahl der Stromstöße (Schwingungen) in der Sekunde

Die Anzahl der Stromstöße, mit der eine Quelle oder ein Pumpwerk in einer Zeiteinheit die Wassermengen ausstößt, wird auf dem Gebiet der Elektrizität in Hertz (Hz) angegeben.

Hertz (Hz) ist die Maßeinheit der Frequenz, d. h. die Zahl der elektrischen Schwingungen in der Sekunde. Dieselbe kann im Therapieteil des K+F-Diatherapuncteurs genau nach Bedarf eingestellt werden und bewegt sich hier in der therapeutischen Breite zwischen 0,8 bis 10 Hz.

6. Siemens (S) = Leitwert

Die Dimension und das Gefälle eines Wasserrohres etwa oder bei der Elektrizität das Material des Stromleiters und seine Beschaffenheit bedingen seine Leitfähigkeit, deren Wertigkeit in „Siemens" (S) als Einheit des Leitwertes angegeben wird.

Es ist der umgekehrte (reziproke) Wert des elektrischen Widerstandes; z. B. bedeutet ein Widerstand von 25 Ohm einen Leitwert von 1/25 bis 0,04 Siemens. Für die Diagnosestellung des Praktikers zwar von untergeordneter, grundsätzlich aber doch von entscheidender Bedeutung sind noch folgende elektrische Maßeinheiten:

7. Coulomb (C) = elektrische Ladung

1 Coulomb ist die elektrische Ladung, die bei der Stromstärke von einem Ampère in einer Sekunde durch einen Leiterquerschnitt fließt.

8. Farad (F) = elektrische Kapazität

Ein Farad bezeichnet das Fassungsvermögen eines Kondensators, der durch die Ladung von einem Coulomb auf die Spannung ein Volt aufgeladen wird.

$$F = \frac{C}{V}$$

Spannung, Widerstand und Stromstärke, also Volt, Ohm und Ampère stehen in einem engen Verhältnis zueinander und beeinflussen einander gegenseitig nach dem Ohmschen Gesetz für den Gleichstrom nach der Formel: Volt (V) = O x A (Ohm x Ampère oder Spannung) ist gleich Widerstand x Stromstärke, kurz: U = R x I (U = Spannung, R = Widerstand, I = Stromstärke oder Intensität).

Allerdings läßt sich dieses Ohmsche Gesetz auf biologischem Gebiet nicht hundertprozentig in jedem Falle anwenden, da hier verschiedene Faktoren, wie etwa der gegenwärtige Zustand oder das Alter des Gewebes etc. mit eine Rolle spielen und zu bestimmten, wenn auch geringfügigen Schwankungen beitragen. Sie sind aber so minimal, daß sie praktisch vernachlässigt werden können und die Genauigkeit der Messungen mit dem K+F-Diatherapuncteur nicht beeinträchtigen.

Das Kraiss + Friz-Diatherapuncteurgerät

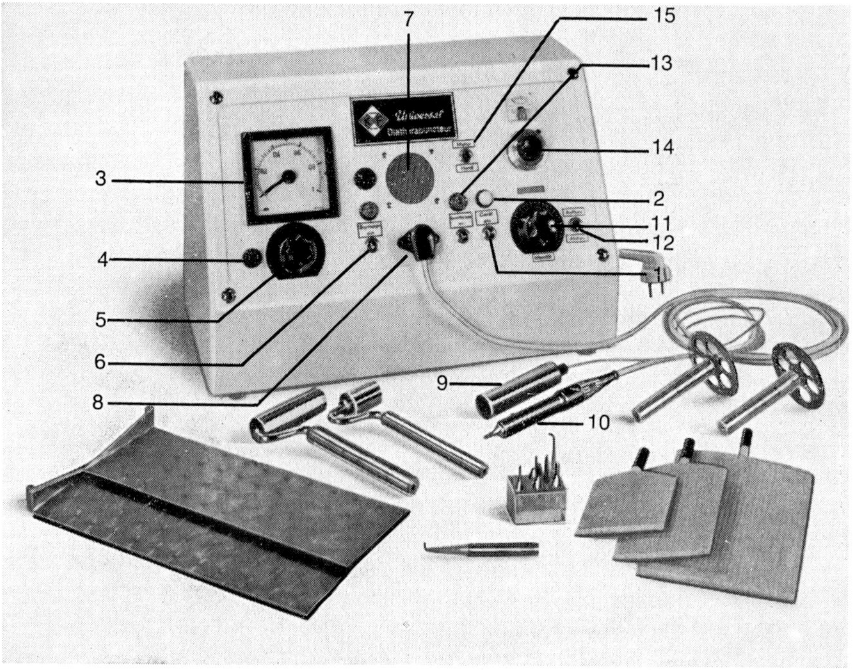

Abb. 2: K + F-Diatherapuncteur, Standardgerät in Pultbauweise
Zubehör (von links nach rechts) Fußelektroden, Rollelektroden in 2 verschiedenen Größen, Punktelektrode und inaktive Elektrode mit Kabel verbunden, Radelektroden, Schwammelektroden (Plattenelektroden) in 3 verschiedenen Größen, Zahnelektrode mit angeschraubtem Verlängerungsstück, verschiedene Punktelektroden im Plexiglasblock.

Für den Therapieteil sind noch folgende Schalter vorhanden:

Wie schon erwähnt, besteht das K + F-Diatherapuncteurgerät aus zwei verschiedenen Apparaten, die in einem gemeinsamen Gehäuse untergebracht und zusammengefaßt sind, nämlich dem – uns hier interessierenden – Diagnosegerät und dem – später noch zu besprechenden – Therapiegerät.
Dieses schon 2 Jahrzehnte lang verwendete Gerät kann als Prototyp aller anderen in der Elektroakupunktur einsetzbaren Geräte angesehen werden. Es genügt also, sich zunächst im Prinzip mit dem Aufbau dieses Diatherapuncteurs vertraut zu machen.
Wir wollen uns zunächst mit dem Diagnoseteil befassen und hier wiederum nur die für den Arzt wichtigen Teile beschreiben, die komplizierten elektrischen Anlagen, Röhren und Verdrahtungen im Inneren des Apparates können von Interessenten am besten beim herstellenden Werk bzw. bei Dipl.-Ing. Dr. *Werner* erfragt werden.

Für den Arzt und Diagnostiker sind lediglich von Interesse:

1. der Haupteinschalthebel (1)
2. das rote Anzeigelämpchen zur Kontrolle der Funktion des Apparates (2)
3. die Zeigeranlage des Ohmmeters (3)
4. der Kontaktknopf zur Eichung des Gerätes (4)
5. der Handregler zum Einregulieren des Zeigerstandes auf der Ohmmeterskala (5)
6. bei neueren Geräten der Schaltknopf für den Summton (6)
7. der Lautsprecherauslaß (7)
8. schließlich wäre noch der Spezialstecker zu erwähnen (8)
9. mit dem Abgangskabel für die negative Handelektrode (9)
   und
10. die positive oder aktive Griffelelektrode (10), die auch als Meßelektrode bezeichnet werden kann
11. Schalter für Intensitätseinstellung
12. Schalter für Einstellung der beiden Stromimpulsformen
13. Therapiekontroll-Leuchte
14. 10 Wendel-Potentiometer zur Einstellung der Frequenz 1—10 Hertz
15. Wellenschaukelschalter

Beide Geräte (das Diagnose- und das Therapiegerät) sind auf eine Spannung von 220 Volt geeicht und werden über ein gemeinsames Netz gespeist, das wiederum mit dem allgemeinen Haushaltsstromnetz, d. h. dem Lichtstromnetz, über einen Schukostecker verbunden wird. Sollten die Netzschwankungen des gebräuchlichen Lichtstromnetzes größer als ± 10 Prozent sein, d. h. also über 200 bis 240 Volt schwanken oder sogar eine andere Spannung (etwa 110 Volt) haben, so ist auf jeden Fall ein Regeltransformator als Zusatzgerät vorzuschalten, das die Spannung dann konstant auf 220 Volt hält.
Der wichtigste Abschnitt des Diagnoseteiles, das Röhrenohm- oder besser Röhrenvoltmeter — ist mit dem Potentiometer verbunden, dessen Handrad unterhalb der Zeigeranlage angebracht ist. Durch leichte Drehung nach rechts oder links ermöglicht es, Stromschwankungen, die unterhalb der Grenze von ± 10 Prozent Spannung liegen, so einzuregulieren, daß der Apparat mit genau 220 Volt gespeist wird.
Dieser Zustand ist erreicht, wenn bei Druck auf den Kontaktknopf oder bei Kurzschluß = Berühren der beiden Metall-Hand-Elektroden oder Pole der Zeiger des Röhrenvoltmeters auf der Marke „100" der Skala stehenbleibt.
Die Meß-Spannung, die bei dieser Einstellung im Akupunkturpunkt an den Patienten angelegt wird, schwankt je nach der Höhe des scheinbaren Widerstandes zwischen 135 und 2070 Millivolt und beträgt im Mittel etwa 900 Millivolt (50 auf der Skala).
Der Strom, der dabei durch den Körper des Patienten fließt, erreicht eine Stärke von 5,50 bis 11,25 Mikroampère. Energiegrößen also, die so minimal sind, daß sie auch von einem überempfindlichen Patienten gar nicht wahrgenommen werden. Sie bleiben unter der Größe des körpereigenen Energiepotentiales.

Auf den ersten Blick erscheint also das Diagnosegerät ein Widerstandsmeßgerät zu sein, mit dem der Hautwiderstand in der Gegend der Akupunkturpunkte gemessen wird.

Die empirisch geeichte und in 100 Teilstriche unterteilte Zeigeranlage des Röhrenohmmeters gibt einen Zeigerwiderstand von 50 Teilstrichen an, wenn das dem gemessenen Akupunkturpunkt zugeordnete Organ frei von pathologischen Störungen ist und normal funktioniert, d. h. als gesund anzusehen ist. Dabei sind Ausschläge des Zeigers um einige Teilstriche auf oder ab als normale Schwankungsbreite anzusprechen, die auch in dem nicht ganz zentralen Ansatz der aktiven Elektrode auf den Akupunkturpunkt, einem nicht optimalen Aufdruck, der Feuchtigkeit der Haut oder sonstigen Veränderungen begründet sein können.

Durch komplizierte Vergleichsmessungen konnte nun von *Werner* festgestellt werden, daß bei einem Zeigerstand von 50 Teilstrichen auf der Skala des Röhrenohmmeters der Organismus an dem Akupunkturpunkt der Spannung des Gerätes eine solche von rund 0,87 Volt entgegensetzt. Diese Größe von 0,87 Volt kann also als die normale, biologische, „gesunde“ Spannung oder das ungetestete Energiepotential unserer Organe angesehen werden. Für den Arzt genügt es, wenn er weiß, daß bei Normalwert 50 ca. 1 Volt Spannung dem Körper entgegengesetzt wird.

Welche *Arbeitshypothese* kann nun diesem Vorgang und der Meßweise des Diagnosegerätes nach Kraiss+Friz entsprechend den Ausführungen von *Werner* zugrundegelegt werden?

Nach den jüngsten Forschungsergebnissen des Boltzmann-Institutes in Wien weisen die Akupunkturpunkte gegenüber den übrigen Hautstellen andere meßbare Eigenschaften gegenüber dem elektrischen Strom auf. Sowohl der Wechselstrom- als auch der Gleichstromwiderstand der Akupunkturpunkte ist gegenüber der übrigen Haut geringer bzw. erniedrigt.

Die Akupunkturpunkte dagegen zeigen nur in einem Hautoberflächenareal von 2 bis 3 mm Durchmesser optimale Werte. Ihre sichere Kenntnis oder ihre genaue Auffindung mit Hilfe des K+F-Diatherapuncteurgerätes ist also die Grundvoraussetzung sicherer Meßwerte und damit einer einwandfreien Diagnose. Die Akupunkturpunkte liegen auf den Strombahnen, den „Meridianen“, die als „Energieleitwege“ anzusprechen sind. Nicht nur die Akupunkturpunkte, sondern auch die Meridiane lassen sich mit feinen Meßinstrumenten in ihrem ganzen Verlauf genau verfolgen, so daß ihre Existenz heute schon als Realität angesprochen werden muß.

Diese Realität wurde auch durch die Versuche von *Niboyet* und Mitarbeiter bestätigt, die feststellten, daß ein elektrischer Gleichstrom in biologischer Größenordnung, der in ein Stück vom Organismus abgetrennte Haut eingespeist wird, nur im Verlaufe der sonst durch dieses Hautstück fließenden Meridiane bzw. der entsprechenden Akupunkturpunkte wieder meßbar wird.

Im Organismus selbst sind die Meridiane nicht als einzelne für sich allein stehende, isolierte Strombahnen aufzufassen, sondern sie stehen über zahlreiche

Querverbindungen untereinander in mehr oder weniger direktem, engem Kontakt.
Diese Querverbindungen oder „Sekundärgefäße" ermöglichen einen ständigen Energieaustausch auch unter sonst fernab voneinander liegenden Organen, sie ermöglichen auf diese Weise aber auch eine allgemeine energetische Diagnosestellung bzw. – wie noch später beschrieben werden soll – eine energetische Therapie über den Umweg anderer, nicht pathologisch veränderter Organe. Gleichzeitig wird aber dadurch auch ersichtlich, daß es in einem Organismus keine pathologische Veränderung gibt, die nicht in mehr oder minder starkem Maße auch die übrigen Organe in Mitleidenschaft zieht.
Solange noch bioelektrische Energie im Körper fließt, beinhalten also alle Meridiane und vor allem die Akupunkturpunkte mehr oder weniger bioelektrische Energie.
Die EAV ermöglicht also immer eine Ganzheitsdiagnose bzw. eine Ganzheitstherapie.

Bedienung des Diatherapuncteurgerätes

Grundsätzlich wird das Gerät – wenn bei der Bestellung nicht Extrawünsche geäußert werden, – für 220 Volt Wechselstrom und 50 Hertz geliefert. Für andere Spannungen (etwa 110 Volt, wie in Frankreich oder Italien noch üblich) oder eine andere Stromart (Gleichstrom) ist das normale handelsübliche Gerät nicht geeignet.
Vor Inbetriebnahme oder im gegebenen Falle auch vor dem Kauf des Gerätes sollte man sich zweckmäßigerweise zunächst von der Stromart und Spannung des Stromnetzes, an welches das Gerät angeschlossen werden soll, überzeugen.
Bei nicht üblichen Stromarten ist dieses schon bei dem Kauf bekanntzugeben, andernfalls müssen entsprechende Umformer vorgeschaltet werden.
Darüber hinaus kann das Gerät nur über einen gesicherten Schukostecker an das allgemeine Stromnetz angeschlossen werden. Ist dieses geschehen, wird zunächst der Haupthebel (1) auf „Ein"(schalten) umgelegt.
Das Aufleuchten des roten Kontrollämpchens (2) zeigt dann die Betriebsbereitschaft des Gerätes an.
Nach einer Anwärmzeit von 1 bis 2 Minuten ist das Gerät einsatzbereit.
Um die doch immer wieder auftretenden Stromschwankungen in einem größeren Netz auszugleichen und das Gerät so zu eichen, daß einwandfreie und genaue Meßergebnisse erzielt werden können, wird nunmehr als nächster Schritt das Gerät durch einen Druck auf den Knopf (4) kurzgeschlossen. Daraufhin kann durch Drehen des Reglerknopfes (5) der Zeiger des Ohmmeters (3) so auf der Skala eingestellt werden, daß er auf 100 fixiert wird.
Der Kontaktknopf (4) wird nun wieder ausgelassen, und das Gerät ist voll betriebsbereit.
Durch den Anschluß des Elektrodenkabels mit dem Sechsfachstecker an das Gerät stehen auch die beiden Elektroden mit diesem in enger Verbindung, und

die Messungen der einzelnen Punkte, die dann die Grundlage unserer Diagnose bilden, können beginnen. Die praktische Durchführung dieses Vorganges wird weiter unten beschrieben.
Bei Geräten, die mit einer Summeranlage ausgestattet sind, kann – soweit dieses gewünscht wird – auch diese zusätzliche Anlage durch Umlegung des Summertonschalters (6) in Betrieb genommen werden. Der gefundene Akupunkturpunkt und sein energetisches Potential werden dann bei der Messung noch zusätzlich durch die Höhe und Intensität des Summtones angezeigt.
Dieses Prinzip herrscht grundsätzlich auch bei allen anderen Zusatzgeräten oder vereinfachten Apparaten vor, wie etwa bei Geräten mit automatischem Umschalter, beim Kombigerät oder auch dem EAV-Dermatron und den EAV-Kleingeräten, deren nähere Beschreibung – mit Ausnahme des Dermatrongerätes von *Pitterling* – hier ausgeklammert werden kann.
Für technisch interessierte Leser seien hier nur noch zwei Tabellen aus dem Buch von *F. Kramer „Einführung in die Elektroakupunktur nach Voll"*, ML Verlag, Uelzen, 1972, vergriffen und nicht wieder neu aufgelegt worden, wiedergegeben:

Zusammenstellung der technischen Daten des Diatherapuncteurs

Anschluß – Spannung	220 Volt/50 Hertz
Sicherung am Gerät	0,5 Ampère
Spannungskonstanthaltung	± 10 Prozent
Frequenzbereich des Therapieteiles	0,8–10,0 Hertz
Transformatorleistung für einen Zusatztrafo bzw. Konstanthalter	ca. 100 VA
Stromverbrauch	48 bis 58 Watt
Der Meßstrom des Diagnoseteiles beträgt bei 50 Teilstrichen	8–10 x 10^{-6} Ampère = Mikroampère
	10 Mikrowatt
	ca. 1 Volt
	Volt x Ampère = Watt

In einem Vergleich des Grundgerätes „Diatherapuncteur" mit der neuen Generation, dem „EAV-Dermatron" von *Pitterling* stellt *Kramer* in seiner Gegenüberstellung der beiden Geräte fest:

Diatherapuncteur	Therapieteil	EAV-Dermatron
Netzgerät-Röhrenausführung		Batteriegerät mit aufladbarem Akku, daher netzentkoppelt
Pult- oder Kastenform Gerät mit Tragzubehörkoffer lieferbar		Transistortechnologie Kastengerät mit Trag- bzw. Aufstellbügel
2 Impulsformen	Stromimpulsformen für die vorstehenden Impulsformen	3 Impulsformen

Diatherapuncteur	Therapieteil	EAV-Dermatron
Ausführung mittels Motor	WS (Wellenschaukel) = automatisch wechselnde Frequenz von Impuls zu Impuls	Ausführung elektronische Spezialschaltung
Einstellung mit 10 Wendelpotentiometer bei den neuen Geräten direkt – bei älteren Geräten nach Eichkurvenblatt	Einstellung einer gezielten Frequenz	Einstellung mit Potentiometer, jedoch präzise Ablesung der Frequenzwerte am Instrument (im Gerät eingebauter Frequenzmesser)
magischer Strich als Sonderzubehör lieferbar und bei den neuesten Geräten eingebaut	Impulsanzeige	Lumineszenzdiode (gepulst) Hauttest Schreiberanschluß (vom Griffel steuerbar) Schreiber als Sonderzubehör lieferbar
als Sonderzubehör lieferbar	Quadrantenumschalter für 4 Leitwertmessungen automatischer Umschalter	Automatischer Umschalter im Gerät eingebaut

Der Diagnoseteil zur Anzeige von Absolutwerten mit und ohne Zeigerabfall ist in beiden Geräten gleich.

Vorbedingungen einer befriedigenden einwandfreien Handhabung des Gerätes

Die beste technische Einrichtung, die einfachste und sicherste Handhabungsmöglichkeit eines Gerätes bieten aber noch immer keine sichere Gewähr dafür, daß es seinen Zweck voll und ganz erfüllt. Jedes Gerät, auch der Diatherapuncteur oder das Dermatron-Gerät, leistet auch in der Hand des Arztes nur soviel, wie er es zu beherrschen und zu handhaben versteht.
Um den einzelnen vor Enttäuschungen zu bewahren und auch um die Elektroakupunktur als solche vor einer Diskriminierung zu schützen, wird daher jedem, der sich mit diesem faszinierenden Gebiet der Medizin befassen will, dringend empfohlen, sich noch vor dem Ankauf eines Gerätes für die EAV in die Materie einzuarbeiten und mindestens zwei Einführungskurse in die Elektroakupunktur zu besuchen, die periodisch immer wieder von der Internationalen Gesellschaft für Elektroakupunktur veranstaltet werden. Zeitpunkt und Ort dieser

Einführungs- und Fortbildungskurse für die Elektroakupunktur sind bei dem Sekretariat der Internationalen Gesellschaft für Elektroakupunktur nach Voll in 731 Plochingen, Richard-Wagner-Straße 5, zu erfragen. Ebenso werden solche Kurse im Frühjahr und Herbst eines jeden Jahres im Rahmen der Tagungen der Ärzte für Naturheilverfahren in Freudenstadt durchgeführt.
Das Elektroakupunkturgerät ist kein Zauberkasten, der dem Arzt die Pflicht der gewissenhaften Diagnose und Therapie abnimmt, es liefert aber, richtig gehandhabt, eine sichere und diffizile Gesamtübersicht über den Gesundheits- und Funktionszustand des Patienten und seiner Organe.

Pflege und Wartung der Geräte

Bei der Lieferung eines Gerätes wird dem Käufer auch die Möglichkeit mitgeteilt, wo er sein Gerät bei einem eventuellen Schaden wieder sachgemäß instandsetzen lassen kann.
Auch bei dem robustesten Volltransistorgerät kann es gelegentlich zu Störungen kommen, die am besten der Fachmann behebt.
In sehr dringenden Fällen kann allerdings ein geschickter Elektrotechniker auch anhand der Schalttafel, die allerdings nur bei den Diatherapuncteurgeräten auf der Innenseite der Abdeckung der Geräte angebracht ist, zumindest als Übergangslösung einen eingetretenen Fehler (etwa das Aufgehen einer Lötstelle) beheben.
Grundsätzlich sind die Geräte fast wartungsfrei, sie sollten aber – um ein einwandfreies Funktionieren jederzeit zu gewährleisten – mindestens alle 2 Jahre einem gründlichen Service unterzogen werden. Dieser Service kann schon während des Besuches eines Kurses oder einer Tagung in Freudenstadt, sozusagen ambulant, durchgeführt werden, so daß niemand sein Gerät in der Arbeitszeit vermissen muß.

Dermatron von Pitterling

Die neueste Entwicklung dieser Geräte für die EAV ist das Dermatron der Firma *Pitterling Electronic,* München (Abb. 3).
Es handelt sich dabei um ein Hautwiderstandsmeß- und Therapiegerät.

1. Auf der rechten Seitenwand ist oben eine Buchse für das Steuerkabel zum Schreibgerät vorhanden. Darauf soll hier vorerst noch nicht eingegangen werden.
2. Die nächste Buchse nimmt den Sechsfachstecker mit dem zweiadrigen Elektrodenkabel auf. Am Pluspol des Kabels befindet sich ein Bajonettverschluß zur Aufnahme des sogenannten Punktgriffels mit der eingeschraubten Punktelektrode. Am Minuspol (schwarz) des zweiadrigen Kabels wird eine Messing-Handelektrode aufgesteckt.
3. Ebenfalls auf der rechten Seitenwand befinden sich 4 farbige Buchsen für Bananenstecker. Sie dienen der Aufnahme der Kabel zur Viersektorenmessung und Viersektorentherapie.

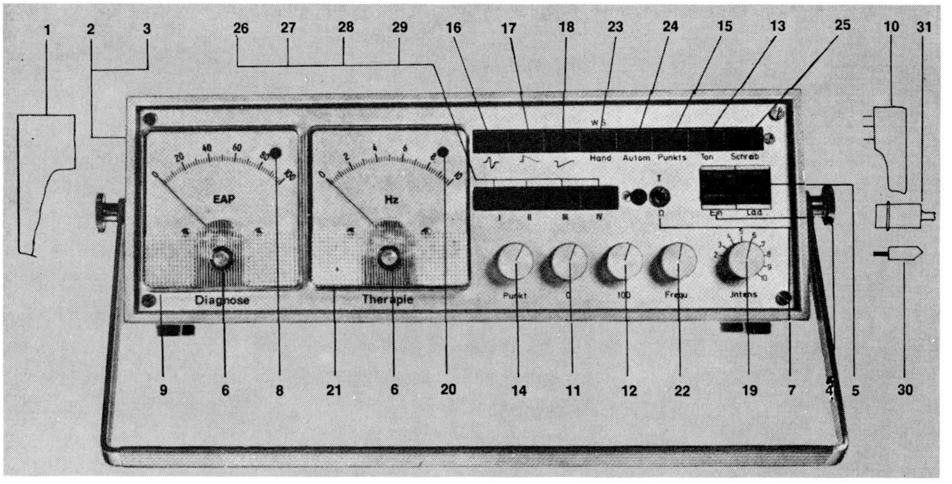

Abb. 3: EAV-Dermatron – Gerätefunktionen

1 Netzkabel
2 Netzbuchse an Seitenteil links
3 Netzsicherung
4 Haupt-Ein/Ausschalter mit Kontrollampe grün (Ein)
5 Ladeschalter mit Kontrollampe rot (Lad.)
6 Nullkorrektur
7 Steuerschalter Diagnose/Therapie (D/T)
8 Kontrolleuchte für Diagnosebetrieb
9 Anzeigeinstrument für Diagnose und Punktsuche
10 Meßkabelanschluß (Sechsfachbuchse, unverwechselbar)
11 0-Eichung für Diagnose (0)
12 100-Eichung für Diagnose (100)
13 Tonschalter für akustische EAP-Überwachung (Ton)
14 Empfindlichkeitsregler für Punktsuchteil (Punkts.)
15 Umschalter von Diagnose auf Punktsuche (Punkts.)

Therapieschalter:
16 Taste gedrückt: Wechselkippschwingungsimpuls
17 Taste gedrückt: positiv gleichgerichteter Kippschwingungsimpuls
18 Taste gedrückt: negativ gleichgerichteter Kippschwingungsimpuls

19 Intensitätsregler (Intens.)
20 Kontrolleuchte für Therapiebetrieb
21 Anzeigeinstrument für Therapiefrequenz
22 Regler für Festfrequenzeinstellung (Frequ.)
23 Umschalter von W.S. (Wellenschaukel) auf Festfrequenz (WS/Hand)
24 Automatischer Umschalter von Diagnose auf Therapie (Autom.)
25 Umschalter für Griffelsteuerung von Therapie auf Schreibsteuerung (Schreib.)

4-Quadrantenwähler:
26 Taste I gedrückt: Hand/Hand
27 Taste II gedrückt: linke Hand/linker Fuß
28 Taste III gedrückt: rechte Hand/rechter Fuß
29 Taste IV gedrückt: Fuß / Fuß

30 Anschlußbuchsen für 4-Quadrantenelektroden (Farbkennzeichnung)
31 Schreibgerät- und Sichtgeräteanschluß

Und nun die Vorderseite des Gerätes:

4. Das linke Anzeigegerät bzw. die Skala mit der 0 bis 100 Eichung dient zur Diagnose. Wenn es im Betrieb ist, leuchtet das kleine rote Lämpchen auf.
5. Das rechte Anzeigegerät mit der Skala 0 bis 10 ist ein Frequenzmesser und zeigt uns die bei der Therapie jeweils eingesetzte Frequenz in Hertz an. Unter Frequenz versteht man die Zahl der elektrischen Impulse in der Sekunde (wie erwähnt). Demnach wäre 1 Hertz gleich 1 Impuls in der Sekunde, 10 Hertz dagegen 10 Impulse in der Sekunde. Sobald der Therapieteil des Gerätes in Betrieb ist, beginnt die Leuchtdiode in der entsprechenden Frequenz zu pulsieren. Das Lämpchen im Diagnoseteil ist dann erloschen.
6. Nun zur oberen Reihe der Drucktasten: Die ersten drei sind gegeneinander verriegelt, d. h. sobald eine dieser Tasten gedrückt wird, springt die bisher eingerastete automatisch heraus.
   Sie bezeichnen die drei verschiedenen Kippschwingungsimpulse, die uns das Gerät liefert:
   a) wechselgerichteter Kippschwingungsimpuls
   b) positiv gleichgerichteter Kippschwingungsimpuls
   c) negativ gleichgerichteter Kippschwingungsimpuls
7. Die nächste Drucktaste trägt die Bezeichnung „W. S.“ = Wellenschaukel. Darunter die Bezeichnung „Hand“, was der Handeinstellung entspricht.
   Die Wellenschaukel wird immer dann eingesetzt, wenn mit Kippschwingungen therapiert wird, aber aus bestimmten Gründen die Frequenz – also die Impulszahl in der Sekunde – sich fortlaufend automatisch ändern soll. Die Wellenschaukel führt schneller zum therapeutischen Erfolg gegenüber den Geräten, die nur mit 10 Hertz als einzige Frequenz arbeiten.
   Handeinstellung der Frequenz wird dann gewählt, wenn ständig mit einer bestimmten Frequenz gearbeitet wird, z. B. mit 10 Hertz oder mit anderen fixierten Frequenzen bei bestimmten Organveränderungen (nach *Clauss).*
8. Die nächste Drucktaste trägt die Bezeichnung „Auto“ = Automatik. Sie wird dann gedrückt, wenn bei der Therapie eine laufende automatische Umschaltung von Diagnose auf Therapie erwünscht ist, z. B. beim Auf- oder Abladen über Hand- oder Fußelektroden. Sie dient auch dazu, daß Patient oder Helferin den Stand der Therapie ständig überwachen können, ohne immer wieder von Therapie auf Diagnose umschalten zu müssen.
9. Die nächste Taste ist mit „Ton“ bezeichnet. Beim Drücken dieser Taste wird ein Summton hörbar. Dieser dient dem Auffinden der Akupunkturpunkte und ist besonders für den Anfänger eine große Hilfe. An der Höhe der Tonlage kann man erkennen, ob man sich dem Akupunkturpunkt nähert oder sich von ihm entfernt. Beim Erreichen des Punktes ist der Ton am höchsten. Er dient also der akustischen Kontrolle, ohne auf den Zeiger des Instrumentes hinschauen zu müssen.
10. Die letzte Taste der oberen Reihe stellt die Verbindung zu einem Schreibgerät her, das die dokumentarische Fixierung der Meßwerte gestattet.

11. Es folgen nun darunter liegend 4 Tasten, die mit I bis IV bezeichnet sind. Sie schalten jeweils die entsprechenden Kabel für die Viersektorenmessung für Hinweisdiagnose und Therapie zusammen.

Taste I: Hand — Hand (rot = rechte Hand, schwarz = linke Hand)
Taste II: linke Hand — linker Fuß (schwarz — gelb)
Taste III: rechte Hand — rechter Fuß (rot — grün)
Taste IV: Fuß — Fuß (grün = rechter Fuß, gelb = linker Fuß).

12. Daneben befindet sich ein kleiner Kippschalter, den man jeweils auf die gewünschte Betriebsart einstellen kann. Stellung auf „T" wie Therapie oder „D" wie Diagnose.

13. Die unterste Reihe besteht aus 5 Drehknöpfen. Der erste ist mit „Punkt" bezeichnet, was die Abkürzung für Punktsuchteil bedeutet. Bei diesem Knopf handelt es sich um den Empfindlichkeitsregler in Verbindung mit der Taste „Punkt". Am Akupunkturpunkt ist dann gegenüber der sonstigen Hautumgebung der höchste Ausschlag. Es handelt sich um eine Relativmessung. Bei der Taste „Punkt" (obere Reihe) wird eine besondere Funktion des Gerätes eingeschaltet, und zwar der Punktsuchteil. Wenn also dem Untersucher die Lage eines Akupunkturpunktes nicht genau bekannt ist, so kann er diesen Punkt genau orten. Dazu wäre noch zu sagen, daß bei dieser Betriebsart das normale Diagnosekabel gegen ein besonders geschaltetes Punktsuchkabel mit dazugehörigem Griffel ausgetauscht werden muß. Der Vollausschlag des Zeigers im Diagnoseteil bei entsprechendem Druck zeigt dann die genaue Lage des Punktes an. Der Ausschlag dagegen, der nur durch Streichen auf der Haut zustandekommt, zeigt nur die Lage des Punktes an, hat aber *keinen Diagnosewert!*

14. Der nächste Knopf, mit „0" bezeichnet, dient der Nulleichung des Anzeigeninstrumentes, der mit „100" bezeichnete Knopf der „100"-Eichung. Bei dieser Eichung ist es erforderlich, die beiden Meßelektroden kurzzuschließen. Das kann man entweder durch einfaches Berühren der Handelektrode mit der Griffelelektrode erreichen oder durch gleichzeitiges Drücken der beiden Drucktasten, die mit I und II bezeichnet sind. Sollte sich in dieser Stellung eine „100"-Eichung nicht mehr erreichen lassen, ist dies das Zeichen dafür, daß das Gerät entladen ist und dringend aufgeladen werden muß.
Laden erfolgt durch Drücken der Taste „Ein" und der Taste „laden". Die Ladetaste muß bei dieser Betriebsstellung rot aufleuchten. Zur Inbetriebnahme muß die Taste „Ein" gedrückt werden und grün aufleuchten. Der nächste Drehknopf dient der Handeinstellung der Frequenz. Er wird gleichzeitig mit der Drucktaste „Hand" bedient. Die jeweilige Einstellung kann am zweiten Instrument abgelesen werden. Mit dem letzten Drehknopf wird die Intensität, also die Stromstärke, eingestellt.

EAV-Kleingerät (Reisegerät)

Es ist in kleinstmöglichen Abmessungen für die Durchführung der Elektroakupunktur gehalten!

Abmessungen des Gerätes:

Breite 210 mm, Tiefe 115 mm, Höhe 90 mm.

Es ist als Batteriegerät (3 Monozellen) unabhängig von einer Stromquelle konstruiert.

Es ermöglicht eine Diagnose der Organe, eine Fokaldiagnose sowie auch Medikamententestung wie die Geräte größerer Abmessung. Ebenso ist eine Therapie möglich. Frequenz, Intensität und Kurvenform sind an klar bezeichneten Knöpfen bzw. Drucktasten einstellbar. Es hat die „Wellenschaukel" eingebaut.

Für die Therapie stehen aber nur zwei Impulsformen zur Verfügung, nämlich der positive und der negative Impuls, nicht aber der wechselgerichtete Impuls. Dagegen kann eine Therapie mit Festfrequenzen nach *Clauss* nur sehr im groben durchgeführt werden, da die Feineinstellung mit dem Frequenzanzeiger nicht vorhanden ist.

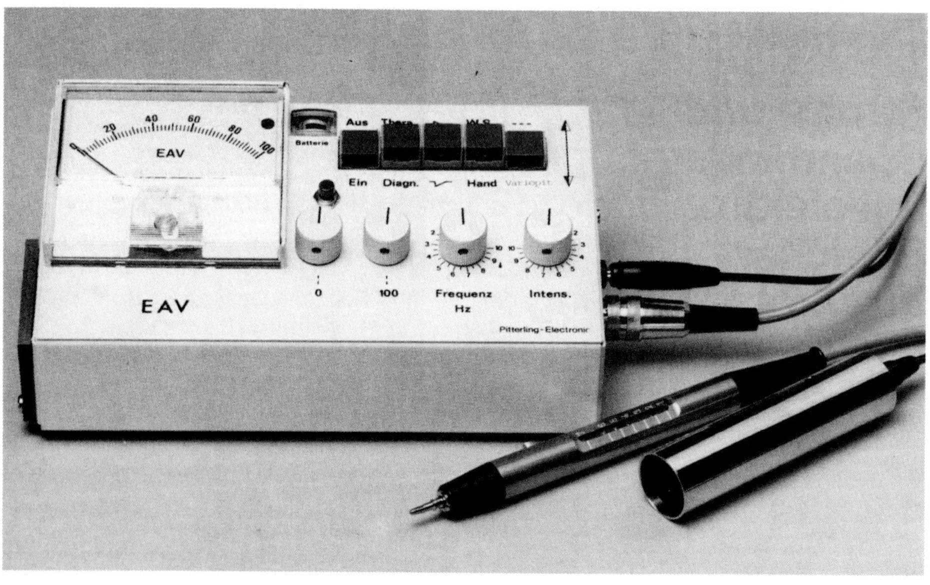

Abb. 4: EAV-Reisegerät

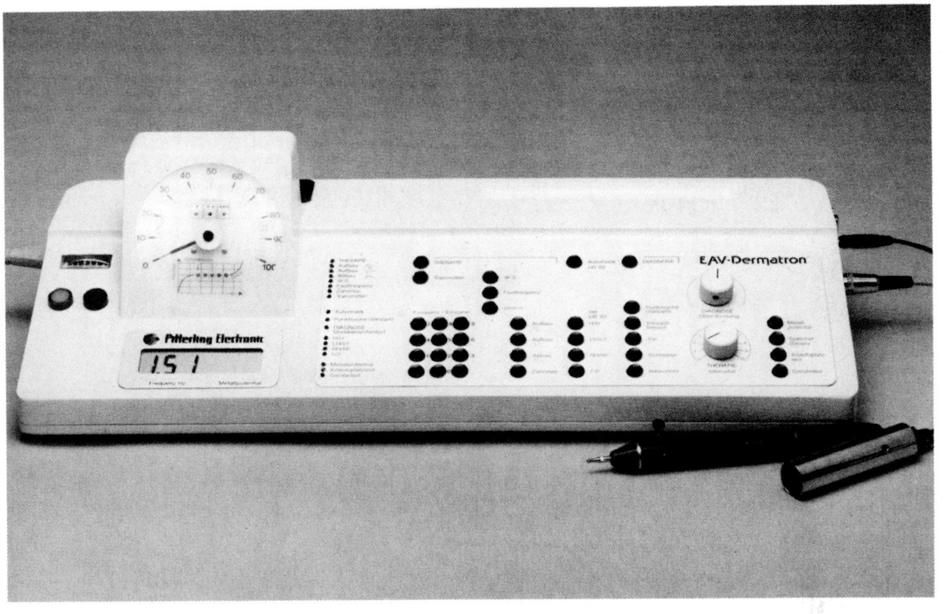

Abb. 5: EAV-Dermatron

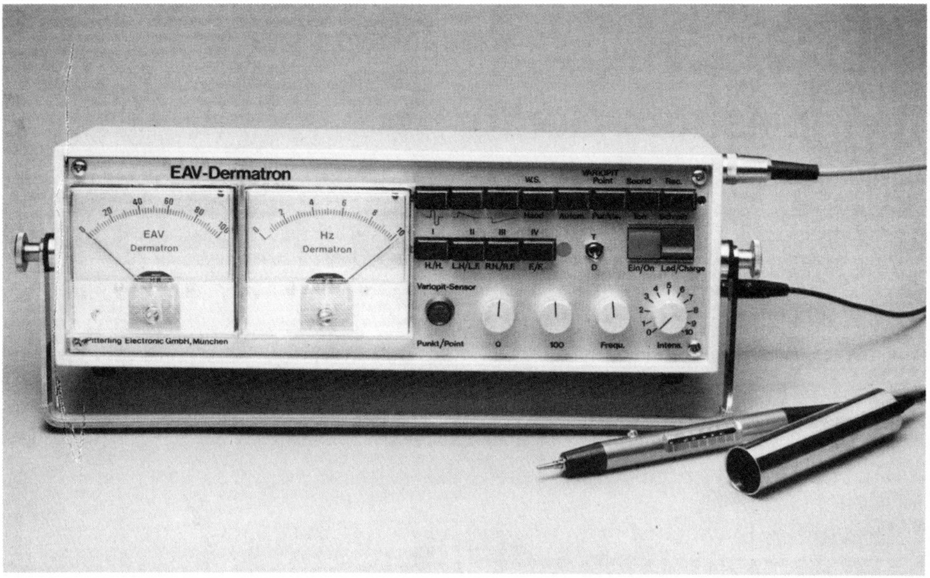

Abb. 6: EAV-Dermatron ST

Kabel

Bei Aufzählung der in der Elektroakupunktur verwendeten Kabel lassen sich folgende Arten unterscheiden:

1. Diagnosekabel (Universalkabel)
2. Quadrantenkabel
3. Verbindungskabel
4. Therapiekabel (Bananensteckerkabel)
5. Kabel zur Operations-Leitwertkontrolle.

1. Das Diagnosekabel (Universalkabel)

Das Diagnosekabel besitzt einen Sechsfachstecker, mit dem der Kontakt an der hierfür vorgesehenen Stelle zum Gerät hergestellt wird.
Von diesem Sechsfachstecker gehen zwei verschiedenfarbige (meist grau und schwarz), etwa 2 m lange Einphasenkabel ab. Das eine endet mit einem gewöhnlichen Bananenstecker für die negative Handelektrode, das andere mit einem Bajonettgewindeansatz für die positive Test- oder Griffelelektrode. Hier wird der sogenannte Griffel befestigt, den der Untersucher in der Hand hält und mit dessen Hilfe die einzelnen Akupunkturpunkte abgetastet werden können.
Beide Kabel sind so isoliert, daß weder die Untersuchung, noch der Patient oder der Untersucher durch austretende elektromagnetische Felder beeinträchtigt werden können.

2. Das Quadrantenkabel

Diese einfachen Zweiphasenkabel sind nur in Gebrauch, wenn ein sogenanntes Kombigerät als Zusatzgerät zum K+F-Diatherapuncteur für die 4-Quadranten-Messung mit verwendet wird und man sich das Umstecken der verschiedenen Elektroden ersparen will.
Auch sie besitzen je einen Sechsfachstecker und enden mit je einem einfachen Bananenstecker zum Anschluß an zwei Hand- und zwei Fußelektroden, so daß die Grundableitungen-Quadrantenmessung (Hand-Hand, Hand-Fuß rechts, Hand-Fuß links und Fuß-Fuß), auf die ich noch zurückkomme, durch einfaches Umschalten des entsprechenden Schalthebels am Kombigerät durchgeführt werden kann. Im EAV-Dermatron-Gerät ist die Schaltung für die 4-Quadranten-Messung eingebaut.

3. Das Verbindungskabel

Es handelt sich hier um einphasige Kabel, die an beiden Enden in einem Bananenstecker auslaufen. Sie dienen lediglich zur Verbindung etwa des Grundgerätes mit dem Kombigerät. Für die 4-Quadranten-Messung beim Dermatron gibt es ein Kabel mit schwarzem, rotem, gelbem und grünem Bananenstecker.

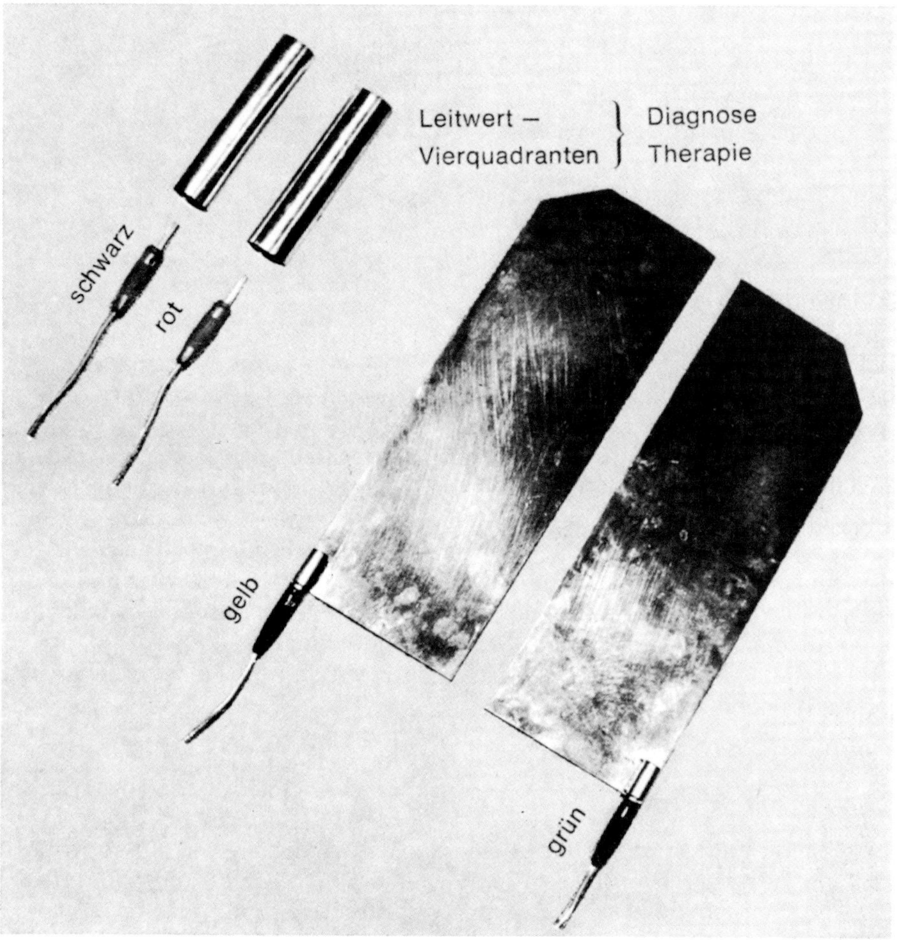

Abb. 7: Elektrodenbrevier

4. Therapiekabel (Bananensteckerkabel)

Es ist ein Zusatzkabel, das einen Teil der Aufgaben des Diagnosekabels übernehmen kann. Durch einen Sechsfachstecker mit dem Gerät verbunden, enden die beiden Kabel in einfachen Bananensteckern, wobei der negative Pol schwarz und der positive Pol rot gekennzeichnet ist. An diese Bananenstecker lassen sich die verschiedenen Elektroden anschließen.

Diese Kabelart bietet bei einer Dauertherapie, bei der der Behandler nicht unbedingt die ganze Zeit zugegen sein muß und der Patient von der Sprechstundenhilfe kontrolliert werden kann, Vorteile.

5. Das Kabel zur Operations-Leitkontrolle

Diese Art entspricht grundsätzlich der Gestaltung des Therapiekabels, nur daß die Kabellänge hier 5 und mehr Meter beträgt, so daß die Leitwerte eines Patienten auch während einer Operation gemessen und überwacht werden können, ohne den Verlauf des chirurgischen Eingriffes zu stören.
Bei Absinken der Leitwerte unter 80 während der Operation kann der Patient sofort aufgeladen werden. Dieses verhindert u. a. Operationskomplikationen und beschleunigt den Heilungsverlauf.

Der Testgriffel (Universalgriffel)

Hier handelt es sich um ein überdimensioniert bleistiftförmiges Zusatzgerät, das mittels eines Bajonettschraubverschlusses an das dreiphasige Diagnosekabel gekoppelt wird. Das leitende Element ist dabei durch einen festen nicht leitenden Stoff so isoliert, daß der Behandler, der den Griffel fest in der Hand halten muß, mit dem Meßstrom unter dem Reaktionspotential nicht in Berührung kommt. Am zweiten Pol des Griffels befindet sich ein Schraubgewinde, in das die verschiedenen benötigten Elektroden bzw. Bananenstecker eingeschraubt werden.

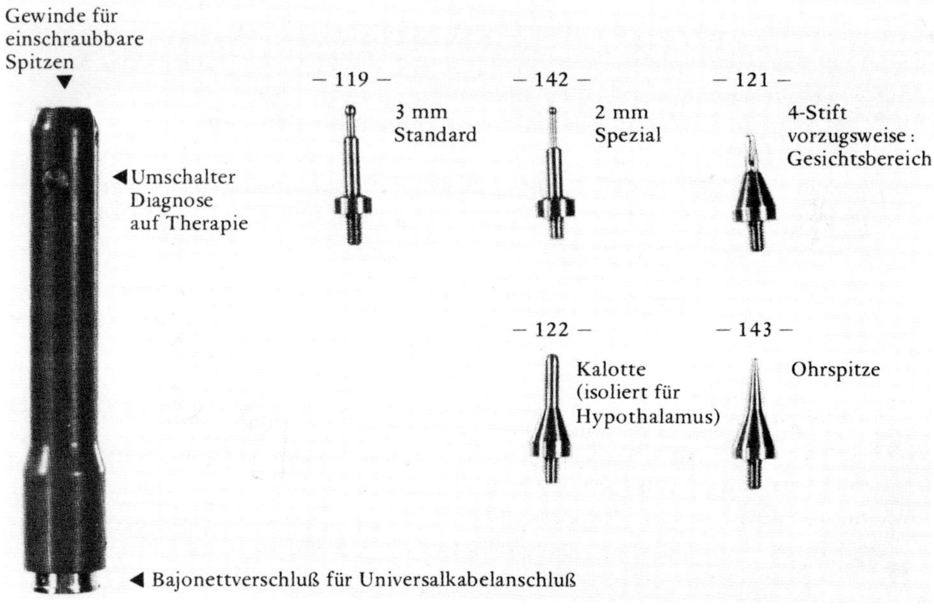

Abb. 8: Universalgriffel mit eingebautem Umschalter (passend zu Universalkabel - 113 -

Zusätzlich dazu ist an der Seite des Griffels ein nicht leitender Plastikknopf angebracht, der, niedergedrückt, die Umschaltung des Gerätes von der Diagnose auf Therapie bewirkt.
Solange der Plastikknopf mit dem Finger niedergedrückt wird, bleibt das Gerät auf „Therapie" geschaltet, d. h. das Ohmmeter wird aus dem Stromkreis genommen, und dem Patienten kann Energie zugeführt oder von ihm, ihn beruhigend, abgeleitet werden. Nach Loslassen des Knopfes stellt sich sofort der neue Meßwert ein.

Elektroden

Unter den in Verwendung stehenden Elektroden können unterschieden werden:
1. Handelektroden (siehe Abb. 6)
2. Punktelektroden (siehe Abb. 8)
3. Zahnelektroden (siehe Abb. 9)
4. Fußelektroden (siehe Abb. 7 rechts)
5. Rollelektroden unipolar (siehe Abb. 10)
6. Rollelektrode bipolar (siehe Abb. 11/12, Nr. 8
7. Vaginaelektroden (siehe Abb. 11/12, Nr. 9
8. Rektumelektroden (Prostataelektrode) (siehe Abb. 11/12, Nr. 10

Die Handelektrode stellt sich als eine handliche Röhre aus Messing dar, die auf den Bananenstecker der Kabelenden bzw. des Griffels aufgesteckt wird. Sie soll vom Patienten mit der Hand fest umfaßt werden und dient bei den Messungen und der Therapie als neutraler, negativer Pol.
Punktelektroden werden auf den Griffel angeschraubt und dienen zur Punkt-Diagnose bzw. Therapie bei der Messung und Beeinflussung der punktförmigen Akupunkturpunkte mittels Stromimpulsen.
Auch bei der Punktelektrode können verschiedene Formen unterschieden werden:
1. Die 4-mm-Halbrundelektrode. Es war die Standardelektrode, die zur Punktdiagnostik und Therapie früher verwendet wurde. Sie ist aber heute abgelöst durch die Kugelelektrode, die vor allem dem Anfänger empfohlen werden kann.
2. Die Kugelelektrode endet in einem kugelförmigen Gebilde von 3 mm Durchmesser. Die Kugel hat den Vorteil, beim Messen der Punkte durch einen geringeren Druckaufwand weniger schmerzhaft zu sein. Man kann mit ihr sehr viel besser in die verschiedenen Knochenwinkel durch leichte Drehbewegungen des Punktgriffels hereinrutschen.
3. Die 4-Stift-Elektrode weist eine Vierteilung des Endes der Halbrundelektrode auf. Zwischen den 4 „Stiften" legt sich beim Benetzen etwas Feuchtigkeit an, wodurch die Punktmessung – besonders im Gesicht – durch das aufgetragene Make-up hindurch erleichtert wird.

Zahnelektroden sind ganz fein auslaufende Punktelektroden, die ebenfalls an den Griffel aufgeschraubt werden und über eine mehr oder weniger lange Strecke 5 bis 10 cm durch einen nicht leitenden Kunststoff isoliert sind. Sie ermöglichen dem Geübten eine genaue Punktmessung im Munde des Patienten,

am Zahnfleischrand oder über der Wurzel eines einzelnen Zahnes. Sie finden ihre Anwendung vor allem bei der dentogenen Herdsuche.
Flächen- oder Fußelektroden sind gegenüber dem Fußboden isolierte Messingplatten, auf die der Patient seine Füße stellt. Über Bananenstecker und das Kabel mit dem Apparat verbunden, finden sie bei der Hauptableitung in der Diagnostik und bei der Grundtherapie ihre Verwendung. Auch für die Leitwert- und Quadrantendiagnostik sowie Therapie werden sie gebraucht.
Rollelektrode, Vaginalelektrode und Rektalelektrode werden ausschließlich in der Therapie verwendet und sollen daher erst im 2. Teil näher besprochen werden.

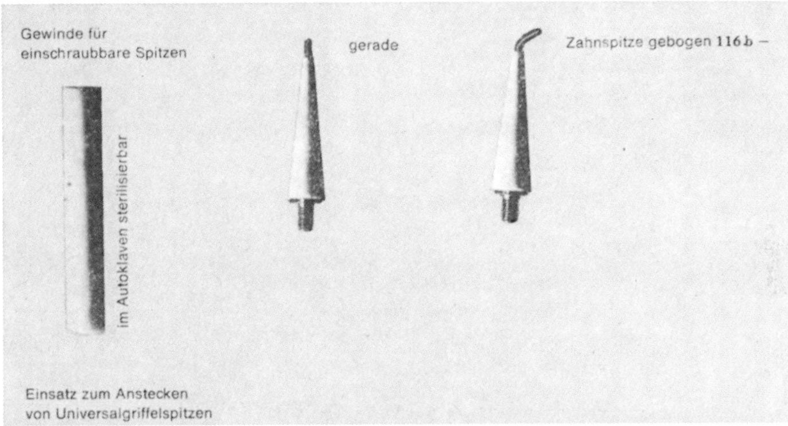

Abb. 9: Zahnelektroden

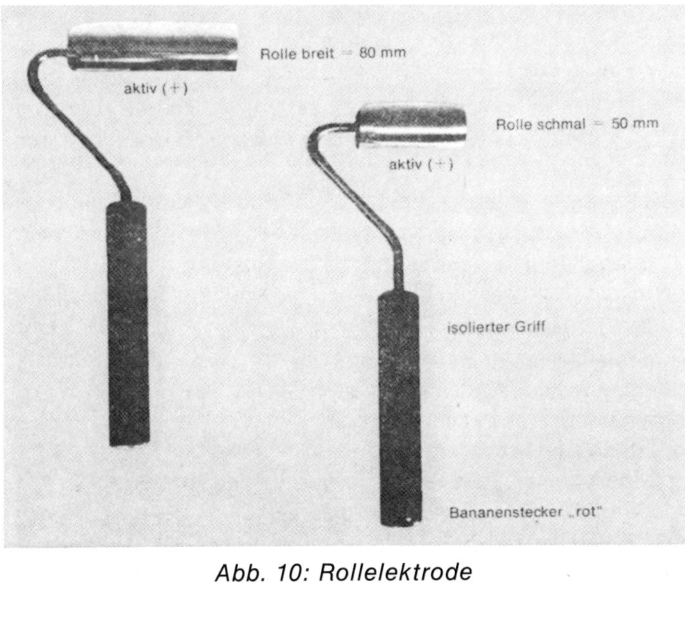

Abb. 10: Rollelektrode

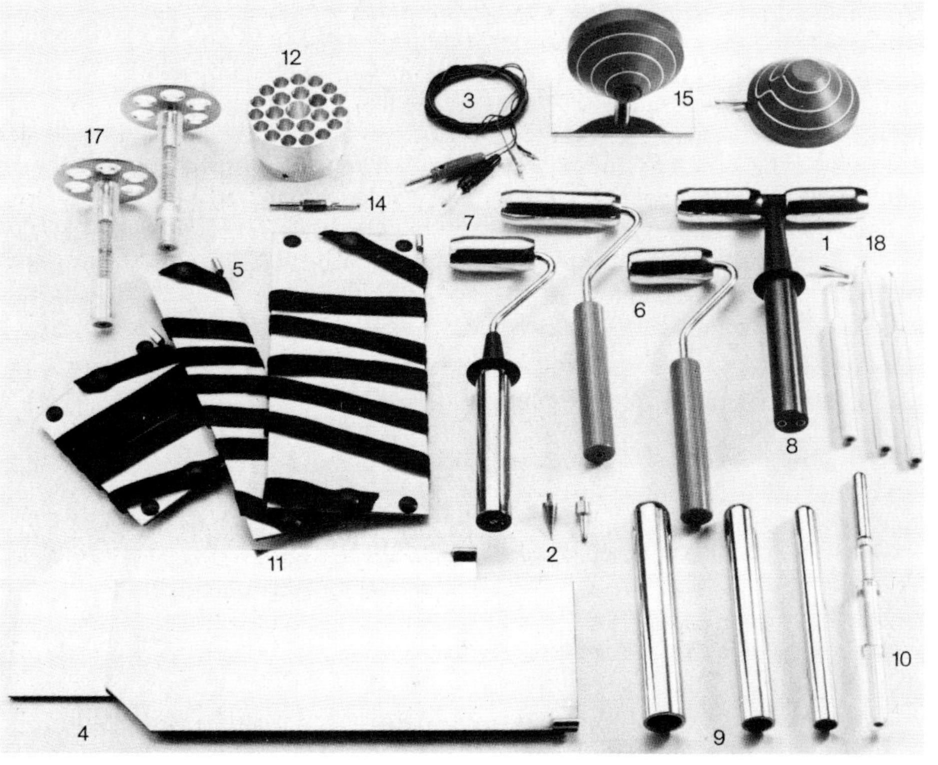

Abb. 11/12: Sonderzubehör des Dermatrongerätes

1	Zahnfleischrolle/Ohrrolle (Aphthen, Parodontose, etc.)	1 Stück
2	Ohrakupunkturelektrode	1 Stück
3	Analgesiekabel für Dermatron	1 Stück
4	Fußelektroden (4-Quadrantenmessung und Therapie)	Paar
5	Flachelektroden aus leitfähigem Material (Gelenkserkrankungen, Thrombophlebitis). Müssen nicht befeuchtet werden Satz	3 Stück
6	Handrolle unipolar (4 cm oder 8 cm)	1 Stück
7	Handrolle bipolar (Hämatome, Ödeme, Lymphstauungen, etc.)	1 Stück
8	Doppelrolle bipolar (für Rückenbehandlung)	1 Stück
9	Vaginaelektroden (15,20 + 25 mm ∅)	3 Stück
10	Rektal- und Prostataelektrode, gold	1 Stück
11	Schlafelektrode aus leitfähigem Material	1 Stück
12	Wabe mit Untersatz für Medikamententestung	1 Stück
13	Verbindungskabel für Wabe (nicht abgebildet)	1 Stück
14	Verbindungsstecker für Wabe	1 Stück
15	Medikamententest-Modul (2 Teile)	1 Stück
16	Schutzhaube für Dermatron ST (nicht abgebildet)	1 Stück
17	Radelektroden	1 Paar
18	Zahnelektroden für Potentialeinbau	1 Paar

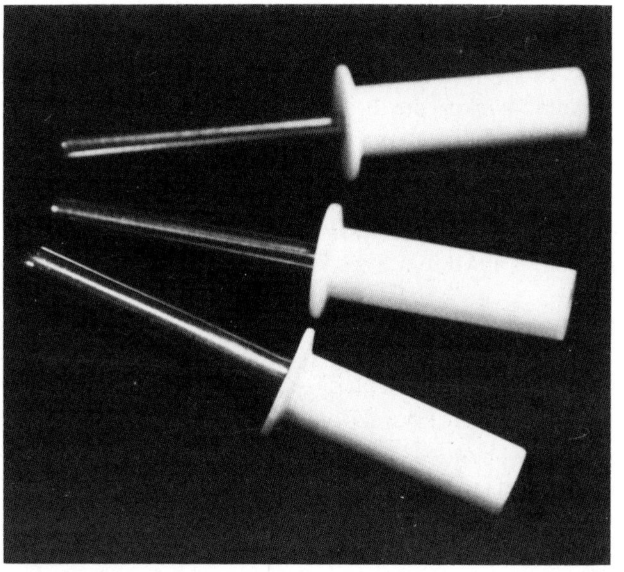

Abb. 13: Ein Satz neuer EAV-Nasenelektroden, die in Zusammenarbeit mit Dr. Voll und der Fa. Pitterling entwickelt wurden.

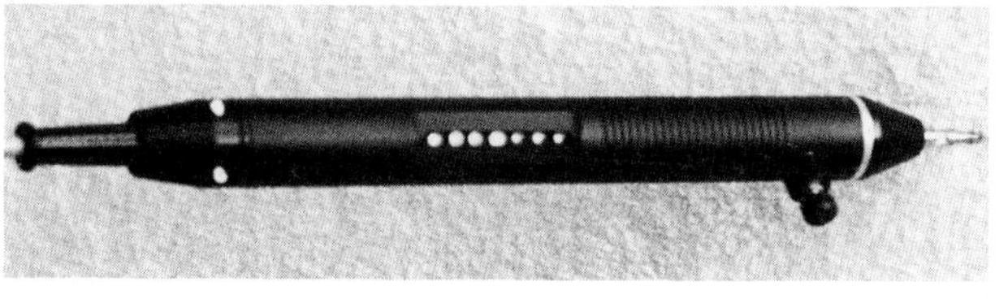

Abb. 14: Der Meß-Druckgriffel für das neue EAV-Dermatron ST der Fa. Pitterling. Mit diesem Griffel sind die genaue Punktlage und der optimale Mindestdruck verifizierbar und somit ist die Grundlage für reproduzierbare Messungen geschaffen.

Warum Messing?

Da alle in der Elektroakupunktur nach *Voll* verwendeten Elektrodenansätze — mit Ausnahme der Rektalelektrode — aus Messing bestehen, ergibt sich hier die Frage, warum gerade diese Legierung gewählt wurde und nicht andere, pflegeleichtere Metalle wie Gold, Platin, Silber, Chrom, Nickel oder Elektrodengraphit?

Messing wird zwar leicht unter der Einwirkung von Körperwärme und Feuchtigkeit mit einer dünnen Oxydschicht überzogen und muß daher immer wieder gereinigt werden, es bietet aber neben der Wirtschaftlichkeit in bezug auf die Meßergebnisse so bedeutende Vorteile, daß es für die Zwecke der Elektroakupunktur nach *Voll* allen anderen Metallen oder Legierungen weit überlegen erscheint.

Untersuchungen von *Bergold* und *Becker* (Euratom Ispria) haben gezeigt, „daß Messing und Elektrodengraphit innerhalb der Meßwertfehler gleiche Meßwerte aufweisen, Silber unterdrückt bei geringfügig herabgesetzten Maximalwerten gegenüber Messing angedeutete und langsame Zeigerabfälle, Chrom setzt bei stärker herabgesetzten Maximalwerten gegenüber Messing *künstliche* Zeigerabfälle, Nickel ergibt herabgesetzte Maximalwerte, die zwischen denen von Chrom und Nickel liegen, verändert aber die Größe der Zeigerabfälle praktisch nicht".

In einer beigefügten Tabelle der unter sonst gleichen Bedingungen durchgeführten Meßergebnisse kommt diese Überlegenheit des Messings insbesonders in bezug auf den so wichtigen Zeigerabfall noch deutlicher zum Ausdruck.

Material	Leitwert Hand-Hand gemessen mittels „Dermatron"	ZA (Zeigerabfall)
Messing	89	nein
Graphit	88	nein
Silber	86	nein
Chrom	80/64	ja
Nickel	86	nein

Nach diesen Forschungsergebnissen muß besonders auf den Unterschied zwischen Messing und Silber hingewiesen werden, da Silber von einigen Geräteherstellern als Elektrodenmaterial für die Elektroakupunktur propagiert wird. Abgesehen davon, daß bei diesem Metall die Leitfähigkeit durch Bildung einer Sulfidschicht herabgesetzt wird, lassen sich Zeigerabfälle nur ab einem bestimmten erhöhten Ausmaß registrieren. Gerade aber bei der Feststellung eines streuenden Herdgeschehens, besonders im Zahnbereich, besitzen auch geringe Zeigerabfälle eine erhöhte Bedeutung.

Mit Silberelektroden läßt sich eine Frühdiagnose als Beginn einer Funktionsstörung nicht feststellen, da die Silberelektroden die sehr langsamen Zeigerabfälle der Messingelektroden nicht bringen.

Messing besitzt außerdem eine so hohe Leitfähigkeit, daß selbst eine eventuell geringe Oxydationsschicht oder der von dieser Legierung ausgehende Widerstand kaum einen Einfluß auf die Meßergebnisse hat und vernachlässigt werden kann.

Außerdem ist Messing – im Gegensatz von anderen Metallen – in keiner Weise in irgend einer Körperflüssigkeit oder Substanz oder sonst einem in der Medizin gebräuchlichen Artefakt (Knochennaht, Nagelung, Zahnplomben etc.) enthalten, was ebenfalls eine Beeinflussung oder Verfälschung der Meßergebnisse ausschließt.

Zu dem Problem der Wahl von Elektrodenmaterial gab *Voll* interessante Ergebnisse bekannt, die bei der Nachuntersuchung der *Bergold*schen Ergebnisse

durch die Vorstandsmitglieder der Internationalen Gesellschaft für Elektroakupunktur nach *Voll* e. V. einschließlich *Voll* in Freudenstadt während des Frühjahrskongresses des Zentralverbandes der Ärzte für Naturheilverfahren im März 1973 in der Praxis von Dr. *Kuhn* in Anwesenheit von Dr. *Bergold* gewonnen wurden.
Bei Messung mit Silberelektroden entdeckte *Kuhn* bei Vorhandensein einer Silberallergie durch viele Amalgamplomben im Mund, daß der Zeigerabfall an den Allergiepunkten nicht in Erscheinung trat, während Messingelektroden den Zeigerabfall eindeutig zeigten.
Bei den homöopathischen Argentum-Typen, große asthenische Patienten mit fahlem Gesichtskolorit, zeigten sich bei Messung mit Silberelektroden dagegen vermehrt Zeigerabfälle, von denen nur ein Teil mit Messingelektroden nachweisbar waren.
Aus diesen Gründen sind Silberelektroden für die Elektroakupunktur-Untersuchung nach *Voll* nicht geeignet.
Messing- und Graphitelektroden sind optimal. Die geringfügige Polarisationsspannung bei Messing ist durch eine Nullpunktverschiebung an der Skala ausgeschaltet.
Die Verwendung dieser Messing-Legierung bei allen Elektroakupunkturgeräten der Internationalen Gesellschaft für Elektroakupunktur nach *Voll* und bei allen damit durchgeführten Untersuchungen lassen die Feststellung vergleichbarer Werte zu, die letztlich die Grundlage wissenschaftlich fundierter Arbeit bilden.
Seit vielen Jahren haben sich diese Messingelektroden im täglichen Gebrauch in der Praxis bestens bewährt.
Für die Messingelektroden wird Messing von bestimmter Zusammensetzung entsprechend der technischen Gütevorschrift verwendet.

Reinigung der Elektroden

Alle Metallelektroden können mit Wasser und Seife sowie einem reinen Tuch oder auch einem sogenannten Silbertuch gereinigt werden. Die einschraubbaren Punktelektroden sollten alle 14 Tage abgeschraubt und auch das Gewinde von Staub und Schmutzpartikeln gesäubert werden, um so immer einen einwandfreien Kontakt über die Kabel mit dem Gerät zu gewährleisten.
Selbstverständlich können alle Elektroden, die nur aus Metall bestehen, auch in Autoklaven oder Heißluftsterilisator sterilisiert werden. Alle anderen Elektroden wie etwa die Fußelektroden, die mit einer isolierenden Gummiplatte versehen sind, oder etwa die Zahn- und Rollelektrode, die noch mit einer isolierenden Kunststoffschicht umgeben sind, können nur der Kaltdesinfektion unterzogen werden.
Beim Wechsel des Patienten dürfte das Abreiben der Kontaktflächen der Elektroden mit einem in Merfen oder Alkohol getauchten Wattebausch genügen.
Auf Metalloberflächen haften praktisch keine Erreger und das im Messing enthaltene Kupfer besitzt darüber hinaus schon eine, wenn auch verhältnismäßig geringe bakterizide Wirkung.

Die Akupunkturpunkte

Die Akupunkturpunkte selbst, die im Verlaufe eines Meridianes liegen, können als Energiekonzentrationspunkte, als „Elektrobatterien" angesehen werden, in denen bis zu einem gewissen Grade immer wieder Energie gespeichert wird.
Mit einem hochohmigen Galvanometer, das in den Akupunkturpunkten ein erhöhtes Elektropotential anzeigt, kann diese Annahme unter Beweis gestellt werden.
Einige bestimmte natürliche Gegebenheiten der Hautoberfläche, z. B. Schweißbildung erzeugen beim Messen mit Gleichstrom manchmal einen Polarisationsstrom, der durch Elementbildung zwischen den Elektroden und dem Schweiß entsteht, wobei die verschiedenen Größen der Elektroden mit eine Rolle spielen. Diese Polarisationsströme sind aber äußerst gering und mit Hilfe der sogenannten „Nullpunktverschiebung", durch eine Erhöhung der negativen Gittervorspannung in der Meßanordnung des Gerätes von vorne herein ausgeschaltet.
Die einzelnen Organe geben die von ihnen erzeugte Energie an die Meridiane ab, um dieselbe in die Peripherie abzuleiten. Über diese Meridiane gelangt die energetische Spannung zu den Akupunkturpunkten, wo sie bis zum biologischen Optimum aufgespeichert wird.
Bei Belastung der einzelnen Akupunkturpunkte durch den genau dosierten, geringen Strom des Meßgerätes entsteht durch diesen Reiz und dem ihm entgegengesetzten Körperpotential bei biologisch normaler Energielage ein Gleichgewichtszustand, der sich im Ausschlag des Zeigers bis zum 50. Teilstrich der Skala des Röhrenvoltmeters und seinen Stillstand in dieser Position dokumentiert.
Bei pathologischen Veränderungen ändern sich der Zeigerstand und die Zeigerbewegung entsprechend der Art und des Ausmaßes der pathologischen Veränderung.
Im Akupunkturpunkt selbst setzt sich der Organismus bzw. das Organ entsprechend seinem augenblicklichen Gesundheitszustand mit dem durch das Meßgerät zugeführten, geringen elektrischen Reizpotential auseinander.
Beim gesunden Körper verhindert also das eigene Körperpotential das Eindringen des Reizstromes des Meßgerätes in den Organismus und der Indikationsanzeiger bleibt auf der neutralen Stelle „50" stehen.
Es wird also – und das sei hier nochmals unterstrichen – nicht, wie bisher fälschlich angenommen, der Widerstand des Organismus gemessen, sondern vielmehr das *Reaktionspotential* des Körpers oder des einzelnen Organes, mit dem es auf die Belastung durch den Meßstrom reagiert.
Nach dem „Alles oder Nichts"-Gesetz erfolgt eine Reaktion des Organismus nur dann, wenn der induktive Reiz die individuelle Reizschwelle überschreitet. Dieses Gesetz hat seine Gültigkeit, wenn der Reiz über das neurale System, den Reflexbogen und das zentrale Nervensystem über die Schaltstelle bis zum Erfolgsorgan fortgeleitet wird.
Da bei der Elektroakupunktur der veränderte Meßstrom in biologischer Größenordnung (8-10 Mikroampère) daher unterschwellig für die Reizung des cerebro-

spinalen Nervensystems ist und es trotzdem zu deutlichen, meßbaren Reaktionen kommt, kann der Vorgang hier nicht über das cerebrospinale Nervensystem ablaufen. Es muß also angenommen werden, daß über das Mesenchym zunächst nur das vegetative Nervensystem angesprochen wird. Um aber trotzdem eine brauchbare und genaue Differenzierung der Meßergebnisse zu erhalten, muß die Meßspannung und Stromstärke des Meßgerätes in einer Größenordnung festgelegt sein, die es dem Organ in jedem Falle erlaubt, einwandfrei zu reagieren.
Wäre diese Reizgröße zu gering, so daß das Organ in jedem Falle eine ausreichende oder überschießende Reaktion ihr entgegensetzen könnte, so würden wir stets nur einen Zeigerhochstand und vor allem nie den diagnostisch so wichtigen Zeigerabfall beobachten können.
Wäre die Reizgröße von vornherein zu hoch, so hätten die Organe keine Möglichkeit, ihr Reaktionspotential aufrecht zu erhalten, und es käme bei jeder Messung ein Zeigerabfall zustande.
Erst die richtige Dosierung des Reizstromes, seine biologisch-physiologische Größe ermöglichen es, daß bei einem normotonen Organismus zwischen Reizung und Reaktion ein Gleichgewichtszustand besteht, der eine Fixierung des Zeigers auf der Marke „50“ der Anzeigenskala bewirkt. Auf der anderen Seite erlaubt wiederum erst diese genaue Einstellung des Gerätes, aus den Schwankungen des Zeigers die sichere Diagnose wie

entzündliche Phase,
degenerative Phase,
pathologische Belastung des Organes bzw. des Körpers oder
normotone Reaktionslage

abzulesen.

Die Gleichgewichtsgröße

Der Gleichgewichtsreizstrom des K+F-Diatherapuncteurs beträgt rund 0,9 Volt, und da nach einem mathematischen Gesetz zwei Größen untereinander gleich sein müssen, wenn sie einer dritten gleichen, so kann zwingend angenommen werden, daß auch das Reaktionspotential eines normotonen Körpers oder Organes die Größe von 0,9 Volt besitzt.
Diese Größe kann sich allerdings in gewissen Grenzen ändern, wenn sich der Ionisationszustand der Elektrolyte im Zellinnern und in der Zellumgebung ändert, die reziprok miteinander in engem Zusammenhang stehen, so daß es in der Praxis genügt, nur den einen Teil zu beobachten.
Bei der Messung mit der Elektroakupunktur ist es vor allem die interzelluläre Körperflüssigkeit des Mesenchyms, die eine Auswirkung auf das Meßergebnis haben kann. Der Ionisationszustand dieser interzellulären Körperflüssigkeit kann sich ändern durch eine Veränderung der Konzentration ihrer einzelnen Bestandteile, einen Mangel oder Überschuß, eine Blockade oder Ausscheidungsschwierigkeit der Elektrolyte oder durch Beimischung stärker ionisierender Elemente, wie etwa durch „Homotoxine“, d. h. Giftstoffe, die sich der Eigenstruktur des Organismus angleichen und daher im Organismus wirksam werden.

Eine meßbare Störung des energetischen Gleichgewichtes ist also nicht nur von seiten des Meßinstrumentes denkbar, sondern auch von seiten des Körpers oder des Organes, wenn dieses, durch pathologische Vorgänge geschwächt, nicht mehr in der Lage ist, dem Meßstrom die notwendige, anhaltende Reaktionsenergie entgegenzusetzen.

Es kommt dann zu einem *Zeigerabfall,* einem mehr oder weniger raschen bzw. weiten Zurücksinken des Zeigers des Röhrenvoltmeters nach anfänglichem Hochstand.

Dies ist wohl der wichtigste und sicherste Diagnosehinweis auf eine akute pathologische Veränderung des gemessenen Organes und sollte stets das Alarmzeichen bei unseren Untersuchungen am Patienten sein.

Zur Kontaktherstellung zwischen dem Griffel, der aktiven Meßelektrode und der körpereigenen elektromotorischen Kraft im Akupunkturpunkt genügt meist das Anfeuchten der Elektrode und ein entsprechender mehr oder minder kräftiger Druck auf die Stelle des Akupunkturpunktes. Damit läßt sich der Widerstand der obersten Lederhautschichten — der mit zunehmendem Alter der Haut oder bei deren Veränderung zunimmt — mit etwas Erfahrung sicher überwinden.

Sobald die Energiequellen des Körpers über den Griffel der aktiven Elektrode des Meßgerätes in Kontakt kommen, beginnt der Zeiger des Röhrenohmmeters anzusteigen, bis er eine Höhe erreicht hat, die auch bei verstärktem Druck nicht mehr gesteigert werden kann und die somit die tatsächliche elektromotorische Kraft im gemessenen Akupunkturpunkt anzeigt. Bei genauem Sitz der Tastelektrode über dem Akupunkturpunkt ist mit einer Meßschwankung von höchstens $\pm$ 1,5 Prozent zu rechnen. Eine so geringe Schwankungsbreite also, daß sie das Meßergebnis nicht beeinträchtigt und daher vernachlässigt werden kann.

Bei einer akuten, pathologischen Veränderung des Organes, dessen Akupunkturpunkt gemessen wird, tritt immer der schon erwähnte „Zeigerabfall" ein, ein Phänomen, das auch durch erhöhten und verstärkten Druck auf die Meßelektrode nicht verändert oder aufgehalten werden kann.

Voraussetzung allerdings ist das sichere und genaue Auffinden des gewünschten Akupunkturpunktes.

Um das auch dem Anfänger zu erleichtern, wurde in die neueren Geräte des K+F-Diatherapuncteurs eine Summtonvorrichtung eingebaut, die durch das Anschwellen oder Abklingen eines Summtones die Annäherung oder Entfernung der Meßelektrode vom Akupunkturpunkt anzeigt.

Beim Dermatrongerät zeigt sich der Sitz des Akupunkturpunktes durch Ton hoher Frequenz an. Der Ton ändert sich vom neutralen Gebiet der Haut in Richtung zum Akupunkturpunkt, indem in Richtung des Akupunkturpunktes die Töne in der Frequenz ständig steigen. Der höchste Ton gibt den genauen Ort des Akupunkturpunktes an.

Der Akupunkturpunkt ist mit Sicherheit gefunden, wenn der Summton seine höchste Intensität oder Tonhöhe erreicht hat. Versuche von *Kracmar* in Wien zeigten, daß der Druck, der normalerweise über einem Akupunkturpunkt aus-

geübt werden muß, um den Kontakt mit der 4-mm-Halbrundelektrode herzustellen, im Durchschnitt das Gewicht von 700 bis 1000 pond erreichen kann. Es ist eine rasch erlernbare Erfahrungssache, das Gefühl für diese Druckintensität zu erwerben, zumal ja eine entsprechende Kontrolle sowohl im Zeigerausschlag des Röhrenohmmeters als auch in der Höhe des Summtones jederzeit gegeben ist. Die Pondwerte der Kugelelektrode mit 3 mm Durchmesser entsprechen den Pondwerten der Vierstiftelektrode. Dieselben liegen zwischen 600 und 1400 Pond; die Kugelelektrode hat somit 800 Pond Druckdifferenz, in der eine Veränderung des Maximalwertes nicht auftritt.
Unter all diesen Voraussetzungen messen wir also in der Elektroakupunktur-Diagnose mit Hilfe des K+F-Diatherapuncteurs die Reaktion des Organes in den Akupunkturpunkten auf einen Reiz-Gleichstrom in der physiologisch-biologischen Größe. Dieser Reizstrom bewegt sich zwischen 5,5 und 11,25 Mikroampère und entspricht jeweils dem Organpotential, das überwunden werden muß, also zwischen 2070 bis 135 Millivolt (mV).

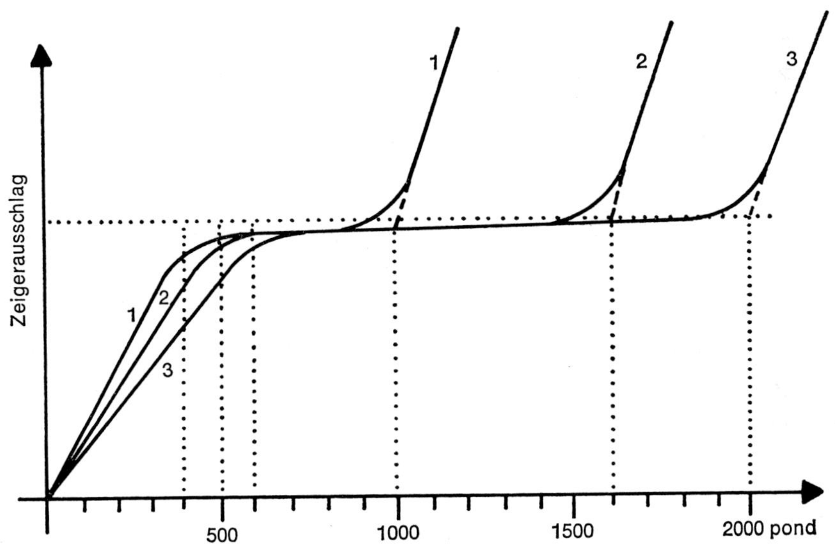

Abb. 15: Beziehung zwischen Anpreßdruck und Meßergebnis am Diagnoseteil der Elektroakupunkturgeräte nach Voll, siehe EA-Fibel, Seite 49, 1 = Spitzelektrode, 2 mm ⌀, 2 = Vierstiftelektrode und 3-mm-Kugelelektrode, 3 = Halbrundelektrode, 4 mm ⌀.

Grundvoraussetzungen der Diagnosestellung

Nach der Besprechung der technischen Gegebenheiten der Elektroakupunktur wollen wir uns nunmehr — bevor wir auf die einzelnen Testpunkte eingehen —

den allgemeinen Voraussetzungen zuwenden, deren Erfüllung notwendig erscheint, um einwandfreie Meßwerte zu erhalten.
Da es sich bei dem ganzen Verfahren um sehr geringe Energiegrößen handelt, können diese auch von einer Reihe von Faktoren stark beeinflußt und in ihrer Aussagegenauigkeit beeinträchtigt werden. Es gibt sowohl von seiten der Umgebung als auch von seiten des Patienten her mögliche beeinträchtigende Faktoren. Es gilt daher, diese möglichen Störfaktoren weitgehend auszuschalten.

A) Störfaktoren von seiten des Untersuchungsplatzes her

Von der Umgebung her ist darauf zu achten, daß der Untersuchungsraum frei von energetischen Störmöglichkeiten ist. Es sollen sich also im Untersuchungsraum womöglich keine anderen Apparate befinden, die energetisch – sei es elektrisch oder durch eine andere Kraftquelle – betrieben werden. Besonders sollten Röntgenapparate, Kurzwellen-Diathermiegeräte etc. nicht im gleichen Raume mit unserem Diatherapuncteur-Meßinstrument stehen.
Wenn dieses nicht zu vermeiden ist, sollten diese Apparaturen zumindest während der EA-Untersuchung durch Herausziehen des Steckers vollkommen abgeschaltet werden.
Ungünstig wirkt sich auch eine Stromleitung aus, die – auch wenn sie in der Wand verlegt ist – den Patienten im Halbkreis oder zur Gänze umgibt. Der Patient sollte gegenüber einer in der Wand verlegten elektrischen Leitung einen Abstand von mindestens 50 cm haben. Ebenso können ähnlich verlegte Installationsleitungen aus Metall (Wasserleitungen, Abflußrohre etc.), wenn sie nicht gründlich isoliert und geerdet sind, sich ungünstig auswirken.
Ein besonderes Augenmerk ist auf den Bodenbelag und in gewissem Maße auch auf den Wandanstrich zu legen. Plastikböden haben die Eigenschaft, sich schon durch die entstehende Reibung beim Darübergehen mit bloßen Füßen aufzuladen und statische Elektrizität, d. h. Energie, zu speichern, die auf den Patienten übergeht, wenn dieser nicht entsprechend vom Boden her isoliert ist. Das gleiche gilt, wenn auch in verringertem Maße, von Plastikwandanstrichen, die als sog. abwaschbare Anstriche zur Anwendung kommen.
Eine weitere Beeinträchtigungsquelle kann von der Untersuchungsliege ausgehen, wenn diese aus Metall und darüber hinaus noch mit einem abwaschbaren Plastikbezug versehen ist. Im allgemeinen aber genügt auch ein Holzsessel bzw. ein Sessel mit Metallfüßen, der auf ein Holzpodest gestellt wird, und dessen Auftrittsfläche mit Linoleum überzogen ist. Im ungünstigen Fall müssen Boden und Untersuchungsliege oder Stuhl durch eine entsprechende Leitung geerdet werden, die durch Verlötung mit dem Wasserleitungsrohr – soweit dieses noch aus Metall ist und ins Freie in die Erde führt – des entsprechenden Ableitungsdrahtes erreicht werden kann. Die immer mehr Verwendung findenden Plastikrohre aber sind hierfür nicht geeignet. Entsprechende Isolierungsmatten, auf die Stuhl oder Liege gestellt werden können und die nur noch geerdet werden müssen, können von der Firma Kraiss und Friz bezogen werden.
Auf keinen Fall darf der Patient bei der Untersuchung mit seinen Füßen auf

geerdetem Fußboden stehen. Alle gefundenen Meßwerte sind in diesem Falle falsch.
Die günstigste Gestaltung des Untersuchungsraumes liegt aber wohl darin, daß der Boden aus Holz (Schiffboden) oder Parkettboden (auch Linoleum) besteht und mit echtem Woll-, Sisal- oder Kokosteppich belegt ist und daß die Wände mit neutralen, nicht leitenden Kalk- bzw. Erd- oder Leimfarben angestrichen sind und die Untersuchungsliege oder der Untersuchungsstuhl aus Holz ohne zusätzliche Metallteile oder einem Kunststoffüberzug bestehen.
In der Nähe des Hauses verlegte Starkstromleitungen, Oberleitungen von elektrischen Eisen- und Straßenbahnen, Fernseh- und Radiosender etc. können den Arbeitsraum für eine Elektroakupunktur-Untersuchung ungeeignet machen.

B) Voraussetzungen für richtiges Messen von seiten des Untersuchers

Eine zweite, wenn auch geringere Störquelle kann auch vom Untersucher selber ausgehen, wenn er etwa viele Metallteile oder energetisch aufladbare Kleidungsstücke trägt.
Es sollte also auch der Untersucher während der Untersuchung womöglich Baumwollkleidung tragen oder zumindest eine etwa verwendete Nylon- oder Kunststoffwäsche mit einem entsprechenden Ärztemantel aus Baumwolle abdecken und abschirmen. Mäntel aus Kunststoff sind in diesem Falle abzulehnen.
Schließlich sollen auch der Untersuchungsstuhl sowohl der, auf dem der Patient sitzt, als auch die Sitzgelegenheit, auf der der Untersucher Platz nimmt, aus Holz gefertigt und eine Baumwollpolsterung besitzen oder blank sein.
Ein Problem bilden feuchte Hände des Behandlers, die zur Meßwertbeeinflussung führen können, indem Energie des Behandlers sich auf den Patienten überträgt. Diese Beeinträchtigung kann dadurch ausgeschaltet werden, daß der Behandler selbst während der Messung trockene Baumwollzwirnhandschuhe trägt.
Im entgegengesetzten Falle des Vorhandenseins derber oder schwieliger Haut des zu Untersuchenden, die einen erhöhten Widerstand dem Kontakt von Elektrode und Meßpunkt entgegensetzt, kann das Problem durch Anfeuchten der Meßstelle bzw. Bestreichen derselben mit Elektrodengelee gelöst werden.

C) Voraussetzungen von seiten des Patienten

Was von der Umgebung und dem Untersucher zu fordern ist, gilt in erhöhtem Maße auch vom Patienten selbst.
Grundsätzlich können genaue Werte nur an normal-gesunden und freien Hautstellen erhoben werden. Eine pathologische Veränderung der Hautoberfläche über den Akupunkturpunkten oder ihre Überdeckung mit Cremen, Salben, Puder oder Kosmetika verhindern an dieser Stelle eine genaue Testung.
Alle energiebeeinträchtigenden Gegenstände oder Maßnahmen sind vor und während der Untersuchung von ihm fernzuhalten oder auszuschließen.
Der Patient soll 24 Stunden lang vor der Untersuchung keine Medikamente einnehmen. Die Karenz für schmerzstillende oder Beruhigungsmittel sollte sogar, wenn möglich, auf 3 bis 4 Tage ausgedehnt werden.

Sulfonamide, Antibiotika und Cortisone haben, besonders wenn sie in Depotform verabreicht werden, noch längere Zeit die Möglichkeit, die Meßergebnisse zu beeinflussen, obwohl ihre Wirkung mit fortschreitender Dauer und Ausscheidung immer geringer wird.

Kaffee, Alkohol und übermäßiger Tabakgenuß wirken sich ebenfalls auf die Meßwerte ungünstig aus.

Da all diese Dinge meist nicht zur Gänze erfaßt und ausgeschaltet werden können, müssen sie gesamtenergetisch vor der Untersuchung ausgeglichen werden, worauf noch näher einzugehen sein wird.

Bei der Untersuchung selbst soll der Patient — wenn es sich um eine vollständige Grunduntersuchung und nicht nur um eine Teiluntersuchung oder Austestung eines bestimmten verdächtigen Herdgeschehens (Zähne, Tonsillen etc.) oder einer Allergie am Allergiepunkt handelt — jeden Schmuck (Ringe, Armbänder, Uhren etc. — außer Ehering) und alle Metallgegenstände (Haarspangen) ablegen.

Ebenso müssen Nylon- oder Kunststoffwäsche oder sonstige Kleidungsstücke abgelegt werden, und schließlich sollte der Patient auch von allen Utensilien befreit werden, die mit einschnürenden Gummizügen oder festen Umschnürungen angelegt werden. Mitunter müssen Büsten- und Strumpfhalter aus Kunststoff abgelegt werden, wenn der Patient sich im schlechten Zustand befindet oder sich gar nicht aufladen läßt.

Bei älteren Patienten sollte man auch daran denken, daß diese Prothesenträger sein können, von der sie sich, wie auch von Brillen, Augenhaftschalen oder Perücken, während der Untersuchung trennen sollten.

Die Messung des Blutdruckes, und zwar beiderseits, ist eine erste Maßnahme, die einer genauen Elektroakupunkturdiagnose vorauszugehen hat. Blutdruckdifferenzen zwischen rechts und links größer als 10 Teilstriche geben Hinweise auf vorliegende Herd- und Störfeldgeschehen sowie für einseitige Nierenerkrankungen an.

Diese Meßwerte haben allerdings nur dann Gültigkeit, wenn der Elektroakupunkturleitwert Hand-Hand über 80 liegt, der Körper muß im Zustand der Sympathikotomie sein. Ist dies nicht der Fall, muß durch wechselgeschaltete Kippschwingungen mit Stromintensität (Kribbelgefühl beim Patienten) aufgeladen werden, bis der Leitwert 84 erreicht ist.

Bei Pankreasschwächlingen, bei trockener oder schwieliger Haut findet sich ein erhöhter Kontaktwiderstand (der Zeiger bleibt zurück), der am einfachsten durch leichtes Anfeuchten der Akupunkturstelle oder der messenden Punktelektrode überwunden werden kann.

Dieser Übergangs- oder Kontaktwiderstand darf aber auch nicht zu gering sein (Hinaufschnellen des Zeigers), wie dieses etwa bei schwitzenden und feuchten Händen und Füßen der Fall ist. Bei solchen Patienten müssen die Meßpunkte vor der Testung mit Watte oder einem weichen Baumwolltuch bzw. Frotteetuch trockengewischt werden.

Im Anschluß an diese Maßnahmen müssen die Leitwerte bzw. Grundableitungen in allen 4 Ableitungen den Mindestwert 80 erreichen oder übersteigen. Sollte das nicht der Fall sein, so muß – wie schon erwähnt – bis zwischen 82 und 84 aufgeladen werden, sonst können eventuell vorhandene Zeigerabfälle nicht erfaßt und registriert werden.

Die Grundableitungen

Die Grundableitungen, die nach der Ausschaltung aller genannter, möglichen störenden Faktoren und der Messung des Blutdruckes als dritte Maßnahme zum Zuge kommen, vollziehen sich wie folgt: In der Regel wird bei den 4 Grundableitungen in folgender Reihenfolge vorgegangen:

I. Meßwert Hand-Hand — wobei die positive (Griffel-)Elektrode in der rechten Hand gehalten wird. Kabelsteckungen für diese Messungen siehe Seite 39 Punkt 11.

II. Meßwert Hand-Fuß links — hier wird die positive (Griffel-)Elektrode in der linken Hand gehalten.

III. Meßwert Hand-Fuß rechts — die positive (Griffel-)Elektrode wird in der rechten Hand gehalten.

IV. Meßwert Fuß-Fuß — hier wird die positive (Griffel-)Elektrode wiederum an die rechte Fußelektrode angeschlossen.

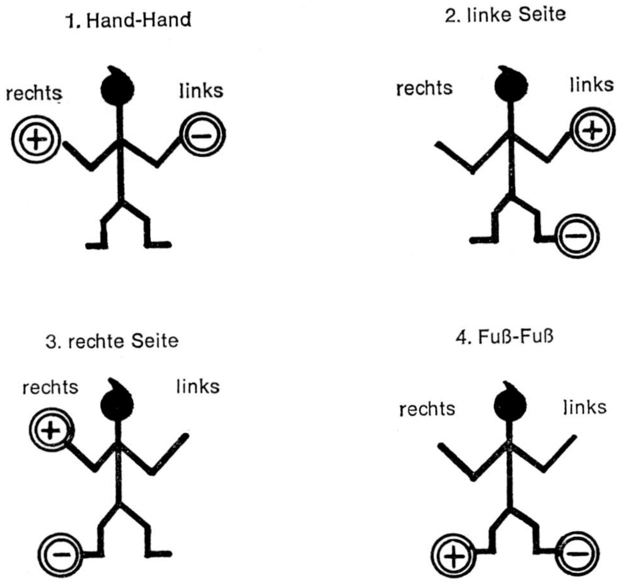

+ = Rot = Griffel
– = schwarz = Bananenstecker

Abb. 16: Polung bei der Viersektorenableitung

Bei sympathikotoner Stoffwechsellage und einem gesunden Organismus liegen diese Werte tagsüber alle über 80, d. h. zwischen 82 und 84.

1. Vom I. Meßwert der Ableitung Hand-Hand wurde schon gesprochen. Sie erlaubt die Messung des energetischen Summationspotentiales des Oberkörpers.
2. Bei dem II. Meßwert, Hand-Fuß links, wird das Energiepotential der linken Körperhälfte gemessen. Veränderungen z. B. im Gebiet der linken Lunge, der Milz, der Flexura coli sinistra, des Colon descendens, des Sigmoids und der linken Niere werden hier zu Werten führen, die außerhalb der Norm 82 bis 84 liegen.
3. Bei der III. Grundableitung hält der Patient die positive (Griffel-)Elektrode in der rechten Hand, während er mit dem rechten Fuß auf der an den Apparat als negative Fußelektrode angeschlossenen Messingplatte stehen bleibt. Hier wird das Energiepotential der rechten Körperhälfte und der dort liegenden großen Organe wie etwa rechte Lunge, Leber, Pankreas, Coecum mit Appendix und rechte Niere gemessen.
4. Schließlich stellt sich der Patient bei der Feststellung des IV. Meßwertes mit nackten Sohlen auf die beiden Fußelektroden, wobei die rechte Platte über die positive (Griffel-)Elektrode, die linke über die negative Elektrode mit dem Apparat verbunden werden. Dabei empfiehlt es sich – da die Fußsohlen meist von einer dickeren und trockenen Haut überzogen sind – diese zur leichteren Kontaktherstellung etwas anzufeuchten. Der Stromdurchgang von Fuß zu Fuß geht durch das kleine Becken, es werden vor allen Dingen die urogenitalen Organe, das Rektum und der Analkanal gemessen.

Bei ungestörtem Energiepotential im Gebiete des kleinen Beckens und der beiden Beine erreicht der Zeiger des Ohmmeters die Höhe von etwas über 80, genau 82 bis 84 Teilstrichen.

Auf diese Weise wird der Körper des Patienten praktisch in 4 Quadranten unterteilt, und schon diese Grundableitung gibt uns einen bestimmten Hinweis darauf, in welchem Quadranten ein pathologisches Geschehen vermutet werden kann.

Bei der Untersuchung selbst hat sich als praktisches Zeichen für diesen Vorgang ein schräggestelltes Kreuz eingebürgert, in das die einzelnen Werte eingetragen werden.

In der Sprache der Elektroakupunktur werden diese Grundableitungen mit

Hand-Hand = HH = Meßwert I
Hand-Fuß links = HFL = Meßwert II
Hand-Fuß rechts = HFR = Meßwert III und
Fuß-Fuß = FF = Meßwert IV

bezeichnet und angegeben.

Bei dieser Grundmessung können nun die Werte trotz der weiter oben angeführten Maßnahmen

1. alle um 80 herum liegen, genauer gesagt, zwischen 82 bis 84,
2. alle über 84 sein,

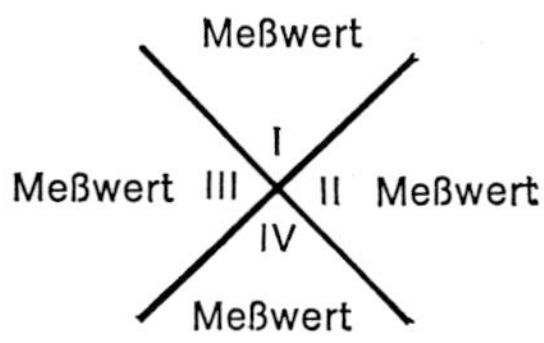

Darstellung auf Ihrer Karteikarte

Abb. 17: Darstellung der Meßwerte der 4 Ableitungen auf der Karteikarte

3. alle unter 80 bleiben und schließlich
4. untereinander deutlich verschiedene Werte zeigen, wobei diese verschiedenen Werte in ihrer Gesamtheit wiederum
   a) alle über 80 liegen können,
   b) alle unter 80 zurückbleiben oder
   c) teils über 80, teils unter 80 feststellbar sind,
   d) in selteneren Fällen alle oder vereinzelt auch einen Zeigerabfall zeigen.

Der Wert 80 gibt grundsätzlich den Umschlagspunkt zwischen Vagotonie und Sympathikotonie wieder.
Als Zeigerabfall wird das Phänomen bezeichnet, bei dem der Zeiger des Röhrenohmmeters zunächst eine gewisse Höhe der Skala erreicht, dann aber langsam wieder bis zu einem bestimmten Tiefpunkt absinkt, ohne daß der Untersucher die Meßelektrode absetzt oder den darauf ausgeübten Druck vermindert.

1. Meßwerte von 82 bis 84 bedeuten einen normalen, also gesunden Energiehaushalt. Dieser gesunde Gesamtenergiezustand schließt allerdings nicht aus, daß das eine oder andere Organ irritiert sein kann und den Patienten in seinem Wohlbefinden stört. Seine Irritation wird in diesem Falle nur von dem gesamtenergetischen Zustand des Organismus überdeckt. Werte um 80 bei der Grundableitung entheben uns also nicht der Pflicht, dennoch jedes einzelne Organ durchzutesten. Sie geben uns nur an, daß eine eventuelle Erkrankung vom Organismus noch in Grenzen gehalten und abgefangen werden kann. Nach *Reckeweg* könnte man sagen, daß es sich bei der Irritation oder Erkrankung einzelner Organe noch um eine der reversiblen humoralen Phasen handelt.
2. Liegen alle Werte der 4 Grundableitungen über 84, so handelt es sich um eine generelle Energieüberladung – soweit etwa kontaktfördernde Gegebenheiten (feuchte Füße und Hände) ausgeschaltet wurden –, die sich, je nach Höhe des Zeigerstandes, bis zur Erregung oder einem ausgesprochenen Reizzustand steigern kann. Allgemeine Leistungssteigerungen, wie etwa bei Sportlern und jungen Leuten, Medikamente, Streßsituationen, aber auch eine allgemeine Intoxikation können die Ursache sein. In solchen Fällen achte man auch auf eine mögliche starke Schweißbildung, die leicht durch Umleitung des Stromverlaufes über die den Körper bedeckende Feuchtigkeitsschicht zu einer Art Kurzschluß und falschen Meßergebnissen führen kann. In diesem Falle müssen Hände und Füße zunächst mit einem Papiertuch oder Mull abgetrocknet werden.

3. Bleibt der Zeiger bei allen 4 Grundableitungen unter der Marke 80, so ist dieses ein Zeichen einer allgemeinen Ermüdung, einer Dysenergie, die ihre Ursache in Schlaflosigkeit, kräfteraubenden Exzessen, Überanstrengungen, aber auch in chronischen oder energieraubenden (malignen) pathologischen Prozessen haben kann, die dann bei der weiteren Untersuchung noch aufgedeckt und definiert werden müssen.
   Es kann aber auch eine alte, trockene Haut die Ursache sein, wie wir sie bei älteren Patienten oft finden. In solchen Fällen müssen dann Handflächen und Fußsohlen mit einem feuchten Zellstoff kurz angefeuchtet werden.
4. In allen Fällen, bei denen bei jedem der 4 Grundableitungen ein Zeigerstand von unter 80 festgestellt wird, muß zunächst versucht werden, den Patienten durch sogenannte Kippschwingungen so lange aufzuladen, bis die Grundableitungswerte etwas über 80 liegen. Damit ist die Gewähr gegeben, daß die übrigen Testwerte der einzelnen Organe echte Werte sind und nicht durch die entsprechende prozentuelle Überhöhung oder Unterwertigkeit der Grundableitungswerte auf einem komplizierten rechnerischen Wege verifiziert werden müssen.

4a. Liegen bei der Grunduntersuchung verschiedene Werte vor, so deuten diese je nach ihrer Höhe auf verschiedene entzündliche oder degenerative Prozesse hin und lassen durch ihren deutlichen Unterschied den Hinweis auf den einen oder anderen Quadranten — in dem nun besonders genau weiter gesucht werden muß — zu.

4b. Ein Alarmzeichen ist stets der Zeigerabfall!
Er deutet — auch bei der Grundableitung — immer ein akutes pathologisches Geschehen, also eine Erkrankung, an, die vor allem jene oder eines der Organe betrifft, die im Stromkreis (HH — HFR — HFL — FF) liegen. In diesem Falle ist die Erkrankung schon so weit fortgeschritten, daß sie von dem Energiepotential der anderen im betreffenden Ableitungsgebiet liegenden Organe nicht mehr überdeckt werden kann. Nach *Reckeweg* dürfte es sich hier um eine zelluläre Phase handeln oder eine Systemerkrankung auf neuralem oder humoralem Gebiet. Auch in diesem Falle muß die genaue Austestung jedes einzelnen Organes und der sogenannten „Alarmpunkte“ die endgültige Klärung bringen.
In seltenen Ausnahmen kann man nicht nur an einen der vier Grundableitungen, sondern auch an jedem einzelnen Organmeridian bzw. Organmeßpunkt einen Zeigerabfall beobachten.
Da wir an jeder Körperhälfte 12 Meridiane kennen, spricht man in diesem Falle von einem 24-Zeigerabfall (12 x 2 = 24). Die *Ursachen* dieses Phänomens *eines 24-Zeigerabfalles* können nach *Voll* sein:

1. Beginn einer akuten Infektionskrankheit bzw. das Ende ihres Prodromalstadiums;
2. akute, septische Zustände;
3. chronisch rezidivierende oder wandernde Thrombophlebitiden;
4. akute chemische Intoxikationen;

5. sehr starke allergische Zustände;
6. Ausdruck einer starken vegetativen Reizbarkeit, besonders bei Frauen im Präklimakterium bei erschwertem Menstruationsdurchbruch;
7. Beginn einer sich entwickelnden Steinkolik (Nieren-, Gallen- oder Pankreassteine);
8. starke klimatische Belastungen (Föhneinbrüche, Wetterfühligkeit etc.), wenn die vegetativen Ausgleichsfunktionen erschöpft sind;
9. elektrische Felder, denen der Patient am Arbeitsplatz oder an der Schlafstelle ausgesetzt ist;
10. Zwei Infektionskrankheiten fast zur gleichen Zeit bei Patienten mit daniederliegender Abwehr hat als Ausdruck dieses Zusammentreffens einen 24-Zeigerabfall. *Voll* schreibt zusammenfassend zu den 24-Zeigerabfällen: 24-Zeigerabfälle sind der Ausdruck des allgemeinen vegetativen Versagens auf vielfache Reizbelastung des Körpers. Der Körper ist nicht mehr imstande, durch geordnete vegetative Regulationen den vielfachen Reizen entsprechend geordnete Gegenreaktionen entgegenzusetzen. Man muß sich aber darüber im klaren sein, daß neben den vielen auf den Körper täglich einwirkenden Reizen der zusätzliche toxische Reiz das Maß des noch Erträglichen überschreitet.

Hypothalamus

Einer der wichtigsten Grundmeßpunkte der Elektroakupunktur ist der Meßpunkt des Hypothalamus!

Hier befinden sich die übergeordneten Zentren des vegetativen Nervensystems, das ja die Regulationsvorgänge des Organismus leitet, insbesondere:

die Wärmeregulation,
den Wach- und Schlafmechanismus,
den Fett- und Wasserstoffwechsel,
die Genitalfunktion und
die Schweißsekretion.

All diese Grundregulationen können über den Hypothalamus nicht nur gemessen, sondern auch beeinflußt werden.

Dieser wichtige Punkt der Elektroakupunktur, der Testpunkt für den Hypothalamus, ist der 20. Meßpunkt des „Dreifach-Erwärmers", des Meridians.

Lage des 20. Dreifacherwärmerpunktes:

Nach *Voll* liegt der 20. Dreifach-Erwärmer-Akupunkturpunkt oberhalb der Linea temporalis, die das Ende des Processus zygomaticus des Schläfenbeines darstellt. Genau oberhalb des Porus acusticus externus über dem Beginn der Gefäßfurche der Arteria temporalis media, in einem kleinen tastbaren Grübchen (Abb. 20 und 27). Als Anleitung zum sicheren Auffinden dieses Punktes des 20. Dreifach-Erwärmers – Hypothalamus – gibt *Voll* an: „Man sucht die höchste Ansatzstelle des Ohres an der Schädelhaut, an der also die Haut des Ohres in jene der Schläfe übergeht und ertastet nun mit dem Finger das etwas distal davon gelegene Grübchen oder den schräg nach oben distal führenden Sulcus. Die aktive Punktelektrode wird hier nicht senkrecht, sondern so tangential angesetzt, daß sie das Ohr nicht mehr berührt und es somit nicht zu das Ergebnis verfälschenden Ableitungen von Energie des Ohres kommen kann."

Bei Hypothalamuswerten um 80 kann damit gerechnet werden, daß im Körper kein akut entzündliches Geschehen vorhanden ist, wohl aber trotzdem chronische Reizzustände möglich sind, die aber keine größeren Auswirkungen haben.

Der Wert 80 am Hypothalamus zeigt an, daß in den großen Organen keine starken Veränderungen zu erwarten sind. Es schließt jedoch nicht aus, daß Teile dieser großen Organe oder andere Abschnitte des Organismus, die durch die Funktion der großen Organe überdeckt werden, irritiert sind.

Sollte der Finger nicht, wie angegeben, ein Grübchen ertasten, sondern eine schmale Spalte, so muß man mit der tangential angesetzten Punktelektrode leicht über diese Spalte hinwegrutschen. Allerdings muß in solchen Fällen der Sulcus mit der angefeuchteten Fingerkuppe genauestens ausgetastet werden, damit eine eventuelle Verwechslung mit einem anderen, nicht klassischen Akupunkturpunkt, der in der Nähe liegt, ausgeschlossen wird.

Um mit Sicherheit die Wertdifferenz zwischen rechtem und linkem Hypothalamus – was besonders bei Vorliegen von Kopfherden von großer Bedeutung ist – feststellen zu können, mißt man den Meßpunkt des 20. Dreifach-Erwärmers auf jeder Seite am besten 3mal hintereinander.

Der Hypothalamusmeßpunkt liegt nie vor dem Ohransatz. Hier befindet sich die von *Voll* als „falscher Hypothalamuspunkt" angegebene Stelle, die erniedrigte Werte wiedergibt, während sich weiter distal, entlang der Linea temporalis in einer weiteren, etwas größeren Grube der Meßpunkt des 19. Dreifach-Erwärmer-Akupunkturpunktes findet, der für die Meningen zuständig ist.

Wichtig erscheint ferner noch der Hinweis, daß – so wie auch bei anderen Meßpunkten – die Haut über der Meßstelle nicht verändert sein darf, etwa durch Entzündungen, Rhagaden, Ekzeme, Schuppen oder Wunden etc. In einem solchen Falle kann der Meßpunkt Hypothalamus nicht diagnostisch verwertet werden.

Was besagen nun die einzelnen Hypothalamuswerte?

Die Meßwerte des Hypothalamus stellen im Gegensatz zu den Werten an den Akupunkturpunkten der Organmeridiane Summationswerte der homolateralen Körperhälfte dar. Liegen dieselben um 80, kann damit gerechnet werden, daß in den großen Organen keine entzündliche Veränderung zu erwarten ist, und auch sonst im Körper kein akut entzündliches Geschehen abläuft.

Dies schließt allerdings nicht aus, daß trotzdem chronische Reizzustände einzelner Organteile oder an sonstigen Körperstellen vorhanden sein können, die aber vom normalen Funktionszustand der großen Organe zunächst überdeckt werden.

A) Erhöhte Hypothalamuswerte

Werte von 90 auf beiden Seiten lassen eine Pansinusitis vermuten.
Werte von 90 bis 94 auf beiden Seiten deuten auf eine Entzündung eines oder mehrerer großer Organe im Organismus hin.
Höhere Werte als 94 auf beiden Seiten kommen vor bei Infektionskrankheiten oder bei Belastung durch chemische Noxen, wie etwa Insektizide, Blei, Quecksilber, Arsen, oder durch physikalische Einflüsse, wie Röntgen, Radium oder auch Radioaktivitätsbelastung; ja, bei empfindlichen Personen auch sogar durch intensive Sonnenbestrahlung oder lang anhaltendes Fernsehen. Chemisch toxische Werte zeigen sich häufig in einem schnellenden Zeigerabfall, d. h. der Zeiger saust sofort auf die letzten Striche der Skala.
Zur diagnostischen Auswertung muß man aber den Wert des Hypothalamusmeßpunktes stets mit den peripheren Meßwerten in Beziehung bringen. Bei hohen Hypothalamusmeßwerten und peripheren Werten an den Händen und Füßen, die um mehr als 20 voneinander differieren, muß an störende Reize gedacht werden, die direkt auf den Hypothalamus einwirken. Grundsätzlich aber sollte in jedem Falle die Art des Reizes genau definiert werden, was zum Teil mittels der Noxen- und Medikamententestung erfolgen kann.
Als Einflüsse, die einen erhöhten Hypothalamusmeßwert erzeugen können, kommen in Frage:

a) Chemische Noxen, wie
   1. Insektizidbelastung.
   2. Arsenbelastung (etwa bei den sog. Arsenikessern der Steiermark).
   3. Bleibelastung – besonders bei Personen, die an stark frequentierten Straßen leben und die bleihaltigen Superbenzinautoabgase ständig einatmen müssen. Eine Bleibelastung findet sich aber auch bei Personen, die längere Zeit in bleiverarbeitenden Betrieben (Druckereien, Kabelerzeugung etc.) tätig sind.
   4. Quecksilberbelastung – bei Personen aus Betrieben, in denen mit Quecksilber oder Quecksilberverbindungen gearbeitet wird. In neuester Zeit auch bei Fischern und Personen, die reichlich Seefische essen aus Meeresgebieten, die durch die zunehmend verschmutzten Industrie- und sonstigen Abwässer verunreinigt sind. Quecksilberbelastungen finden sich gelegentlich auch bei Patienten, die längere Zeit mit ausgedehnten Zahn-Amalgamplomben leben müssen.

b) Physikalische Noxen, wie
   1. Röntgenstrahlenbelastung – bei röntgenstrahlenempfindlichen Patienten oder den mit Röntgenstrahlen hantierenden Personen, besonders bei Ärzten und Röntgenassistenten bzw. -assistentinnen.
   2. Fernsehstrahlenbelastung – bei empfindlichen Personen nach längerem, intensivem Fernsehen und Nichteinhaltung eines entsprechenden Abstandes vom Gerät, besonders bei alten unipolaren Fernsehgeräten.
   3. Radioaktivitätsbelastung – besonders bei therapeutischer oder diagnostischer Anwendung von Isotopen. Erhöhte Hypothalamusmeßwerte könn-

ten sich aber auch bei Personen finden, die in Kernreaktoranlagen tätig sind, wenn hier die Abschirmung nicht wirklich dicht und zuverlässig ist.

4. Belastung durch niederfrequente Wechselfelder im Kopfbereich, wie etwa von der Nachttischleselampe, von Empfangsgeräten, die auf dem Nachttisch stehen, oder von Leitungen, die in der Wand am Kopfende des Bettes verlaufen, ausgehen und dadurch empfindliche Personen beeinträchtigen, wenn der Abstand 50 cm oder weniger ist. Ganz schlecht ist eine Neonröhre über dem Kopfende des Bettes, auch dann, wenn ein senkrechtes Brett vor der Neonröhre angebracht ist. Empfindliche Patienten sollten in einem solchen Fall mit dem Kopf am Fußende schlafen.
5. Schließlich können erhöhte Hypothalamusmeßwerte auch von Kraftfeldern elektrischer Maschinen oder größerer Geräte ausgehen, die im Nebenraum oder einen Stock tiefer unterhalb der Schlafräume der Patienten liegen und während ihrer Nachtruhe eingeschaltet bleiben. Hier ist auch an elektrische Heizkörper und Speicheröfen zu denken.

c) Bakterielle und virus-toxische Noxen treiben die Hypothalamusmeßwerte ebenfalls hinauf.

d) Genußmittel-Noxen: bei Zigaretten-(Nikotin)Mißbrauch, bei Zufuhr übermäßiger Mengen von Kaffee (Kaffeesucht), bei Alkoholismus und Drogensucht etc. kann es auch zu Störungen im Hypothalamusgebiet kommen, wobei auch die Steuerung der biologischen Rhythmen von Atmung und Herzschlag, Schlaf- und Wachzustand irritiert wird. Ferner sind spastische Zirkulationsstörungen am Auge und dem Ohr in Form von Seh- und Gehörstörungen nicht ausgeschlossen.

B) Niedere Hypothalamusmeßwerte

Niedere Hypothalamusmeßwerte bei verhältnismäßig hohen peripheren Werten an Händen und Füßen erwecken den Verdacht auf eine degenerative Schädigung der Funktion im Zwischenhirngebiet.

Niedere Hypothalamusmeßwerte auf beiden Seiten können bei einer Cerebralsklerose oder bei übermäßigem Gebrauch von Schlaf- und Beruhigungsmitteln, vor allem der zentral wirkenden Barbitursäurepräparate, beobachtet werden.

C) Ungleiche Hypothalamusmeßwerte

Niedere Werte, die nur auf der einen Seite zwischen 50 und 60 stehenbleiben, finden sich bei Zuständen nach Gehirnerschütterung, Schädelbasisbruch oder überstandener Meningitis.

Werte von 82 bis 88 auf einer Seite zeigen ein streuendes Herdgeschehen auf derselben Seite im Kopfe an.

Werte von 82 bis 88 – auch wenn sie auf beiden Seiten zu finden sind – verpflichten in jedem Falle den Untersucher, die Suche nach einem oder mehreren streuenden Herden auf jeder Kopfseite aufzunehmen.

Steigen die Hypothalamusmeßwerte auf einer Seite bis über 90 an, so kommt eine Sinusitis einer oder mehrerer Nasennebenhöhlen auf der gleichen Seite des Kopfes in Frage.
Hypothalamusmeßwerte von 92 bis 94 nur auf einer Seite zeigen eine Osteomyelitis bzw. Ostitis des Kieferknochens an.
Grundsätzlich aber kann als Faustregel gelten, daß Meßwertdifferenzen des Hypothalamus von 6 bis 10 ein akutes Herdgeschehen anzeigen, während Werte zwischen 2 bis 4 Teilstrichen auf ein subakutes, im Augenblick der Messung kaum aktives Herdgeschehen hindeuten. Die ungleichen Hypothalamusmeßwerte beruhen darauf, daß ein Kopfherdgeschehen, ganz gleich, ob es sich um ein odontogenes, tonsillogenes oder otogenes Herdgeschehen handelt, immer nur einseitige Werterhöhungen am Hypothalamus machen. Denn es gibt zwischen den Ganglien cervicale superius, medium und inferius keine Rami communicantes wie bei den anderen vegetativen Ganglien des Körpers. Bei Störfeldbeschwerden im Bauchraum oder im kleinen Becken werden die Hypothalamuswerte auf beiden Seiten erhöht, da die linken und rechtsseitigen Ganglien des Bauch- und des Beckenteiles des Sympathikus Querverbindungen haben.

D) Zeigerabfall an den Hypothalamusmeßpunkten

1. Folgezustände von Schädelbasisbrüchen oder einer schweren Commotio cerebri – so lange sie noch nicht ganz abgeheilt sind – verursachen einseitigen oder beidseitigen Zeigerabfall an den Hypothalamusmeßpunkten. Dieselben können aber auch – wie schon erwähnt – nach längerer Zeit und Verlauf der Abheilung zu niedrigen Hypothalamusmeßwerten führen.
2. Ein Zeigerabfall zeigt sich an den Hypothalamusmeßpunkten aber auch bei organischen zerebralen und Nervenerkrankungen wie etwa bei der multiplen Sklerose, der Lateralsklerose, der Syringobulbie, der Encephalomalacie etc., wenn diese Krankheiten vorwiegend mit Großhirnherden beginnen und das Rückenmark noch nicht in den Krankheitsprozeß einbezogen ist.
3. Schließlich können auch toxische Dauerbelastungen von seiten der Nasennebenhöhlen, chronische Sinusitiden mit Empyem etc. zu Zeigerabfall – auf der erkrankten Seite – führen.
   Auch Eng- und Schrägstand der Zähne oder ihr Zurückbleiben im Kieferknochen – sog. impaktierte Zähne – können einen Einfluß auf den Hypothalamusmeßwert ihrer Seite haben.

Fokalgeschehen und Kopfherde

Für Zahnärzte und HNO-Ärzte, an die öfters die Frage eines Fokalgeschehens gestellt wird, dürfte ein näheres Eingehen auf diesen Fragenkomplex auch in diesem Zusammenhang von besonderem Interesse sein.
Bekanntlich wird angenommen, daß ein Herdgeschehen auf verschiedenen Wegen den Körper in seiner Gesamtheit humoral belastet und über verschiedene Möglichkeiten das „Erfolgsorgan“ beeinflussen kann. Die Elektroakupunktur nach *Voll* dürfte hier die einzige Methode sein, mit der auch in dieser Frage

Licht in die Problematik hineingetragen werden kann. Mit jedem Herdgeschehen können folgende Belastungen auftreten:

1. Vasale Fokusbelastung:
   a) Dieselbe hat einen Zeigerabfall am Arterienmeßpunkt des Kreislaufmeridians = 9. Kreislauf auf der Seite des Herdgeschehens sowie die Erhöhung des Hypothalamuswertes auf der gleichen Seite um mindestens 6 bis 10 Teilstriche bei einem vorhandenen Fokus im Bereiche des Kopfes.
   b) Diese vasale Fokusbelastung ist kombiniert mit einer lymphogenen Belastung, die stets durch einen Zeigerabfall am 1. Meßpunkt der Milz ihre Bestätigung findet.
   Als Fokusfolgen sind bei dieser Gruppe neurozirkulatorische Dystonien anzusehen.
2. Neurale Belastung:
   Wenn alle Meßpunkte einer Hand und des Fußes auf der gleichen Seite Zeigerabfälle zeigen, so kann eine einseitige neurale Belastung angenommen werden, die von einem Herd, in erster Linie einem Kopfherd, ausgeht. Dies besonders dann, wenn auch die Hypothalamuswerte der gleichen Seite erhöht sind.
   Man spricht dann in einem solchen Falle von einer neuralen, senkrechten Belastung mit einem 12-Zeigerabfall.
3. Allergische Belastung:
   Bei Zeigerabfall an den Meßpunkten der beiden Hände sprechen wir von einer horizontalen Belastung, die eine allergische Ursache hat.
   Selbstverständlich ist die Existenz eines Herdes nicht nur auf das Kopfgebiet beschränkt, sondern kann sich überall im ganzen Organismus finden bzw. durch verschiedene Allergene bedingt oder ausgelöst sein. Genauso beschränkt sich die Reaktion des Organismus nur selten auf eine der drei genannten Möglichkeiten allein, und wir kennen eine ganze Reihe von Mischformen des fokalen Geschehens, die uns – auch wenn wir sie nicht immer genau auseinanderhalten können – nicht überraschen sollten.
   Besonders bei lange bestehendem Herdgeschehen sind die Abgrenzungen fließend und die verschiedenen Aktionen und Reaktionen gehen ineinander über. So sind nach *Voll* zu nennen:
   a) Die neural-allergisierende Belastung mit Zeigerabfall an beiden Händen und dem einen Fuß auf der Herdseite. Eine Kombination also zwischen horizontaler und senkrechter Belastung.
   b) Die vasal-lymphogen-neurale Belastung mit Zeigerabfall an der Hand und dem Fuß der Herdseite und einem solchen an der Milz.
   c) Die vasal-lymphogen-neural-allergisierende Form. Hier zeigen sich Zeigerabfälle an allen Meßpunkten beider Hände, dem Fuß auf der Herdseite und der Milz.

Herdgeschehen im Kopfraum

Da nach den bisherigen Untersuchungen den Kopfherden die meiste Aufmerksamkeit gewidmet wurde und die Organe dieses Körperteiles auch tatsächlich der Entstehung eines Herdgeschehens am meisten ausgesetzt und für dieses am meisten anfällig sind, ist es naheliegend, auch bei der Gesamttestung des Patienten auf dessen Fragenkomplex besonders zu achten und getrennt einzugehen.
Dieses um so mehr, als die meisten Patienten, die zu uns kommen, sogenannte chronische, „unklare Fälle" sind, bei denen die letzte Ausflucht in dem Herdgeschehen gesucht wird. Von der Entdeckung und Beseitigung eines „Herdes" erhofft sich der behandelnde Arzt und der Patient nach langen Bemühungen eine endliche Heilung oder zumindest Besserung des Leidens.
Wie schon erwähnt, ist der Zeigerabfall ein typisches Zeichen eines vorhandenen Fokus, eines aktiven, streuenden Herdes, wenn der Ausgangswert zwischen 82 bis 88 liegt.
Nasennebenhöhlenentzündungen, bei denen das Sekret frei abfließen kann, zeigen nur um 10 bis 20 Teilstriche erhöhte Meßwerte auf der erkrankten Seite an ihren Meßpunkten an, aber keinen Zeigerabfall. Zeigerabfall an die MP. der Nasennebenhöhlen bedeutet immer Knochenaffektion derselben.
Diagnostisch kommen als streuende Störfelder im Kopfraum folgende Möglichkeiten in Frage:

1. Die Zähne

2. Die Nebenhöhlen:

   Kieferhöhle
   Stirnhöhlen
   Keilbeinhöhlen
   Siebbeinzellen
   Warzenfortsatz mit den pneumatisierten Zellen

3. Die verschiedenen lymphogenen Drüsen:

   Gaumenmandel
   Tubenmandel
   Rachenmandel
   Zungentonsille
   Kehlkopftonsille, auch Folliculi lymphatici aggregati laryngis genannt.

Die nähere Beschreibung der einzelnen hierfür zuständigen Meßpunkte erfolgt noch im Abschnitt über die Grundtestung. Ihrer Sonderstellung in diesem Fragenkomplex entsprechend sollen hier nur die Zähne herausgegriffen werden.
In der bisherigen Entwicklung der Fokallehre standen immer wieder die Zähne als mögliche streuende Herde im Vordergrund. Tatsächlich sind sie auch in besonderem Maße von außen kommenden Reizen und Einflüssen ausgesetzt, und ihre Morbiditätsrate ist sehr hoch.

Ein weiterer Grund dafür, warum das Augenmerk zunächst grundsätzlich auf die Zähne gerichtet ist, liegt wohl darin, daß sie leicht zu erreichen und bei „Behandlung“ auch zu entfernen sind, wenn leider damit auch bei flüchtigem Vorgehen nicht immer auch oder nur der eigentlich „schuldige Herd“ mit eliminiert wird.
Dieses Mißgeschick ist oft mit eine Komponente, die die Diagnose und auch die Lehre vom „Herdgeschehen“ immer wieder in Frage stellen.
Schließlich lassen sich verlorene Zähne, auch ohne das Leben der Patienten sonderlich zu gefährden oder zu beeinträchtigen, wieder ersetzen, so daß ihre Opferung mehr oder weniger rasch wieder verschmerzt werden kann.
Inzwischen hat sich gezeigt, daß es durchaus nicht immer nur die Zähne sind, die als „Fokus“ angesprochen und aktiv werden können, ja, daß bei schweren Folgekrankheiten meist mehrere Foki streuen, die es gilt, mit Hilfe der Elektroakupunktur nach *Voll* ausfindig zu machen und auszutesten.
Bei der Anfrage des praktischen Arztes: „Fokalgeschehen?“ genügt es also im Grunde genommen nicht, nur die Zähne oder die einzelnen Möglichkeiten von Kopfherden auszutesten, es müßte vielmehr der gesamte Organismus auf Störfelder auch im Bauchraum, im kleinen Becken und gelegentlich im Brustraum gründlich durchuntersucht werden.
Als „Pilottest“ allerdings können zunächst auch vom Zahnbehandler und dem HNO-Arzt die Meßpunkte der verschiedenen fraglichen Kopforgane durchgetestet werden. Die Ganzuntersuchung wird dann erst angeschlossen, wenn im Bereich des Kopfes keine streuenden Herde gefunden werden oder nach Entfernung der festgestellten Störfelder keine Besserung der Folgekrankheit eintritt.
Einen generellen Hinweis auf mögliche streuende Kopfherde bieten ja schon — wie erwähnt — die Meßwerte am Hypothalamus bzw. ein Unterschied derselben zwischen den beiden Seiten mit Werten von 6 bis 10 Teilstrichen Differenz bei einem akuten und Werte zwischen 2 bis 6 Teilstrichen Differenz bei einem latenten, potentiellen Geschehen.
Die Zähne selbst könnten sowohl im Ober- als auch im Unterkiefer zunächst — ehe man sie einzeln testet — in drei Gruppen gemessen werden. Man braucht dann im einzelnen nur jene Zähne zu messen, in deren Gruppe sich ein Zeigerabfall gezeigt hat.

Die Meßpunkte für diese insgesamt 6 Zahngruppen (3 für den Oberkiefer und 3 für den Unterkiefer) liegen:

a) 4 + 1 / 1 + 4 für die vorderen Schneidezähne, die beiden Eckzähne und die ersten Prämolaren im Oberkiefer am 25. Akupunkturpunkt des Gouverneurgefäßes.
Vom rein anatomischen Standpunkt könnte man erwarten, daß dieses Energiefeld mit der Begrenzung des Zwischenkiefers in der Achse des Caninus aufhört. Tatsächlich aber greift es — wie zahlreiche Versuche und Untersuchungen gezeigt haben — über diese anatomische Grenze hinaus und bezieht — wie auch im Unterkiefer — den (4) ersten Prämolaren mit ein.

b) 8 – 5 + / 5 – 8 für die Zahngruppe vom zweiten Prämolaren bis zum Weisheitszahn im Oberkiefer rechts bzw. links am 7. Akupunkturpunkt des Magen-Meridians.

c) Für 4 – 1 / 1 – 4 die Frontzahngruppe im Unterkiefer vom 4 zu 4 am 24. Akupunkturpunkt des Konzeptionsgefäßes und schließlich

d) 8 – 5 – / – 5 – 8 für die Zahngruppen vom zweiten Prämolaren bis zum Weisheitszahn im Unterkiefer auf der rechten und der linken Seite am 8. Akupunkturpunkt des Magen-Meridians der entsprechenden Seite.

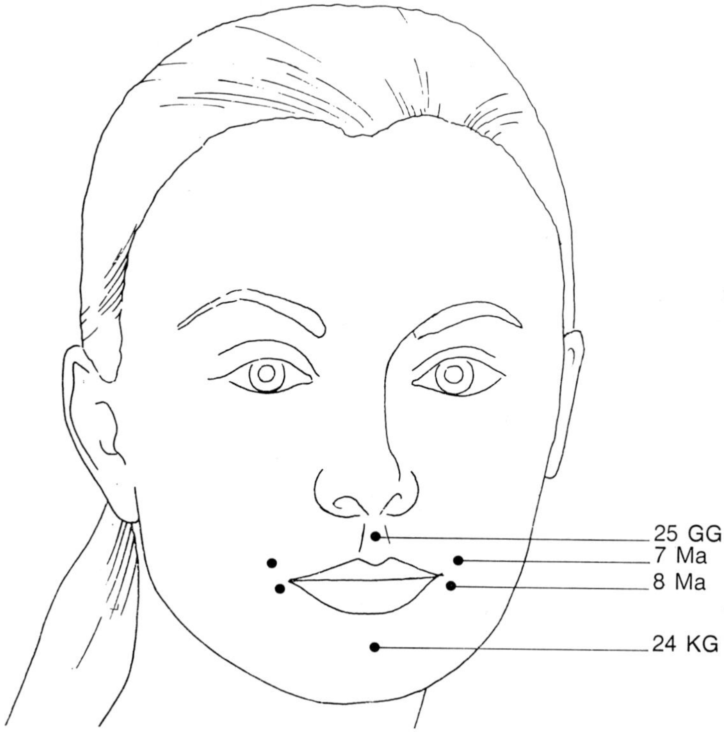

Abb. 18

Die Lage der einzelnen Meßpunkte definiert *Voll* wie folgt:

25. Gouverneursgefäßpunkt:

Der Punkt liegt auf der Meridianlinie etwa in der Mitte zwischen Oberlippe und Nase. Anatomisch entspricht dieses der Basis des Muskelfaserpaketes, das von der Nasenmitte ausgeht und in radiär verlaufenden Bündeln auseinanderstrebend in die Ringmuskulatur des Musculus orbicularis oris übergeht.
Der Punkt läßt sich am besten dergestalt finden, daß man mit der aktiven Punktelektrode, von der Nasenmitte ausgehend, senkrecht zur Oberlippe herunterfährt (sogenannte Strichtechnik zum Aufsuchen des entsprechenden Akupunk-

turpunktes). Der höchste Zeigerstand bzw. Summton gibt dann die genaue Lage des Punktes an.

7. Meßpunkt des Magen-Meridians:

Er liegt im Winkel zwischen dem lateralen Rand des Musculus caninus (Musculus levator anguli oris) und dem medialen Rand des Musculus zygomaticus (major) etwa 1/3 bis 1/2 Querfinger vom seitengleichen Mundwinkel entfernt auf einer Linie, die von diesem etwa 135 Grad nach oben-lateral zum Jochbein aufsteigt. Der Abstand vom Mundwinkel variiert etwas, entsprechend der Größe des Mundes.

Auch hier wird der Punkt – wie beim 25. Gouverneursgefäßpunkt – durch „Strichtechnik" gefunden, indem man mit der aktiven Punktelektrode auf der beschriebenen Linie vom Mundwinkel schräg nach oben-lateral entlangstreicht, bis der höchste Zeigerstand erreicht ist.

Dieses gilt natürlich gleichermaßen für die rechte und die linke Seite.

24. Konzeptionsgefäßpunkt:

Dieser Meßpunkt liegt in der Vertiefung, etwa auf halbem Wege zwischen der Unterlippe und der Kinnspitze. Hier treffen in einem spitzen Winkel der untere Rand des Musculus orbicularis oris und die beiden mesialen Ränder der Musculi quadratus labii inferiores (rechts und links) zusammen.

Auch hier verfolgt man mit der Punktelektrode eine Linie, die senkrecht von der Mitte der Unterlippe zum Kinn hinabführt, bis der höchste Zeigerstand oder Summton erreicht wird.

8. Akupunkturpunkt des Magen-Meridians:

Derselbe liegt im Muskelwinkel, der gebildet wird vom Musculus orbicularis oris, dem medialen Rand des Musculus triangularis und dem hinteren Rand des Musculus zygomaticus (major).

Wie bei den anderen Meßpunkten im Bereiche des Mundes geht man auch hier mit der Punktelektrode vom Mundwinkel in einem Winkel von 135 Grad schräg nach unten, bis sich, etwa nach 1/4 bis 1/3 Querfingerbreite vom Mundwinkel entfernt, der höchste Zeigerstand bzw. Summton einstellt.

In Beziehung zu dem oberhalb des Mundwinkels gelegenen 7. Magen-Meridian-Akupunkturpunktes liegt der für die Kauzähne im Unterkiefer etwas näher zum Mundwinkel hin.

Was bei allen anderen Meßergebnissen – wie schon erwähnt – gilt, trifft auch hier zu:

Ein Zeigerwert von über 80 bis 88 zeigt eine Irritation an, die hier durch eine akute Karies eines oder mehrerer Zähne der gemessenen Zahngruppe, eine Zahnfleischentzündung; einer Paradontose, aber auch durch ausgedehnte Plomben oder Metallarbeiten infolge Strombildung oder allergischer Entzündung bedingt sein kann. Wenn alle 4 Zähne bzw. Odontone des Seitenkiefers entzündlich belastet sind, dann ist der Wert 90 gelegentlich auch 92 mit Zeigerabfall. Das gleiche gilt auch für den Vorderkiefer. Wenn nur eine Teilbelastung im Vorderkieferabschnitt vorhanden ist, liegen die Werte zwischen 82 bis 88 mit Zeigerabfall; bei Belastung aller 8 Odontone sind die Werte 90 oder etwas mehr.

Zeigertiefstand deutet auf einen degenerativen Prozeß mit Kieferknochenschwund hin.

Der Zeigerabfall – wiederum das wichtigste und entscheidendste Merkmal – gibt ein akut streuendes Herdgeschehen im Bereiche der untersuchten Zahngruppe an, wenn der Ausgangswert zwischen 82 bis 88 liegt.

In diesem Falle muß dann Zahn für Zahn durch Ansetzen der eigens dafür vorhandenen, feinen Zahnelektrode am Zahnfleischrand oder über der entsprechenden Zahnwurzelspitze ausgetestet werden, bis man durch die Anzeige des Zeigerabfalles den oder die schuldigen Zähne gefunden hat.

Voll hat erstmalig die energetischen Beziehungen vom Zahn bzw. den 8 Odontonen zu Organen, Wirbel- und Rückenmarksabschnitten, Gelenkanteilen, Sinnesorganen und endokrinen Drüsen in jahrelangen Bemühungen durch Messungen erarbeitet. *Kramer* hat diese Ergebnisse in einer Zahntabelle zusammengestellt.

Diese Tabelle gibt Hinweis dafür, ob und welcher Zahn in dem bestimmten Falle für ein Herdgeschehen überhaupt in Frage kommt.

Jeder Zahn hat nämlich sein bestimmtes, scharf umgrenztes Einflußgebiet, und die Extraktion eines Zahnes hat nur dann einen Einfluß auf das im Vordergrund stehende Krankheitsgeschehen, wenn dieses mit ihm in Beziehung steht bzw. in seiner Einflußzone liegt.

Die Tabelle I zeigt die von *Voll* erarbeiteten Beziehungen sehr deutlich und übersichtlich, welche Zonen zu welchem Zahn gehören und in welchen Fällen von der Opferung eines oder mehrerer Zähne ein Erfolg zu erwarten ist.

Diese Tabelle gilt aber nur bei vollständigem Gebiß und normalem Stand der Zähne. Bei gewanderten Zähnen sind in den Beziehungen die beiden benachbarten Odontone zu beachten.

Im einzelnen besagt die Tabelle folgendes, wobei die Beziehungen der Zähne zu anderen Organen und Organteilen in folgender Reihenfolge angegeben werden:

1. Organe
2. Wirbelsäulenabschnitte
3. Rückenmarkssegmente
4. Gelenke
5. Sinnesorgane
6. Endokrine Drüsen – Gewebssysteme
7. Zentrales Nervensystem und Psyche – Mammadrüse – Energiehaushalt

Tabelle I

1. Obere Schneidezähne rechts und links

1. Organe	– Niere rechts bzw. links
	Blase rechts bzw. links sowie urogenitale Organe
2. Wirbel	– Lendenwirbel 2 und 3 beiderseits
	Sakralwirbel 3, 4 und 5 beiderseits
	Koxalgebiet beiderseits
3. Rückenmarkssegmente	– Lumbalsegment 2 und 3 beiderseits
	Sakralsegment 4 und 5 beiderseits
4. Gelenke	– Knie hinten beiderseits
	Kreuz-Steißbein beiderseits
	Fuß beiderseits
5. Sinnesorgane	– Stirnhöhle beiderseits
6. Endokrine Drüsen	– Epiphyse beiderseits

2. Oberer Eckzahn

1. Organe	– Leber beiderseits
	Gallenblase und Gallengänge rechts
	Gallengänge links
2. Wirbel	– Brustwirbel 9 und 10 beiderseits
3. Rückenmarkssegmente	– Thorakalsegment 8, 9 und 10 beiderseits
4. Gelenke	Hüfte beiderseits
	Knie seitlich medial und lateral beiderseits
	– Fuß beiderseits
5. Sinnesorgane	– Auge beiderseits
6. Endokrine Drüsen	– Hypophysenhinterlappen beiderseits

3. Prämolaren oben

1. Organe	– Lunge rechts bzw. links
	Dickdarm rechts bzw. links
2. Wirbel	– Halswirbel 5, 6 und 7 beiderseits
	Brustwirbel 3 und 4 beiderseits
	Lendenwirbel 4 und 5 beiderseits
3. Rückenmarkssegmente	– Zervikalsegment 5, 6 und 7 beiderseits
	Thorakalsegment 2, 3 und 4 beiderseits
	Lumbalsegment 4 und 5 beiderseits
4. Gelenke	Schulter vorn rechts bzw. links
	Ellenbogen lateral rechts bzw. links
	– Hand Radialseite rechts bzw. links
	Fuß und Zehe (groß) rechts bzw. links
5. Sinnesorgane	– Siebbeinzellen rechts bzw. links

6. Endokrine Drüsen	– 1. Prämolar für Hypophysenhinterlappen rechts bzw. links 2. Prämolar für Thymus beiderseits

4. Molaren 6 und 7 oben

1. Organe	– Magen rechts bzw. links Pankreas rechts Milz links
2. Wirbel	– Brust 11 und 12 rechts bzw. links Lendenwirbel 1 rechts bzw. links
3. Rückenmarkssegmente	– Thorakalsegment 11 und 12 rechts bzw. links Lumbalsegment 1 rechts bzw. links
4. Gelenke	– Kiefer rechts bzw. links – Knie vorn rechts bzw. links oberes Sprunggelenk
5. Sinnesorgane	– Kieferhöhle rechts bzw. links
6. Endokrine Drüsen	– 1. Molar für Schilddrüse rechts bzw. links – 2. Molar für Nebenschilddrüse rechts bzw. links
7. Sonstiges	– Mammadrüse rechts bzw. links

5. Weisheitszahn bzw. 8. Odonton oben

1. Organe	– Duodenum rechts Herz rechts Jejunum-Ileum links Herz links
2. Wirbel	– Halswirbel 7 rechts bzw. links Brustwirbel 1, 5 und 6 rechts Sakralwirbel 1 und 2 beiderseits
3. Rückenmarkssegmente	– Zervikalsegment 8 beiderseits Thorakalsegment 1, 5, 6 und 7 beiderseits Sakralsegment 1, 2 und 3 beiderseits
4. Gelenke	– Schulter hinten beiderseits Ellenbogen medial beiderseits Hand-ulnare Seite beiderseits Kreuz-Darmbeingelenk beiderseits Fuß-plantare Seite und Zehen beiderseits, außer Großzehe
5. Sinnesorgane	– Innenohr beiderseits
6. Endokrine Drüsen	– Hypophysenvorderlappen beiderseits
7. Sonstiges	– Zentrales Nervensystem beiderseits Psyche

6. Schneidezähne unten rechts und links

1. Organe	— Blase rechts bzw. links und urogenitales Gebiet beiderseits Niere rechts bzw. links
2. Wirbel	— Lendenwirbel 2 und 3 beiderseits Sakralwirbel 3, 4 und 5 beiderseits Coccygeum beiderseits
3. Rückenmarkssegmente	— Lumbalsegment 2 und 3 beiderseits Sakralsegment 4 und 5 beiderseits
4. Gelenke	— Knie hinten beiderseits Kreuz-Steißbein beiderseits Fuß beiderseits
5. Sinnesorgane	— Stirnhöhlen beiderseits
6. Endokrine Drüsen	— Nebenniere beiderseits

7. Eckzahn unten

1. Organe	— Gallenblase und Gallengänge rechts Gallengänge links Leber rechts bzw. links
2. Wirbel	— Brustwirbel 9 und 10 beiderseits
3. Rückenmarkssegmente	— Thorakalsegment 8, 9 und 10 beiderseits
4. Gelenke	— Knie seitlich medial und lateral beiderseits Hüfte beiderseits Fuß beiderseits
5. Sinnesorgane	— Auge beiderseits
6. Gewebssysteme	— Keimdrüsen beiderseits

8. Prämolaren unten

1. Organe	— Pylorus — Magen rechts Magen links Pankreas rechts Milz links
2. Wirbel	— Brustwirbel 11 und 12 beiderseits Lendenwirbel 1 beiderseits
3. Rückenmarkssegmente	— Thorakalsegment 11 und 12 beiderseits Lumbalsegment 1 beiderseits
4. Gelenke	— Knie vorne rechts bzw. links Kiefer rechts bzw. links
5. Sinnesorgane	— Kieferhöhle rechts bzw. links
6. Endokrine Drüsen und Gewebssysteme	— 1. Prämolar für Keimdrüsen rechts bzw. links 2. Prämolar für Lymphgefäße rechts bzw. links
7. Sonstiges	— Mammadrüse rechts bzw. links

9. Molaren (6 und 7 unten)

1. Organe	– Dickdarm rechts Ileocoecales Gebiet rechts Lunge rechts Dickdarm links Lunge links
2. Wirbel	– Halswirbel 5, 6 und 7 beiderseits Brustwirbel 3 und 4 beiderseits Lendenwirbel 4 und 5
3. Rückenmarkssegmente	– Zervikalsegment 5, 6 und 7 beiderseits Thorakalsegment 2, 3 und 4 beiderseits Lumbalsegment 4 und 5 beiderseits
4. Gelenke	– Schulter – Ellenbogen rechts bzw. links Hand radiale Seite rechts bzw. links Fuß und Zehe (groß) rechts bzw. links
5. Sinnesorgane	– Siebbeinzellen rechts bzw. links
6. Gewebssysteme	– Arterien, Venen rechts bzw. links

10. Weisheitszahn bzw. 8. Odonton unten

1. Organe	– Ileum rechts Ileocoecales Gebiet rechts Ileum links
2. Wirbel	– Halswirbel 7 beiderseits Brustwirbel 1, 5 und 6 beiderseits Sakralwirbel 1 und 2 beiderseits
3. Rückenmarkssegmente	– Zervikalsegment 8 beiderseits Thorakalsegment 1, 5, 6 und 7 beiderseits Sakralsegment 1, 2 und 3 beiderseits
4. Gelenke	– Schulter hinten Ellenbogen medial rechts bzw. links Hand-ulnare Seite rechts bzw. links Fuß-plantare Seite rechts bzw. links Zehen außer Großzehe rechts bzw. links Kreuz- u. Darmbeingelenke rechts bzw. links
5. Sinnesorgane	– Ohr rechts bzw. links
6. Gewebssysteme	– Peripheres Nervensystem beiderseits
7. Sonstiges	– Energiehaushalt beiderseits

Wird also ein Patient zum Zahnarzt geschickt mit der Anfrage: „Fokalgeschehen?“ und klagt er über bestimmte Schmerzen in bestimmten Regionen, so genügt schon ein Blick auf die oben angeführte Tabelle, um den mutmaßlich schuldigen Zahn zu finden. Der genaue Elektroakupunktur-Test wird dann wei-

ter zeigen, ob es sich tatsächlich um einen akut streuenden Zahn handelt oder ob der schuldige Herd bzw. das Störfeld anderweitig gesucht werden muß.
Allerdings muß eine Einschränkung in bezug auf die Tabelle gemacht werden: Sie trifft nur zu, wenn es sich um ein regelmäßiges Gebiß handelt. Zahnverschiebungen oder gar Verwerfungen setzen diese, entsprechend ihrer neuen Lage, in andere Beziehungen mit den verschiedenen Körperregionen.
Ebenso können impaktierte Zähne, d. h. im Kiefer zurückgebliebene Zähne, zu einer Verschiebung im angegebenen Schema führen. Unter der Voraussetzung eines regelmäßigen Gebisses kann also bei positivem Testergebnis von der Entfernung des schuldigen Zahnes eine Beeinflussung der herdbedingten Erkrankung erwartet werden.
Alle anderen Zähne würden in diesem Falle – auch bei einer sogenannten „Beherdung" im Röntgenbild – ohne jeden Einfluß auf das Krankheitsgeschehen nur nutzlos geopfert werden.

Ein Zahnröntgenbild ist meist nicht imstande, mit Sicherheit einen akuten, streuenden Herd aufzudecken. Die sonst so imponierenden „Granulome" bei einer Zahnaufnahme zeigen lediglich an, daß hier ein Zahn unter dramatischen Umständen sein Leben lassen mußte, der Organismus aber mit dem Einbruch der Zerfallstoffe und Detritusmassen – als Restfolge dieses vergeblichen Abwehrkampfes der Zahnpulpa – fertig geworden ist und den „Erkrankungseinbruch" abschirmen konnte. Er hat eine Bindegewebsbarriere um die möglichen Erreger gelegt, die nun als „Eitersäckchen" oder „Granulom" im Röntgenbild erscheint. Der Prozeß ist damit vorderhand stillgelegt und neutralisiert worden.

Er bleibt allerdings als „potentieller Gefahrenherd" bestehen und kann jederzeit, bei Schwächung des Organismus, neu aufbrechen und dann zum „streuenden Herd" werden.
Die Entfernung eines solchen „Granulomzahnes" ist also wohl eine notwendige, aber vor allem prophylaktische Maßnahme, die auf die bestehende „Folgekrankheit" nur insoweit einen indirekten Einfluß haben kann, als sie zur allgemeinen Entlastung und Entschlackung des Organismus beiträgt.

Es kann aber allerdings auch die Mundhöhle als solche in toto zu einem Störfeld werden, wenn bei der Zahnbehandlung oder auch beim Zahnersatz Materialien verwendet werden, die der Patient nicht verträgt oder gegen die er allergisiert wurde.

Es können dieses verschiedene Kunstharze sein, wie sie als Prothesenbasis oder bei Kunstharzzähnen verwendet werden, es können aber auch verschiedene Metalle, die zu Plomben, Kronen, Klammern oder Skelettgerüsten verarbeitet sind, durch ihre verschiedene elektrische Aufladung und Spannung zu aktiven Störfeldern werden und das Wohlbefinden des Patienten beeinträchtigen.

Die Wirksamkeit solcher Störfelder ist an den einzelnen Zahnpunkten feststellbar und der Untersucher sollte hier stets auch an die Möglichkeit der Beeinträchtigung von dieser Seite her denken.

Da nicht nur Zähne und Leeralveolen durch Restostitis zu „streuenden Herden“ werden können, sondern auch ein Teil von Hohlorganen wie etwa Abschnitte des Appendix, ein Darmdivertikel, kann sich auch jede Narbe zu einem „Störfeld“ entwickeln. Die einzelnen Möglichkeiten auch der verschiedenen Herde werden im Zuge der Besprechung der einzelnen Akupunkturpunkte mit behandelt und sind dort nachzulesen.

Sonstige mögliche Kopfherde

Als weitere streuende Kopfherde kommen unter gewissen Bedingungen in Frage:

1. Die Nasennebenhöhlen
   a) Stirnhöhlen
   b) Kieferhöhlen
   c) Keilbeinhöhlen
   d) Siebbeinzellen

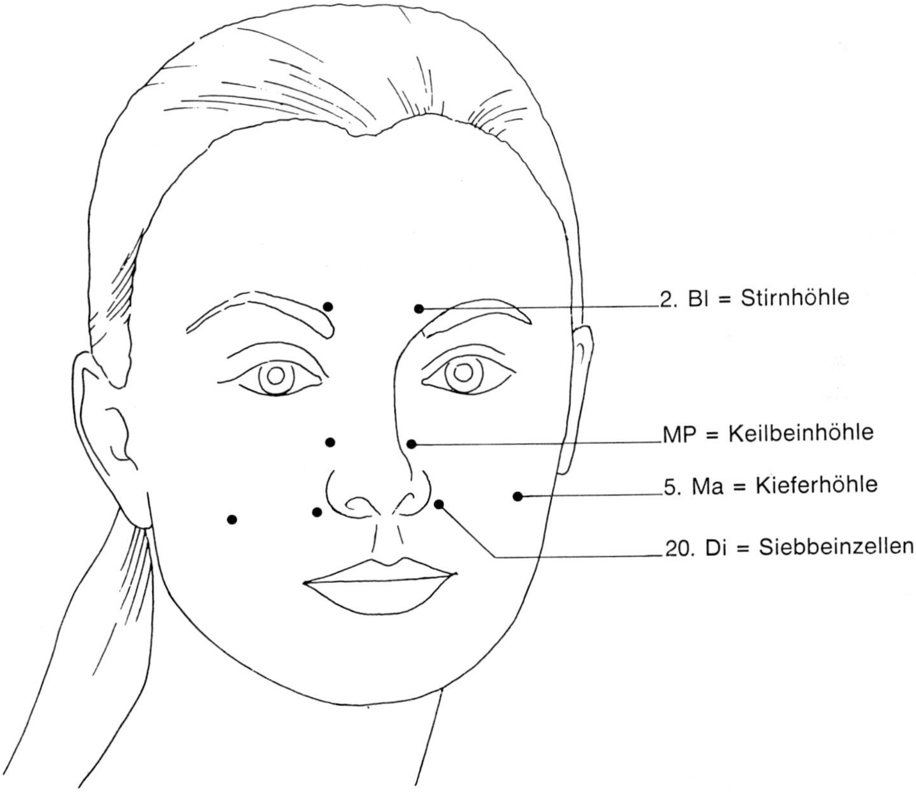

Abb. 19

a) Die Stirnhöhlen

Der Stirnhöhlenboden wird von der Orbita meist nur durch eine dünne Knochenschicht getrennt.
Der Meßpunkt für die Stirnhöhle entspricht dem 2. Blasen-Meridian-Punkt und liegt über dem Muskelwinkel des Musculus procerus (Musculus depressor glabellae) und dem äußeren Rand des Musculus orbicularis oculi, ½ Querfinger medial vom Foramen supraorbitale, etwa auf gleicher Höhe mit diesem.
Dieser Punkt hat Sekundärgefäßverbindungen zum 13., aber vorwiegend zum 14. Lymphgefäßpunkt und kann von hier aus auch beeinflußt werden. Die Lymphgefäßpunkte sind keine klassischen Akupunkturpunkte. Dieselben wurden von *Voll* neu gefunden und in die Elektroakupunktur eingeführt.

b) Die Kieferhöhlen

Als größte pneumatische Höhle des Gesichtsschädels hat sie nicht nur für den Praktiker eine besondere Bedeutung, sondern auch für den Zahnarzt, zumal die Prämolaren und ersten Molaren des Oberkiefers mit ihren Wurzeln bis nahe an sie oder sogar in die Kieferhöhle selbst hineinragen.
Der Meßpunkt für die Kieferhöhle entspricht dem 5. Magen-Meridian-Punkt und liegt ½ querfingerbreit seitlich und oberhalb der Fossa canina am hinteren Rande des Processus zygomaticus der Maxilla.
Man findet den Punkt, indem man mit der aktiven Elektrode unterhalb des Jochbeins vom unteren Rande des Processus zygomaticus des Os maxillare nach lateral bis zur Sutura zygomatico-maxillaris streicht. Der Punkt liegt genau über der Sutur. Man kann den Punkt aber auch von der Fossa canina aus finden, indem man von dieser ½ Querfinger nach lateral-cranial (seitlich oben) mit der Meßelektrode hinauffährt.
Die Fossa canina liegt distal der Knochenerhebung, die durch die Wurzel des Eckzahnes gebildet wird.
Auch liegt der Meßpunkt für die Kieferhöhle ½ bis 1 Querfinger lateral von der Austrittsstelle des Nervus infraorbitalis und oberhalb derselben.
Eine Sekundärgefäßverbindung dazu besteht zum 14. Lymphgefäßpunkt, von wo aus die Kieferhöhle ebenfalls beeinflußt werden kann.

c) Die Keilbeinhöhlen

Die tief gelegenen Keilbeinhöhlen stehen durch ihre Lage in enger Beziehung mit wichtigen Organen, Gefäßen und Nerven. Nervus opticus, Arteria carotis interna, der venöse Sinus cavernosus berühren die Keilbeinhöhlen, und die Sella turcica, in der die Hypophyse liegt, grenzt an sie an.
Der Meßpunkt der Keilbeinhöhle liegt über dem Ende der Sutura naso-maxillaris auf einem Sekundärgefäß, welches den 20. Dickdarm-Meridian-Punkt und den 1. Blasen-Meridian-Punkt miteinander verbindet.
Die Auffindung des Punktes gelingt, wenn man vom unteren Rande des Os

nasale von medial nach lateral bis zum Endpunkt der Sutura naso-maxillaris entlangfährt.
Die Keilbeinhöhle kann auch vom 13. Lymphgefäßpunkt aus beeinflußt werden.

d) Die Siebbeinzellen

Infolge ihrer schwer zugänglichen Lage und ihrer Angrenzung an die Orbita sind auch die Siebbeinzellen bei der Austestung von Kopfherden von besonderem Interesse.
In den meisten Fällen, besonders aber bei älteren Patienten, sind dieselben meist chronisch entzündet.
Als Meßpunkt für die Siebbeinzellen ist der 20. Dickdarm-Meridian-Punkt anzusehen, der am Muskelwinkel zwischen dem Caput angulare des Musculus quadratus labii superioris (Musculus levator nasi et labii maxillaris lateralis) und der Pars transversalis des Musculus nasalis liegt.
Man geht beim Aufsuchen dieses Punktes vom Unterrand des Nasenflügels etwa 1/4 bis 1/2 querfingerbreit nach lateral ab. Mitunter liegt der Punkt in der Nasolabialfalte, gelegentlich aber auch medial von dieser.
Wie die Keilbeinhöhlen können auch die Siebbeinzellen vom 13. Lymphgefäß-Meridian-Punkt aus beeinflußt werden.

Verifizierung des Herdgeschehens und Nachweis der Streuung

Eine durch Zeigerabfall festgestellte akute Erkrankung kann gleichzeitig auch als ein akut streuender Herd wirksam sein. Dies besonders dann, wenn eine „Fernwirkung“ vorhanden ist oder sogar im Vordergrund steht; etwa bei bestimmten Herzaffektionen, die durch ein streuendes Herdgeschehen im Gebiet des 8. Odonton ausgelöst und unterhalten werden.
Neben dem aus der Tabelle I ersichtlichen allgemeinen Hinweis auf die möglichen Zusammenhänge eines aktiv streuenden Zahnherdes gibt es noch folgende 3 Möglichkeiten der Beweisführung des Zusammenhanges zwischen einem streuenden Herd und dem Erfolgsorgan.

1. Es zeigt sich die gleiche Art und das gleiche Ausmaß des Zeigerabfalles sowohl an dem aktiv streuenden Herd als auch am Meßpunkt des durch diesen belasteten Organes. Ein Hinaufgehen des Zeigers auf etwa 88 und verhältnismäßig rasches Absinken auf 78 am linken unteren Weisheitszahn kann an den Meßpunkten des linken Herzens, vor allem aber an den Herzkranzgefäßen – dem Herzmuskel – das gleiche oder zumindest ähnliche Phänomen zeigen, wobei beim irritierten Organ der Zeigerabfall sehr viel weiter abfallen kann als am Kiefermeßpunkt.
2. Mit Hilfe der niederfrequenten Stromimpulse mit der gleichgerichteten positiven Stromzacke, auch Kippschwingungen genannt, bei geringster Stromintensität (Einstellung beim Diatherapuncteur zwischen 1 und 2, beim Dermatron zwischen 0,1 und 0,2) kann man die erhöhten Meßwerte am zugehörigen Kiefermeßpunkt des festgestellten Herdes auf 50 abbauen und damit den Zeigerabfall beseitigen. Der Zeiger stellt sich nur kurze Zeit auf den normalen Wert von 50. Gelingt dieses, so werden an dem, mit dem Herd zusammenhängenden, belasteten Organen ebenfalls deutlich niedere Werte gemessen, wenn zwischen Herd und Organ tatsächlich durch Streuung ein Zusammenhang besteht. Ein Zusammenhang ist dann gegeben, wenn nach Abbau des für das streuende Herdgeschehen zuständigen Kiefermeßpunktes auf 50 der Meßwert am betreffenden Organmeßpunkt sich mindestens um 10 Teilstriche senkt oder auch hier der Zeigerabfall verschwindet.
3. Schließlich läßt sich die „Streuung“ durch stärkere Palpation, Massage etc. der „Herdstelle“, aber auch durch Verabreichung eines kurzen Stromstoßes – wechselgerichteter Stromimpuls und Intensität auf 20 beim Diatherapuncteur-Gerät oder 3 beim Dermatron mit der Frequenz von 10 Hertz – wieder aktivieren und in Gang bringen.
   Sobald dieses geschehen ist, stellt sich wiederum sowohl am Herd als auch an dem von ihm beeinflußten Organ ein Zeigerhochstand und Zeigerabfall in gleicher Art und in gleichem Ausmaß wie vorher ein.
   Um den Zusammenhang zwischen einem Störfeld der Nasennebenhöhle und einem entfernten Organ oder eines Wirbelsäulenabschnittes oder bestimmten Rückenmarksabschnitten usw. festzustellen, kann man hier die Meßpunkte der Nasennebenhöhlen nicht analog den Kiefermeßpunkten direkt ab-

bauen, dieses würde zu lange Zeit benötigen. Hier muß der Umweg über die von *Voll* gefundenen Lymphgefäßpunkte beschritten werden.

Voll gibt dafür folgende Möglichkeiten an:

Stirnhöhle und Kieferhöhle können über den 14. Lymphgefäßmeßpunkt beeinflußt werden, die Siebbeinzellen und Keilbeinhöhlen über den 13. Lymphgefäßpunkt.
Nach Abbau des entsprechenden Lymphgefäßmeßpunktes auf 50 kann auch durch die positive Stromzacke mit geringster Intensität der gewünschte Nasennebenhöhlenmeßpunkt leicht auf 50 gesenkt werden. Danach muß der von der Nebenhöhle irritierte Organmeßpunkt sofort nachgemessen werden. Besteht ein echter Zusammenhang, so wird sich auch der Wert des Organmeßpunktes um mindestens 10 Teilstriche, wenn nicht mehr, oder durch Verschwinden des Zeigerabfalles gebessert haben.

Mehrere Herde

Für den Anfänger etwas schwieriger erscheint das Auffinden und Austesten mehrerer Herde, vor allem, wenn diese nicht nur im Bereiche des Kopfes gelegen sind.
Grundsätzlich sollte die Untersuchung nach dem anschließend wiedergegebenen Schema und in der dort angegebenen Reihenfolge durchgeführt werden. Die Meßergebnisse sollten – ohne sich irgendwie ablenken zu lassen – in die vorgesehenen Tabellen oder auch in der entsprechenden Reihenfolge in die Kartei eingetragen werden. Erst nach Abschluß der Gesamtuntersuchung und der Aufzeichnung der vollständigen Meßergebnisse wird dann die Auswertung vorgenommen.

Die Herde, ihre Rangordnung und die wahrscheinlichen Zusammenhänge, sowie die Wertigkeit einzelner Meßergebnisse kommen dann viel klarer und eindeutiger zum Vorschein und schließen eine Irreleitung oder Präjudizierung — die durch einzelne, isolierte Meßergebnisse herbeigeführt werden können — aus.
Bezüglich der Kopfherde und Störfelder, die möglich sind, wird — abweichend von ihrer Wichtigkeit — folgende Reihenfolge der Messung empfohlen:

Stirnhöhlen
Keilbeinhöhlen
Siebbeinzellen
Kieferhöhlen
Zähne, Hinweispunkt für Zahnherde ist der 2. Lymphgefäßpunkt
Tonsillen: Gaumenmandel, Tubenmandel, Zungenmandel, Rachenmandel und Kehlkopfmandel
Ohr: Mastoid bzw. Mittelohrraum

Diagnostik von Primärherd und Sekundärherd

Die Bestimmung der Wertigkeit einzelner Herde im Kopfbereich und die Frage, ob der eine als Primär- der andere als Sekundärherd anzusprechen ist, kann neben der Differenz im Zeigerausschlag sowie der Schnelligkeit und dem Ausmaß des Zeigerabfalles noch in folgender Art gefunden bzw. beantwortet werden:

1. Zunächst werden die Meßwerte des Akupunkturpunktes, der für den angenommenen „Primärherd" zuständig ist, auf normal 50 abgebaut. Verschwinden danach Zeigerausschlag und Zeigerabfall oder vermindert sich dieser zumindest an der zweiten Meßstelle mit Zeigerabfall, so ist der erste Meßpunkt als übergeordneter Primärherd anzusprechen.
   Findet man etwa das Phänomen des Zeigerabfalles im Wertbereich von 88—82, beginnend am seitlichen Kiefermeßpunkt für die Molaren im Oberkiefer und einen Entzündungswert von 90 am Meßpunkt der Kieferhöhle, so läßt sich die Differentialdiagnose, ob es sich nur um einen streuenden Zahnherd handelt, der auch auf die Kieferhöhle übergegriffen hat, oder ob es sich auch um eine selbständige Entzündung der Kieferhöhle handelt, dadurch absichern, daß die Werte am zugehörigen seitlichen Kiefermeßpunkt auf 50 ausgeglichen werden. Findet man anschließend auch an der Kieferhöhle und vor allem dem Hypothalamus der gleichen Seite Werte von 80 und darunter, so erscheint die Diagnose „alleiniger Zahnherd" als Ursache der Sinusitis maxillaris concomittans gerechtfertigt.
   Lassen sich die Hypothalamusmeßwerte aber erst nach anschließendem Ausgleich auch der Kieferhöhlenmeßwerte normalisieren, so ist auch die Kieferhöhle als selbständiges Störfeld anzusprechen.
2. Ist der streuende Herd — etwa ein Zahn — durch den Ausgleich seiner Meßwerte und die daran anschließende Normalisierung der Hypothalamusmeßwerte gefunden worden, so kann die Verifizierung dieser Diagnose dadurch erreicht werden, daß durch einen kurzen Stromstoß mit Hilfe des Gerätes der streuende Herd wieder aktiviert wird. Es tritt dann beim Meßpunkt des erkrankten Organes als auch beim „streuenden Herd" (Zahn) wiederum das Phänomen des Zeigerabfalles ein, und die Werte des Hypothalamus auf der gleichen Seite sind dann ebenfalls erhöht.
   Diese Meßwertänderungen treten bei gesunden Organen und Zähnen auch nach Reizung mittels eines Stromstoßes nicht auf.
   Hohe Werte (82—90) etwa an den Zahnmeßpunkten ohne Zeigerabfall geben Veranlassung, an seröse bzw. allergische Entzündungen der Gingiva zu denken. Fremdkörper wie Plomben, Metallarbeiten können durch Strombildung Ursache solch hoher Werte an den Meßpunkten der Zähne sein.
   Streuende Herde oder Störfelder können aber — wie schon erwähnt — auch eine ganze Reihe von Veränderungen oder Erkrankungen von Organen sein. Es sind nicht immer die oder nur die Zähne, die als Störfeld angesprochen werden müssen.
   Störfelder können auch die Tonsillen, der Mittelohrraum, der Darmdivertikel,

die Adnexe, der Blinddarm aber auch Narben der Haut und peritoneale Verwachsungen sein.

Diagnostik des Zusammenhanges von Herd- und Organerkrankungen

Findet sich daher ein Zeigerabfall etwa an den Tonsillen und ein Zeigerhochstand an den Meßpunkten der Galle, so gilt es hier die Frage zu klären, ob und welcher Zusammenhang zwischen den beiden Organen besteht. Hier werden nun zunächst die Tonsillenwerte normalisiert. Stellen sich danach auch an den Gallenmeßpunkten normale Werte ein oder bewegen sich diese um 10 Teilstriche oder mehr in Richtung des Normalwertes 50, so kann mit Sicherheit ein direkter Zusammenhang zwischen dem Störfeld (Tonsillen) und dem irritierten Organ (Gallenblase) angenommen werden.
Dabei lasse man sich von der Tatsache, daß die Tonsillen schon entfernt wurden, nicht irreführen.
Meistens wird die Tonsillektomie erst nach Jahren durchgeführt, in denen der Patient immer wieder seine „Angina, Grippe" oder unter welchem Namen immer Tonsillitiden laufen mögen, gehabt hat. Das die Tonsillen umgebende Bindegewebe ist dann schon von soviel Narben durchzogen und einer solchen Menge von Erregern verseucht, daß eine einwandfreie und reine, sterile Ausschälung der Tonsillen selbst kaum noch möglich ist.
Die zurückbleibenden alten und neuen Narben können dann zum Störfeld werden, das – wenn es streut – auch bei nicht mehr vorhandenen Tonsillen tätig sein und den bekannten Zeigerabfall verursachen kann.

Zur Technik der Punktfindung und Messung

Nach *Voll* gibt es drei verschiedene Techniken zur Punktfindung und Messung:

1. Vertikale Technik
2. Tangentiale Technik
3. Strichtechnik

Zu 1.

Bei der vertikalen Technik wird die leicht angefeuchtete aktive Punktelektrode senkrecht oder leicht schräg zur Hautoberfläche an den Akupunkturpunkt angedrückt. Diese sogenannte vertikale Technik kommt bei den meisten Punkten zur Anwendung.

Zu 2.

Die tangentiale Technik wird bei der Messung des Hypothalamus und an den End- bzw. Anfangsmeridianpunkten in Nagelbetthöhe an den Fingern verwendet. Am Hypothalamus darum, um nicht mit dem energetisch angereicherten Ohr in Berührung zu kommen und damit die Meßwerte zu verändern, an den Meßpunkten der Finger, um nicht so leicht in der Nähe des Nagelbettes abzurutschen, was dem Patienten Schmerzen verursacht.

Bei tangentialer Technik findet man an den hier angegebenen Stellen den Akupunkturpunkt leichter. Diese tangentiale Technik kann an den Zehen wegen gleichzeitiger Berührung der benachbarten Zehen nicht angewendet werden.

Zu 3.

Die Strichtechnik wird überall dort benutzt, wo der Akupunkturpunkt in einer Hautfalte, über dem Rande eines Muskels oder über einer Knochenkante bzw. Sutur liegt.

Dies trifft bei den folgenden Meßpunkten zu:

1. Kiefermeßpunkte
2. Kieferhöhle
3. Siebbeinzellen
4. Keilbeinhöhlen
5. Zungenmandeln
6. Thalamus opticus
7. Glandula sublingualis
8. Kehlkopfmandel
9. Hypophyse
10. Vagus
11. 13. und 14. Lymphgefäßpunkt
12. Wirbelsäule
13. Knochensystem
14. Zwerchfell
15. Nebenniere
16. Kreuzdarmbeingelenk
17. 36. Blasen-Meridianpunkt = 1. Punkt des 2. Blasen-Meridianastes
18. Oesophagus
19. Nerven der oberen Extremitäten
20. Arterien obere Extremität
21. Hintere Harnröhre
22. Samenhügel – Parametrien
23. Samenblase – Pars interstitialis tubae uterinae
24. Samenstrang – Ampulla tubae
25. Nebenhoden – Ostium abdominalis tubae uterinae
26. Arterien und Lymphgefäße – untere Extremität
27. Diaphragma pelvis
28. Diaphragma urogenitale
29. Lymphgefäße untere Extremität
30. Articulatio talocruralis

Bei wiederholter Messung empfiehlt es sich, den Meßdruck zu reduzieren, weil der Kontakt mit dem Akupunkturpunkt bereits bei der ersten Messung hergestellt wurde, damit nicht durch einen zu starken Druck ein zusätzlicher mechanischer Reiz gesetzt wird, der geringe Änderungen im Meßergebnis erzeugen kann.

Diese Verminderung des Andruckes ist auch bei gut leitender Haut (feuchte Haut) und Kleinkindern zu empfehlen.
Die nachfolgende Tabelle soll nochmals vor Augen führen, welche Diagnosemöglichkeiten der Elektroakupunktur offenstehen und welche Rückschlüsse aus den verschiedenen Zeigerausschlägen bzw. der Größe des Zeigerabfalles geschlossen werden können.

Zusammenfassung und Auswertung der Meßwerte und des Zeigerabfalles

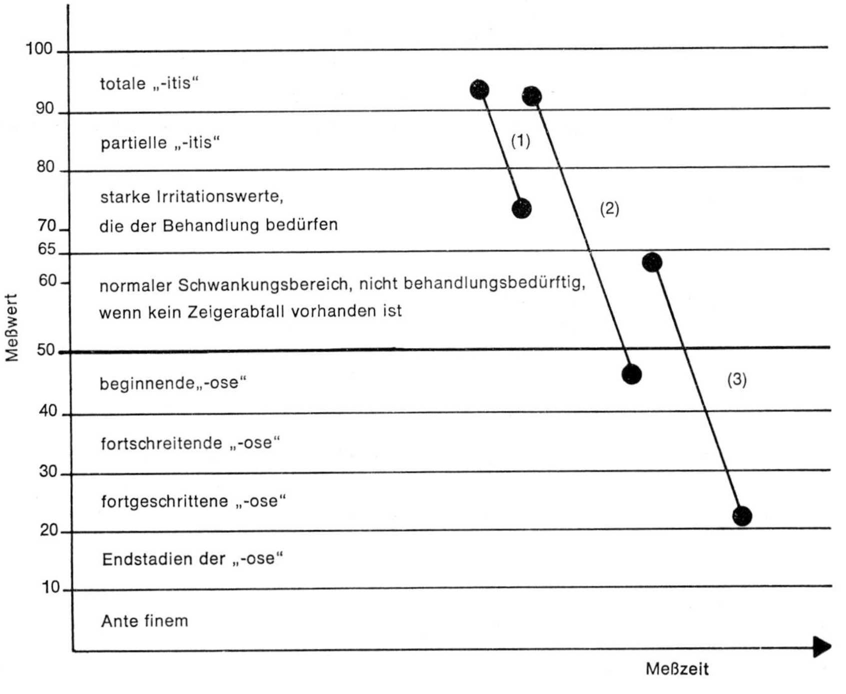

1. „-itis“ – durch Therapie reparabel
2. „-ose“ – mit überlagerter „-itis“ noch reparabel
3. „-ose“ – als bedrohlicher Zustand, wenn der Zeigerabfall unter 30 endet.

(Nach Werner und Voll: Elektroakupunkturfibel, ML Verlag, 1975)

Tab. II

Die Grunduntersuchung mit der Elektroakupunktur

Um eine einwandfreie Gesamtdiagnose stellen zu können, ist es notwendig, – nach der Erfüllung der weiter oben beschriebenen Vorbedingungen von seiten

der Umgebung, des Untersuchers und vor allem des Patienten – bei der Durchtestung nach einem bestimmten Schema vorzugehen.
Eine Umstellung bei der Eintragung der Meßergebnisse nach der von der Int. Ges. f. Elektroakupunktur nach *Voll* vorgeschlagenen Kartei – die am Schluß dieses Buches noch besprochen wird – ist dann für den Geübten keine Belastung mehr.
In der folgenden Aufzählung sind allerdings nur die wichtigsten Hauptmeßpunkte der Elektroakupunktur nach *Voll* angegeben.
Im Verlaufe dieser Aufzählungen werden hier genannt:

1. die fortlaufende Nummer des besprochenen Punktes,
2. die Bezeichnung des Organes, auf welches sich der Punkt bezieht,
3. ob rechts und links oder nur in der Einzahl vorhanden,
4. die Nummer und Bezeichnung des Akupunkturpunktes bzw. des Elektroakupunkturpunktes.

Zeichenerklärung:

Al = Allergiepunkte
Bi = Bindegewebige Degeneration
Bl = Blasenmeridianmeßpunkte
Deg = Parenchymatöse epitheliale Degeneration
Di = Dickdarm
Dü = Dünndarm
EAV = Elektroakupunkturpunkt (kein klassischer Akupunkturpunkt) von Voll gefunden
3 E = Dreifacherwärmer — Endokrines System
F = Fettige Degeneration
Gbl = Gallenblase
Ge = Gelenk- bzw. artikuläre Degeneration
GG = Gouverneur-Gefäß
Hau = Haut
He = Herz
KG = Konzeptions-Gefäß
KMP = Kontrollmeßpunkt
Kr = Kreislauf
Le = Leber
Lu = Lunge
Ly = Lymphgefäß (von Voll gefundenes Gefäß)
Ma = Magen
Ne = Nervale bzw. graue Degeneration
Ni = Niere
P = Peritoneum (von Voll angegeben)
Pa/Mi = Pankreas/Milz
SMP = Summationsmeßpunkt
p-SMP = partieller Summationsmeßpunkt

Die Reihenfolge der einzelnen Messungen sowie die genaue Eintragung der Ergebnisse in eine Tabelle – ohne dabei zunächst Zwischendiagnosen zu stellen – geschieht in folgender Weise:

A. Grundableitungen (siehe Abb. 16)

1. Hand-Hand	HH =	rechte Hand + (Pluspol) linke Hand – (Minuspol)
2. Hand-Fuß-links	HFL =	linke Hand + (Pluspol) linker Fuß – (Minuspol)
3. Hand-Fuß-rechts	HFR =	rechte Hand + (Pluspol) rechter Fuß – (Minuspol)
4. Fuß-Fuß	FF =	rechter Fuß + (Pluspol) linker Fuß – (Minuspol)

B. Organe

7 Meßpunkte am Kopf (siehe Abb. 20):

Nr.	Organ	Seite	Meßpunkt	Bemerkung
5	Hypothalamus	r + l	20. 3. E	
6	Thalamus	r + l	4. Gbl	
7	Schlafzentrum im Diencephalon	r + l	16. Gbl	
8	Mesencephalon	r + l	9. Gbl	
9	Äußerer Gehörgang	r + l	19. Dü	
10	Mittelohr-Paukenhöhle	r + l	17. 3. E	
11	Innenohr	r + l	18. 3. E	
12	Hirnhäute – Meningen	r + l	19. 3. E	
13	Hypophysenhinterlappen (Neurohypophyse)	r + l	12. Gbl	
14	Zentrum für Schlaf- und Wachrhythmus im Mesencephalon	r + l	11. Gbl	
15	Epiphyse	r + l	8. Bl	
16	Brücke – Pons	r + l	9. Bl	
17	Verlängertes Mark Medulla oblongata	r + l	10. Bl	
18	Vierhügelplatte – Lamina tecti	–*	17. GG	
18a	Kleinhirn – Cerebellum	–*	19. GG	

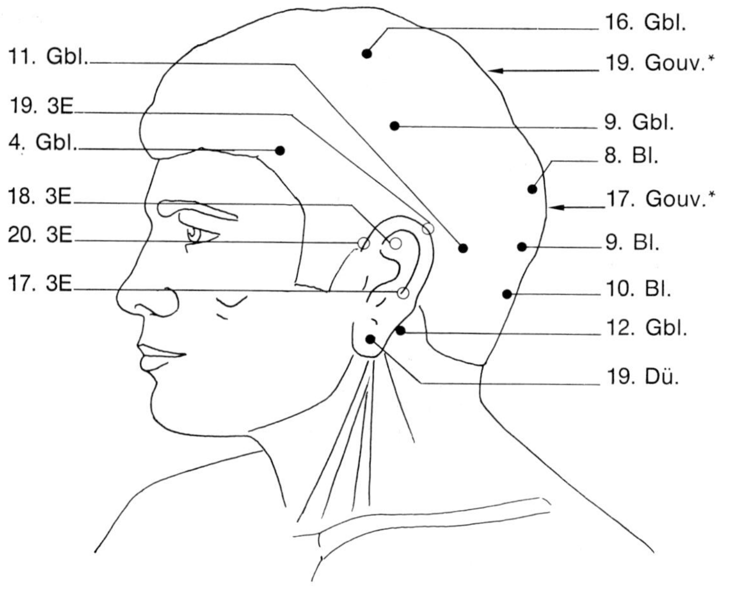

Abb. 20: Meßpunkte am Kopf

* Der Punkt liegt auf der hinteren Mittellinie.

b) Meßpunkte im Gesichtsbereich (siehe Abb. 21 und Abb. 19 auf Seite 79):

Nr.	Organ	Seite	Meßpunkt	Bemerkung
19	Nasenhaupthöhle (Dach)	—***	23a* GG	EAV
20	Stirnhöhle	r + l	2. Bl	
21	Auge — vorderer Abschnitt	r + l	21. 3 E	
22	Auge — hinterer Abschnitt (Augenhintergrund)	r + l	1. Gbl	
23	Keilbeinhöhle (kein klassischer Akupunkturpunkt)	r + l	—**	EAV
24	Siebbeinzellen	r + l	20. Di	
25	Kieferhöhle	r + l	5. Ma	
26	Nasenhöhle — lateraler Anteil mit Nasenmuschel	r + l	19. Di	
27	Nasenhöhle — medialer Anteil (kein klassischer Akupunkturpunkt)	r + l	—**	EAV
28	Kiefer oben Mitte 4 + 1 1 + 4	—***	25. GG	
29	Kiefer unten Mitte 4 — 1 1 — 4	—***	24. KG	

Nr.	Organ	Seite	Meßpunkt	Bemerkung
30	Kiefer oben – seitlich Zähne 8–5+ und +5–8	r + l	7. Ma	
31	Kiefer unten – seitlich Zähne 8–5– und –5–8	r + l	8. Ma	
32	Oberes Kiefergelenk	r + l	23. 3 E	
33	Unteres Kiefergelenk	r + l	2. Ma	
34	Zungentonsille (kein klassischer Akupunkturpunkt)	r + l	3a* Ma	EAV
35	Glandula submandibularis (kein klassischer Akupunkturpunkt)	r + l	8a* Ma	EAV

* Alle mit a b c bezeichneten Punkte sind von der EAV gefundene zusätzliche Punkte auf dem Meridian.

** Der Punkt liegt auf einem Sekundärgefäß.

*** Der Punkt liegt auf der vorderen Mittellinie.

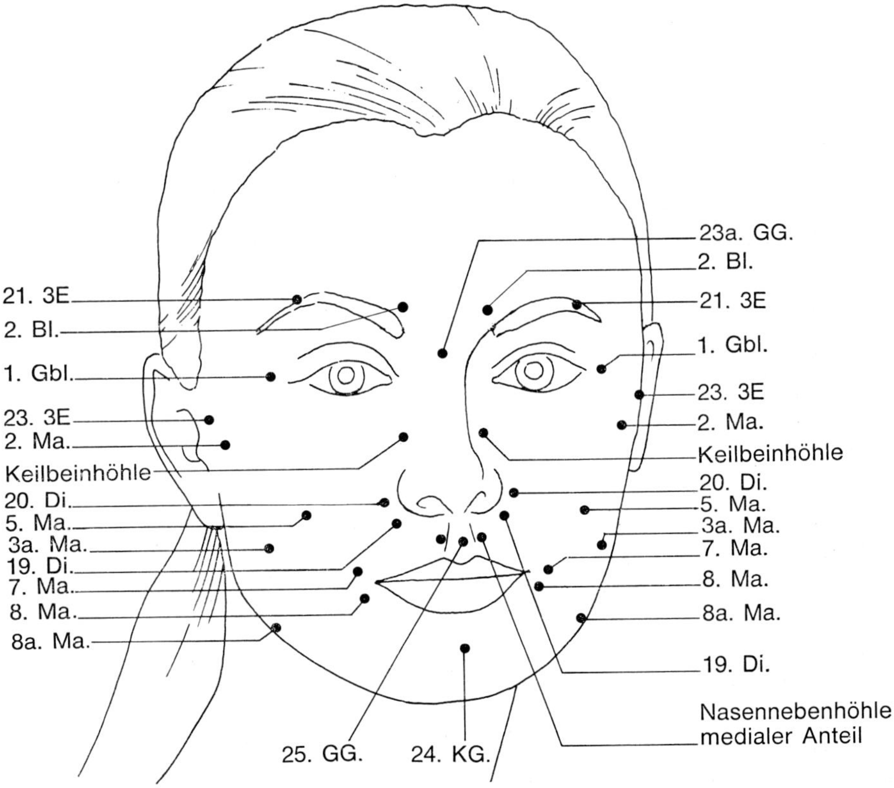

Abb. 21: Meßpunkte im Gesichtsbereich (siehe auch Abb. 19 auf Seite 79)

c) Meßpunkte der Hals- und Nackenregion (siehe Abb. 21, 22, 22a und 22b):

Nr.	Organ	Seite	Meßpunkt	Bemerkung
36	Rachenmandel	–***	23c* KG	EAV
37	Glandula sublingualis	–***	23b* KG	EAV
38	Zunge	–***	23a* KG	EAV
39	Kehlkopf	–***	21. KG	
40	Gaumenmandel	r + l	8b* Ma	EAV
41	Tubenmandel (Trigonum caroticum)	r + l	18. Di	
42	Kehlkopfmandel	r + l	17. Di	
43	Ohrspeicheldrüse – Parotis	r + l	3. Ma	

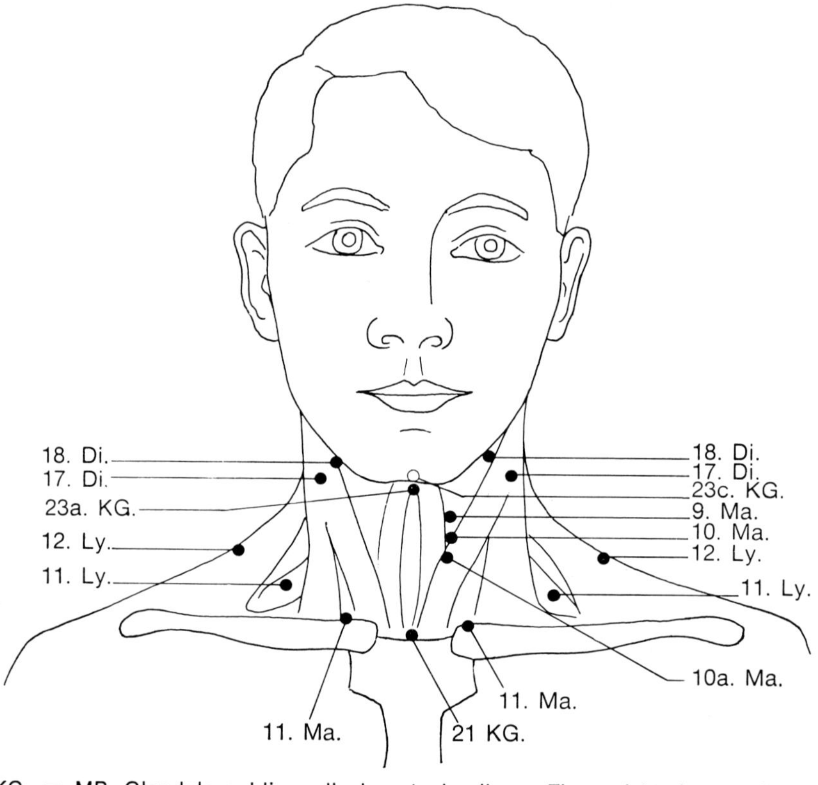

23b. KG. = MP. Glandula sublingualis konnte in dieser Figur nicht dargestellt werden (siehe Abb. 60 auf Seite 151)

Abb. 22: Meßpunkte der vorderen Halsregion

Meßpunkt Glandula sublingualis ist verdeckt vom Kinn. Meßpunkt Rachenmandel liegt auf der Rückseite des Kinns. Dieser Punkt ist deswegen punktiert.

Nr.	Organ	Seite	Meßpunkt	Bemerkung
44	Nebenschilddrüse – Parathyreoidea	r + l	9. Ma	
45	Schilddrüse – Thyreoidea	r + l	10. Ma	
46	Summationsmeßpunkt Vagus*	r + l	10a Ma	EAV
47	Thymus	r + l	11. Ma	
48	Lymphgefäßpunkt 11 (von *Voll* gefunden)	r + l	11. Ly	EAV
49	Lymphgefäßpunkt 12 (von *Voll* gefunden)	r + l	12. Ly	EAV
50	Lymphgefäßpunkt 13 (von *Voll* gefunden)	r + l	13. Ly	EAV
51	Lymphgefäßpunkt 14 (von *Voll* gefunden)	r + l	14. Ly	EAV
52	Hirnanhangdrüse – Hypophysenvorderlappen (Adenohypophyse)	r + l	15. Dü 21. Gbl 16. 3 E	
52a	Hirnanhangsdrüse – Hypophysenzwischenlappen	r + l	20a Gbl	EAV
53	Summationsmeßpunkt Rückenmark	–**	13. GG	
54	Summationsmeßpunkt Sympathicus	r + l	20. Gbl	

* Der Punkt liegt auf der vorderen Mittellinie.
** Der Punkt liegt auf der hinteren Mittellinie.

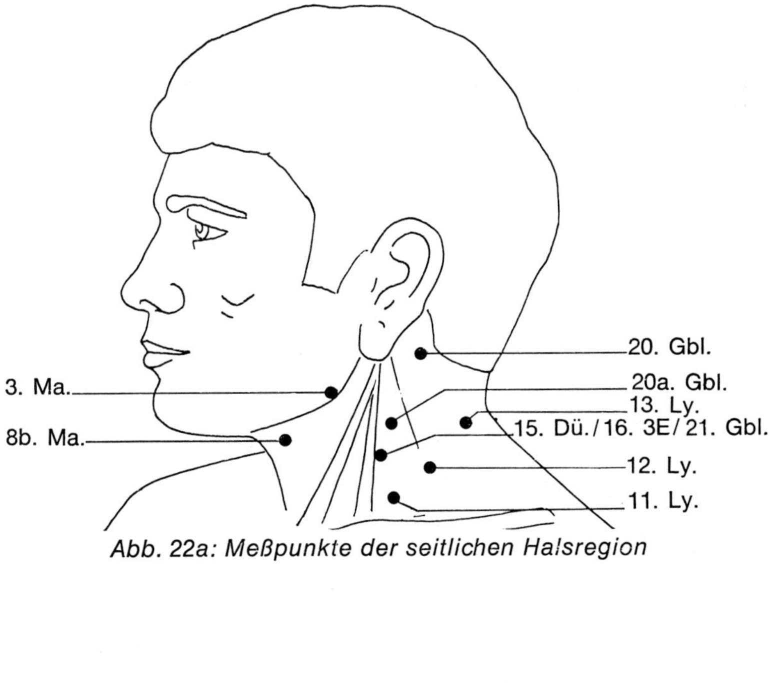

Abb. 22a: Meßpunkte der seitlichen Halsregion

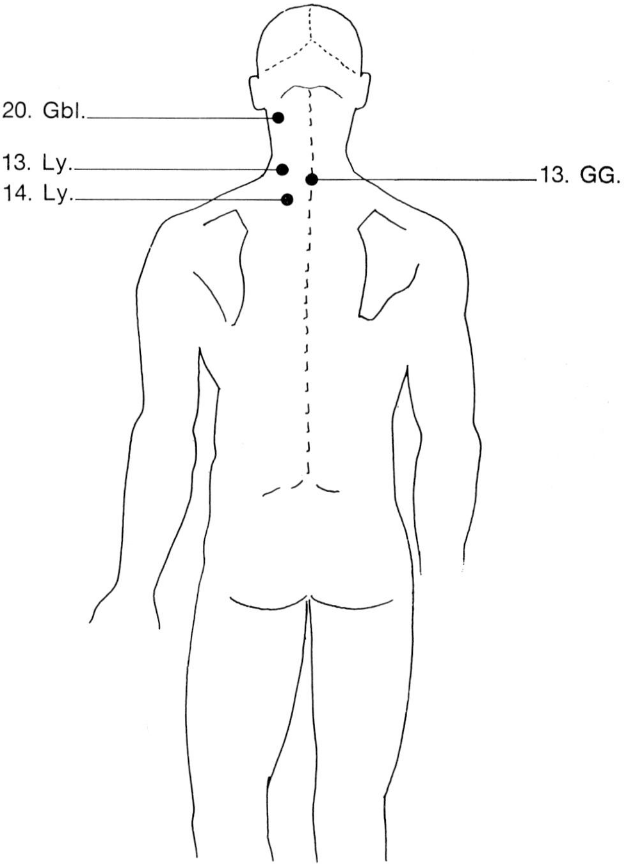

Abb. 22b: Meßpunkte der Nackenregion

* Unter Summationsmeßpunkt in der EAV versteht man nach *Voll* einen Meßpunkt auf einem Meridian, der über die Gesamtfunktion eines Gewebssystems Aussagen macht. Bei Zeigerabfall an diesem Punkt ist in einem Teil des Gewebssystems eine Störung vorhanden. Für die Summationsmeßpunkte stehen verschiedene Einzelmeßpunkte für Abschnitte dieses Systems zur Verfügung, so für die Teilabschnitte der Wirbelsäule, für die einzelnen großen Gelenke, für arterielle und venöse Teilabschnitte.
Außer den Summationsmeßpunkten für Teilfunktionen des endokrinen Systems hat jede endokrine Drüse ihren eigenen Meßpunkt, die Hypophyse sogar drei.
Bei den Summationsmeßpunkten für Teilfunktionen des urogenitalen Systems sind zwei, drei oder vier Organe zusammengefaßt, für die jeweils eigene Meßpunkte zur Verfügung stehen.

d) Meßpunkte an der Hand, dem Unter- und Oberarm (siehe Abb. 23, 23a, 23b und 23c auf Seite 99 und 100):

Nr.	Organ	Seite	Meßpunkt	Bemerkung
55	Lymphgefäßmeßpunkt (von Voll gefunden)	r + l		EAV
	a) Gaumenmandel – Tonsilla palatina – Vasa lymphatici	r + l	1. Ly	
	b) Tubenmandel — Tonsilla tubaria — Vasa lymphatici	r + l	1a Ly	
	c) Hinweispunkt für Zahnherde — Vasa lymphatici — der Kiefer	r + l	2. Ly	
	d) Hinweispunkt für Funktionsstörung der Nasennebenhöhle, Stirnhöhle, Kieferhöhle, Keilbeinhöhle, Siebbeinzellen: Sinus frontalis, maxillaris, sphenoidalis et Cellulae ethmoidalis = SMP. Lymphabfluß Nasennebenhöhle	r + l	3. Ly	
	e) Vasa lymphatici, Nodi lymphatici pulmonales et pleurae sowie Nodi lymphatici tracheobronchopulmonales et mediastinales = SMP. Lymphdrüsen der Lunge	r + l	4. Ly	
	f) Vasa lymphatici cordis et pericardii	r + l	5. Ly	
	g) Vasa lymphatici extremitatis superioris	r + l	6. Ly	
56	Lunge – Pulmo			
	a) Lungenparenchym – Alveolen – Kapillargefäßnetz	r + l	11. Lu	
	b) Lungenbronchiolen	r + l	10b Lu	
	c) Lunge – Rippenfell – Pleura	r + l	10a Lu	
	d) Lungenbronchien	r + l	10. Lu	
	e) Lunge – Trachea	r + l	9. Lu	
57	Dickdarm			
	a) Colon transversum – pars dextra	rechts	1. Di	
	aa) Colon sigmoideum	links	1. Di	
	b) Colon – Peritoneum	r + l	1a Di	

Nr.	Organ	Seite	Meßpunkt	Bemerkung
	c) Colon – Flexura coli dextra	rechts	2. Di	
	cc) Colon descendens	links	2. Di	
	d) Colon ascendens	rechts	3. Di	
	dd) Colon – Flexura coli sinistra	links	3. Di	
	e) Coecum	rechts	4. Di	
	ee) Colon transversum Pars sinistra	links	4. Di	
	f) Appendix und Nodi lymphatici ileo-coecales	rechts	4a Di	
	g) Mesenteriallymphknoten	links	4a Di	
58	Nervale Degeneration	r + l		EAV
	a) Nervendegeneration für Lumbal- und Sakralmark	r + l	1. Ne	
	b) Kontrollmeßpunkt für das gesamte periphere und zentrale Nervensystem	r + l	1a Ne	
	c) Gehirn- und Rückenmarkshüllen	r + l	1b Ne	
	d) Nervendegeneration für Zervikal- und Thorakalmark	r + l	2. Ne	
	e) Nervendegeneration für Stammhirn und Großhirn	r + l	3. Ne	
59	Kreislauf	r + l		
	a) Summationsmeßpunkt Arterien	r + l	9. Kr	
	b) Cisterna chyli	r + l	8b* Kr	
	c) Ductus thoracicus	links	8a* Kr	
	d) Summationsmeßpunkt Venen	r + l	8. Kr	
	e) Koronararterien	r + l	7. Kr	
60	Allergie	r + l		EAV
	a) im Bereich Abdomen, Becken und untere Extremitäten z. B. Hautallergene, intestinale Allergene und urologische Allergene	r + l	1. Al	
	b) Summationsmeßpunkt Gefäßsklerose	r + l	1c Al	EAV

Nr.	Organ	Seite	Meßpunkt	Bemerkung
	c) im Bereich Thorax, Nacken, Hals und obere Extremitäten (Staub-Dampf-Allergene)	r + l	2. Al	
	d) im Bereich Schädel-, Gesicht-, Haut- und Haarallergene, Mundhöhlen- und Nasennebenhöhlenallergene	r + l	3. Al	
61	Parenchymatöse und epitheliale Degeneration (keine klassischen Akupunkturpunkte)	r + l		EAV
	a) Bauch- und Beckenorgane	r + l	1. MP Deg.	
	b) Kontrollmeßpunkt für das Organdegenerationsgeschehen im Körper allgemein	r + l	1a MP Deg.	
	c) Meßpunkt für das Degenerationsgeschehen im Peritoneum	r + l	1b MP Deg.	
	d) Meßpunkt für das Degenerationsgeschehen in der Pleura	r + l	1c MP Deg.	
	e) Degenerationsgeschehen für die Organe im Brustkorb und Hals	r + l	2. MP Deg.	
	f) Degenerationsgeschehen für Organe im Kopfbereich	r + l	3. MP Deg.	
62	Dreifacherwärmer (Endokrines System)	r + l		
	a) Summationsmeßpunkt für Keimdrüse und Nebenniere	r + l	1. 3 E	EAV
	b) Innere Sekretion des Pankreas	r + l	1a 3. E	
	c) Summationsmeßpunkt von Schilddrüse, Nebenschilddrüse und Thymus	r + l	2. 3. E	
	d) Summationsmeßpunkt von Hypophyse und Epiphyse	r + l	3. 3. E	
63	Herz	r + l		
	a) Pulmonalklappe	rechts	9. He	
	aa) Aortenklappe	links	9. He	

Nr.	Organ	Seite	Meßpunkt	Bemerkung
	b) Herzbeutel rechts bzw. links	r + l	8a He	EAV
	c) Mitralklappe	links	8. He	
	cc) Trikuspidalklappe	rechts	8. He	
	d) Reizleitungssystem rechts bzw. links	r + l	7. He	
	e) Herzmuskel rechts bzw. links		6. He	
	Herzkranzgefäße	r + l	7. Kr	
64	Dünndarm	r + l		
	a) Krummdarm – terminales Ende	rechts	1. Dü	
	aa) Krummdarm	links	1. Dü	
	b) Meßpunkt Bauchfell	r + l	1a Dü	EAV
	c) Zwölffingerdarm – unterer horizontaler Teil	rechts	2. Dü	
	cc) Leerdarm	links	2. Dü	
	d) Zwölffingerdarm – absteigender Teil	rechts	3. Dü	
	dd) Biegung zwischen dem Zwölffingerdarm und dem Leerdarm	links	3. Dü	
	e) Zwölffingerdarm – oberer horizontaler Teil	rechts	4. Dü	
	ee) Zwölffingerdarm – absteigender Teil	links	4. Dü	
65	Summationsmeßpunkt Armvenen	r + l	8. Lu	
66	Summationsmeßpunkt Armarterien	r + l	7. Lu	
67	Summationsmeßpunkt der Nerven der oberen Extremitäten	r + l	7. Dü	
68	Ellenbogengelenk – Articulatio cubiti	r + l	8. Dü 11. Di 3. Kr	
69	Summationsmeßpunkt Armmuskulatur	r + l	9. Dü	
70	Schultergelenk – Articulatio humeri	r + l	10. Dü 15. Di 2. Kr	
71	Articulatio acromioclavicularis	r + l	14. 3. E	

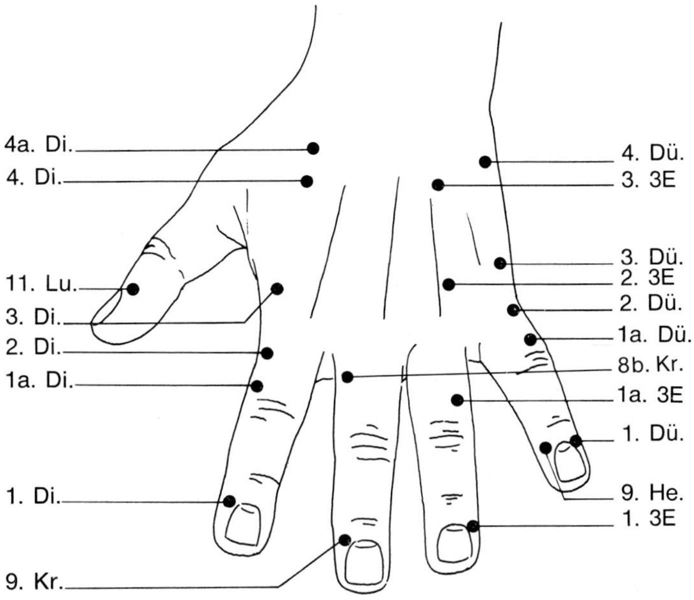

Abb. 23: Meßpunkte der linken dorsalen Hand

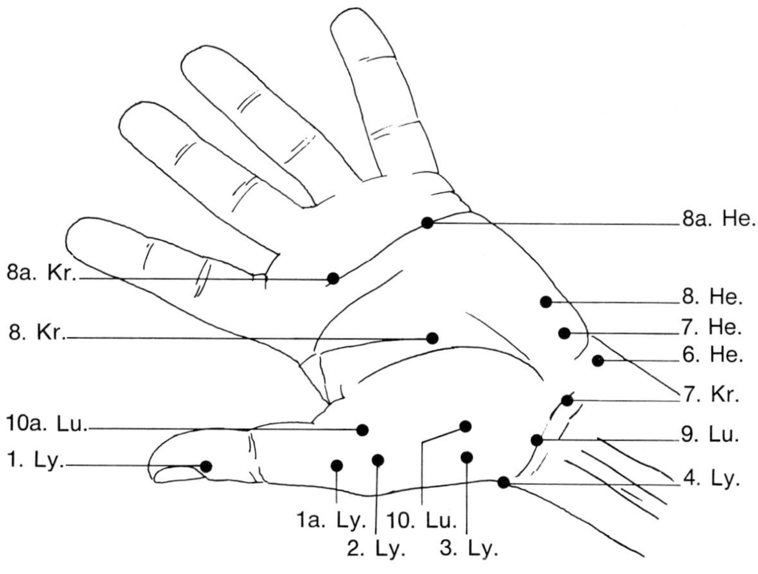

Abb. 23a: Meßpunkte an der linken volaren Hand

MP 8a Kreislauf = Ductus thoracicus nur links. Das Lymphgefäß verläuft im Übergangsgebiet von der dorsalen und volaren Hand auf der radialen Seite.

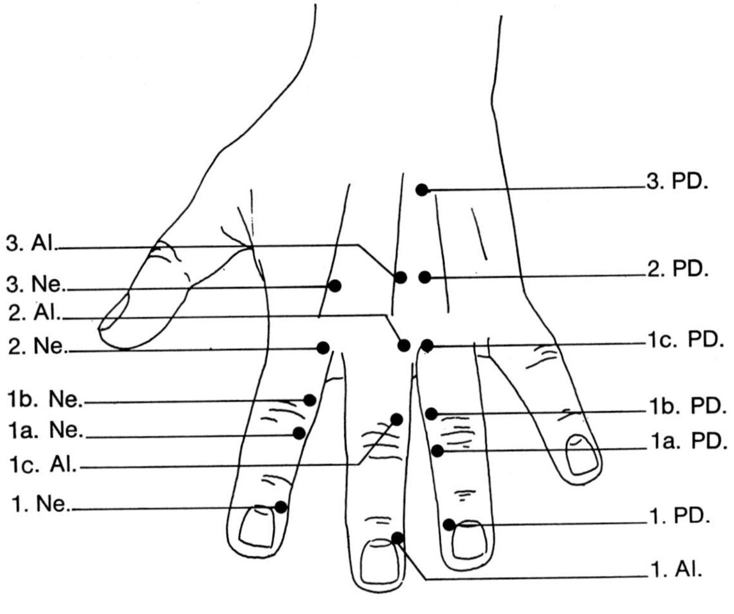

Abb. 23b: Degenerationsmeßpunkte auf linkem Handrücken

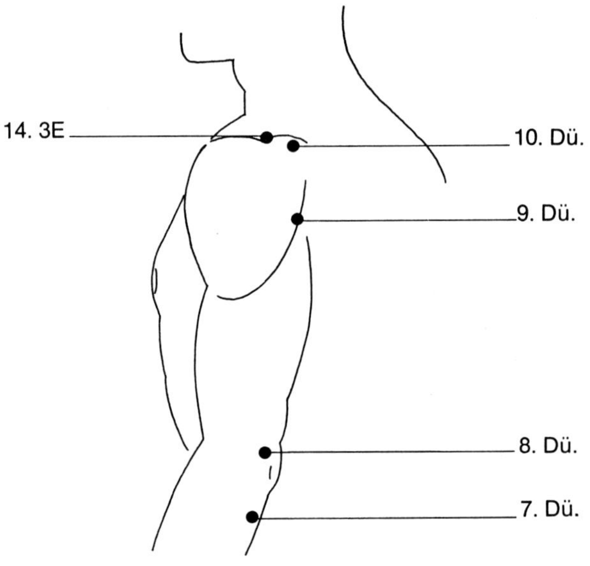

Abb. 23c: Meßpunkte an Schulter, Oberarm und Ellenbogengelenk

e) Meßpunkte an Fuß, Unter- und Oberschenkel (siehe Abb. 24, 24a, 24b u. 25):

Nr.	Organ	Seite	Meßpunkt	Bemerkung
72	Pankreas	rechts		
	a) Pankreas Leistung der Eiweißfermentbildung – Eiweißstoffwechsel Protease	rechts	1. Pa/Mi	
	b) Bauchfell – Pankreasgegend	rechts	1a Pa/Mi	EAV
	c) Nukleasenfermentbildung und Nukleoproteinstoffwechsel	rechts	2. Pa/Mi	
	d) Kohlehydratstoffwechsel und Kohlehydratfermentbildung – Insulin – Amylasen und Maltasen	rechts	3. Pa/Mi	
	e) Fettfermentbildung und Fettstoffwechsel – Esterasen und Lipasen	rechts	4. Pa/Mi	
73	Milz	links		
	a) Milz – weiße Pulpa der Lymphdrüsen Hals und Thorax	links	1. Pa/Mi	
	c) Milz – weiße Pulpa der Lymphdrüsen Abdomen und kleine Becken.	links	2. Pa/Mi	
	d) Milz – rote Pulpa	links	3. Pa/Mi	
	e) Milz – Retikulum	links	4. Pa/Mi	
74	Leber	r + l		
	a) Zentralvenensystem	r + l	1. Le	
	b) Bauchfell – Lebergegend	r + l	1a Le	EAV
	c) Leberläppchensystem	r + l	2. Le	
	d) Ductuli interlobulares	r + l	2a Le	EAV
	e) Perivaskuläres System	r + l	3. Le	
75	Gelenke	r + l		
	a) Degeneration für Gelenke der unteren Extremitäten und des Beckengürtels	r + l	1. Ge	
	b) Kontrollpunkt für alle Gelenke einschließlich der Wirbelsäule	r + l	1a Ge	EAV

Nr.	Organ	Seite	Meßpunkt	Bemerkung
c)	Degeneration für Gelenke des Schultergürtels und des Armes	r + l	2. Ge	
d)	Gelenkdegeneration für Atlas-Axisgelenk und Kiefergelenk	r + l	3. Ge	
76	Magen	r + l		
a)	Magenausgang – Pförtner	rechts	45. Ma	
aa)	Magenkörper – linker Anteil	links	45. Ma	
b)	Bauchfell in der Magengegend	r + l	44a Ma	EAV
c)	Vorhof des Magenpförtners	rechts	44. Ma	
cc)	Magengewölbe	links	44. Ma	
d)	Magenstraße – rechter bzw. linker Anteil	r + l	43a Ma	EAV
e)	Magenkörper	rechts	43. Ma	
ee)	Magenmund	links	43. Ma	
f)	Speiseröhre unterer Anteil	r + l	42a Ma	EAV
g)	Speiseröhre – oberer Anteil	r + l	42. Ma	
77	Bindegewebige Degeneration	r + l		
a)	Bindegewebige Degeneration von Organen im Bauchraum und im kleinen Becken	r + l	1. Bi	
b)	Kontrollmeßpunkt für bindegewebige Degeneration im gesamten Körper	r + l	1a Bi	EAV
c)	Kontrollmeßpunkt für bindegewebige Degeneration der Schleimhäute	r + l	1b Bi	EAV
d)	Bindegewebige Degeneration von Organen im Brustraum und dem Hals	r + l	2. Bi	
e)	Bindegewebige Degeneration von Organen im Kopf	r + l	3. Bi	

Nr.	Organ	Seite	Meßpunkt	Bemerkung
78	Haut			
	a) Haut im unteren Körperabschnitt einschließlich untere Extremität	r + l	1. Hau	EAV
	b) Hautnarben	r + l	1a Hau	EAV
	c) Haut im oberen Körperabschnitt einschließlich obere Extremität	r + l	2. Hau	EAV
	d) Haut im Kopfbereich	r + l	3. Hau	EAV
79	Fettige Degeneration	r + l		EAV
	a) Fettige Degeneration von Organen im Bauchraum (Fettleber – Lipoidnephrose – Lipomatose des Pankreas)	r + l	1. F	
	b) Kontrollmeßpunkt für fettige			

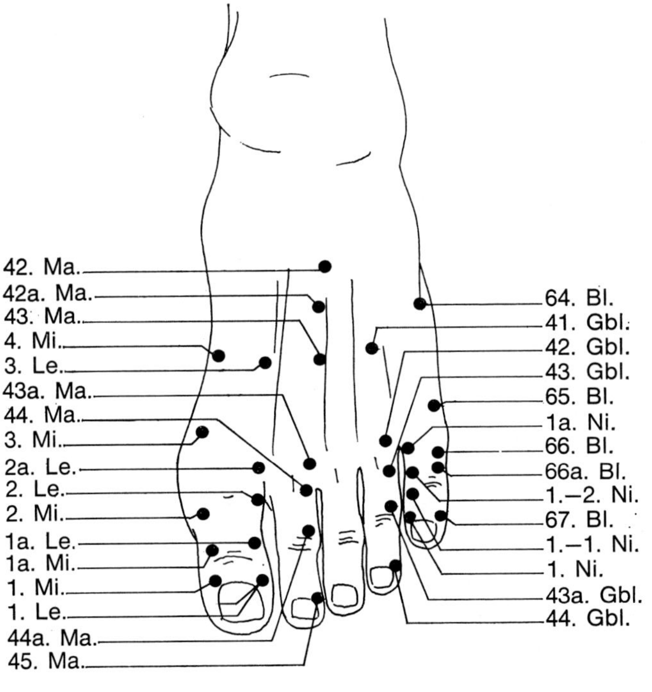

Abb. 24: Organmeßpunkte auf dem Fußrücken

Nr.	Organ	Seite	Meßpunkt	Bemerkung
	Degeneration im ganzen Körper	r + l	1a F	EAV
	c) Fettige Degeneration von Organen und Gefäßen im Brustraum (Fettherz – Herzkranzgefäße, Arterien)	r + l	2. F	
	d) Fettige Degeneration von Organen und Gefäßen im Kopfbereich (Zerebral-sklerose, Gehirnerweichung)	r + l	3. F	
80	Gallenblase	r + l		
	a) Ductus choledochus	rechts	44. Gbl	
	aa) Ductus hepaticus communis	links	44. Gbl	
	b) Bauchfell in der Gallenblasengegend	rechts	43a* Gbl	EAV sog. P-Punkt
	c) Ductus cysticus	rechts	43. Gbl	
	cc) Ductus hepaticus dexter	links	43. Gbl	
	d) Gallenblase	rechts	42. Gbl	
	dd) Ductus hepaticus sinister	links	42. Gbl	
	e) Ductuli biliferi im rechten Leberlappen	rechts	41. Gbl	
	ee) Ductuli biliferi im linken Leberlappen	links	41. Gbl	
81	Niere	r + l		
	a) Nierenbecken	r + l	1. Ni	EAV
	b) Kontrollmeßpunkt Niere-Harnleiter	r + l	1.1* Ni	EAV
	c) Peritoneum im Nierenbereich	r + l	1.2* Ni	EAV sog. P-Punkt
	d) Harnleiter im Bauchbereich	r + l	1a* Ni	EAV
	e) Pyelorenale Markzone mit Kelchen	r + l	2. Ni	EAV
	f) Markzone – Tubuli recti	r + l	2a* Ni	
	g) Glomeruli und Tubuli contorti	r + l	3. Ni	

Nr.	Organ	Seite	Meßpunkt	Bemerkung
82	Blase	r + l		
	a) Harnblasenkörper	r + l	67. Bl	
	b) Bauchfell – Beim Manne bedeckt der rechte Anteil auch die Samenblasen – bei der Frau wird Blase, Uterus, Ovar, Ligamentum ovarium proprium und die Tuba uterina mit Ausnahme des Ostium abdominale tubae vom Bauchfell überdeckt. Ferner noch die Excavatio vesicouterinae und die Excavatio rectouterina	r + l	66a Bl	EAV

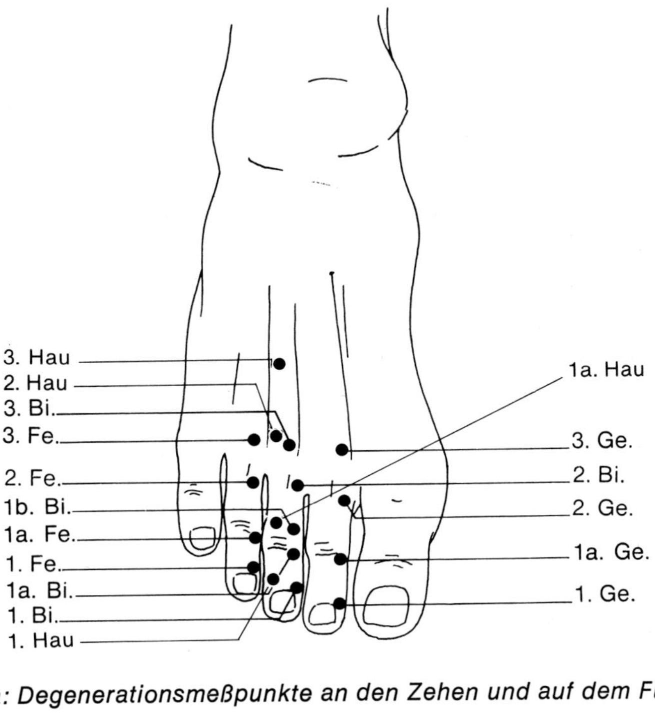

Abb. 24a: Degenerationsmeßpunkte an den Zehen und auf dem Fußrücken

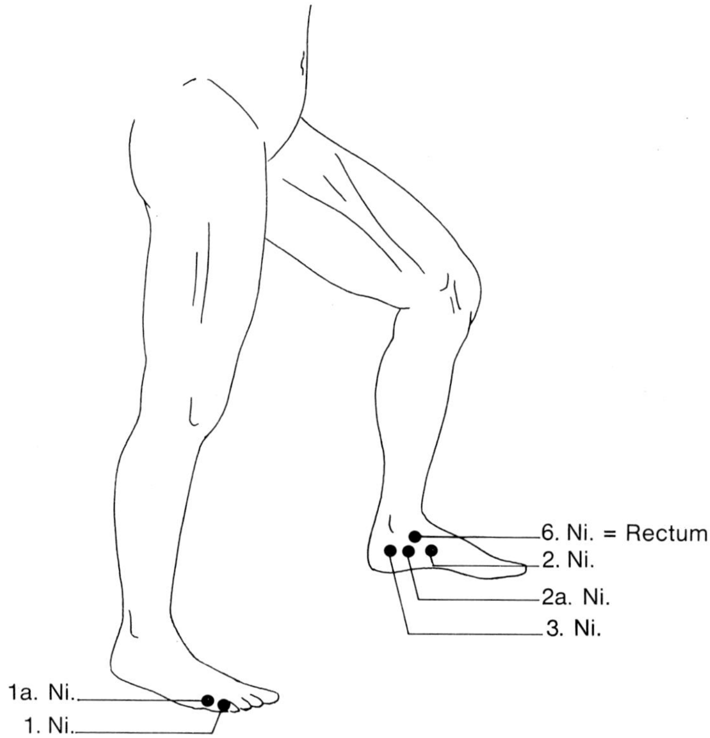

Abb. 24b: Nierenmeridianmeßpunkte am Fuß

Nr.	Organ	Seite	Meßpunkt	Bemerkung
	c) Blasengrund, Blasenhals und Sphinkter	r + l	66. Bl	
	d) Summationsmeßpunkt für Urethra – vorderer und hinterer Anteil – Vesicula et Colliculus seminalis – Penis – Prostata Parametrium, Uterus, Pars interstitialis tubae uterinae, Vagina	r + l	65. Bl	
	e) Summationsmeßpunkt für Ductus deferens, Epididymis, Tuba uterina	r + l	64. Bl	
83	Rektum	r + l	6. Ni	

Nr.	Organ	Seite	Meßpunkt	Bemerkung
ea) Unterschenkel:				
84	Knochenmark	r + l	39. Gbl	
85	tangentialer Berührungspunkt: Milz-Pankreas-Leber-Niere	r + l	6. Pa/Mi 5. Le 8. Ni	
86	Diaphragma pelvis	r + l	7. Pa/Mi	
87	Diaphragma urogenitale	r + l	8. Pa/Mi	
88	Muskulatur – untere Extremität	r + l	34. Gbl	
89	Venen – untere Extremität	r + l	7. Le	
eb) Grenze Unterschenkel-Oberschenkel				
90	Kniegelenk	r + l	54. Bl	
ec) Untere Extremität – Oberschenkelvorderseite				
Vorne:				
91	Beckenvenen	r + l	10. Pa/Mi	
92	Bauchvenen	r + l	33. Ma	
93	Beinarterien	r + l	32. Ma	
94	Keimdrüsen (Eierstöcke – Hoden)	r + l	31. Ma 11. Pa/Mi 11. Le	
ed) Oberschenkelrückseite				
95	Vordere Harnröhre	r + l	52. Bl	
96	Hintere Harnröhre	r + l	51a Bl	EAV
97	Penis bzw. Vagina	r + l	51. Bl	
98	Cowpersche Drüsen bzw. Bartholinsche Drüsen	r + l	50b Bl	EAV
99	Samenhügel bzw. Ligamentum latum mit Parametrien	r + l	50a Bl	EAV

Nr.	Organ	Seite	Meßpunkt	Bermerkung
100	Prostata bzw. Uterus	r + l	50. Bl	
101	Samenblase bzw. Pars interstitialis uteri	r + l	49c Bl	EAV
102	Samenstrang bzw. Ampulla tubae	r + l	49b Bl	EAV
103	Nebenhoden bzw. Ostium abdominale tubae	r + l	49a Bl	EAV

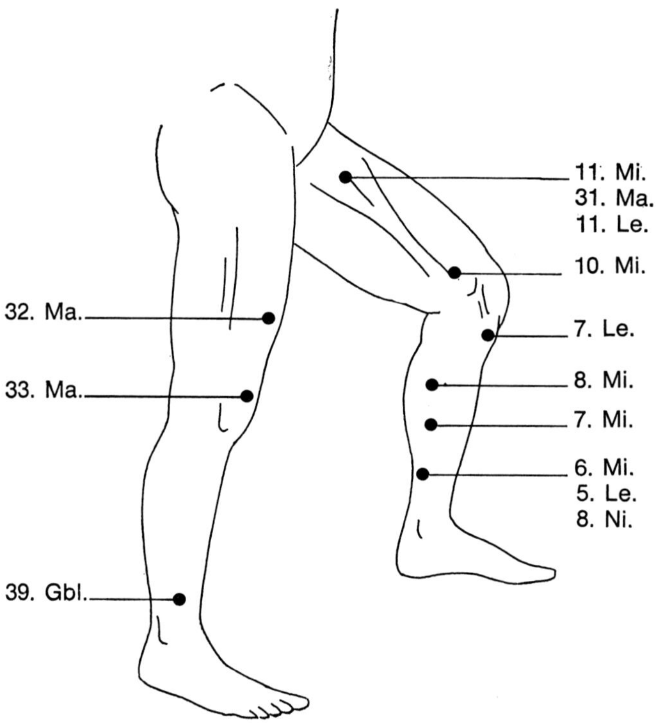

Abb. 25: Meßpunkte am Unter- und Oberschenkel

f) Meßpunkte am Körper (siehe Abb. 26 und 26a):

Nr.	Organ	Seite	Meßpunkt	Bemerkung
Vorderseite:				
104	Kehlkopf	–*	21. KG	
105	Trachea (siehe auch 9. Lu)	–*	19. KG	
106	Bronchien (siehe auch 10. Lu)	–*	17. KG	
107	Untere Speiseröhre (siehe auch 42a Ma)	r + l	14. Ma	
108	Obere Speiseröhre (siehe auch 42. Ma)	r + l	13. Ma	
fa) Rückenseite:				
109	Summationsmeßpunkt Wirbelsäule	r + l	11. Bl	
110	Knochensystem	r + l	12. Bl	
111	Zwerchfell	r + l	17. Bl	
112	Nebennieren	r + l	22. Bl	
g) Alarmpunkte:				
113	Dreifacherwärmer	–*	5. KG	
114	Lunge	r + l	1. Lu	
115	Kreislauf – Sexus	r + l	1. Kr	
116	Leber	r + l	14. Le	
117	Herz	–*	14. KG	
118	Magen	–*	12. KG	
119	Niere	r + l	25. Gbl	
120	Pankreas	rechts	13. Le	
121	Milz	links	13. Le	
122	Dickdarm	r + l	25. Ma	
123	Dünndarm	–*	4. KG	
124	Blase	–*	3. KG	

* Der Punkt liegt in der vorderen Mittellinie.

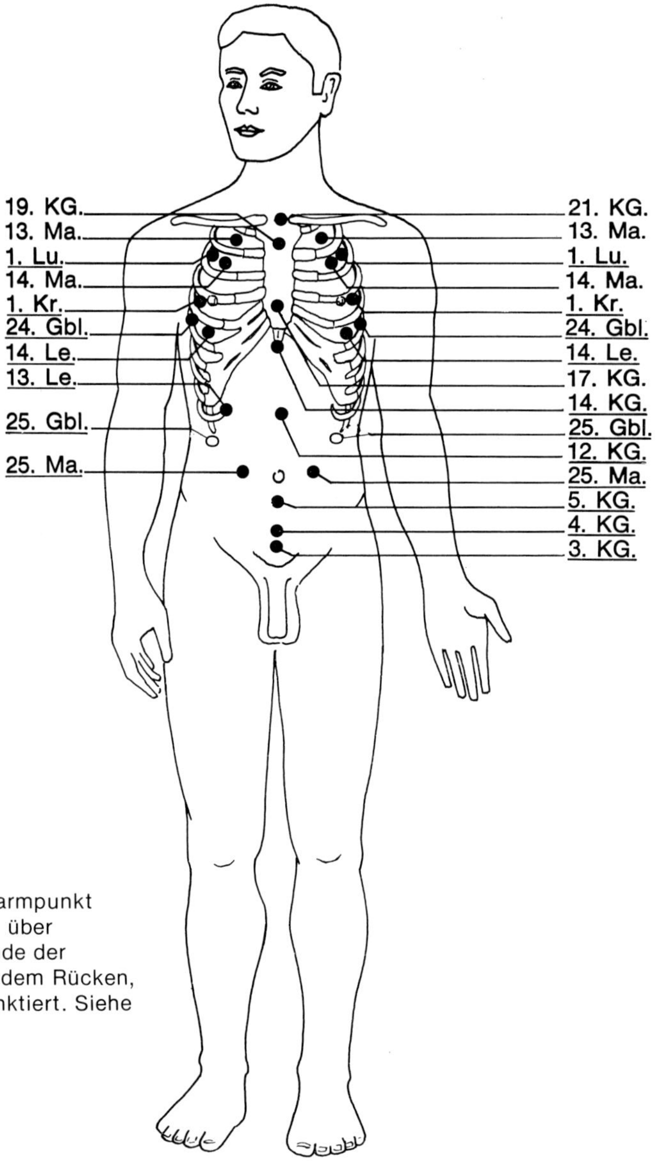

Hinweis:
25. Gbl. = Alarmpunkt für Niere liegt über dem freien Ende der 12. Rippe auf dem Rücken, deswegen punktiert. Siehe Abb. 26a.

Abb. 26: Meßpunkte auf der Körpervorderseite Alarmpunkte sind unterstrichen

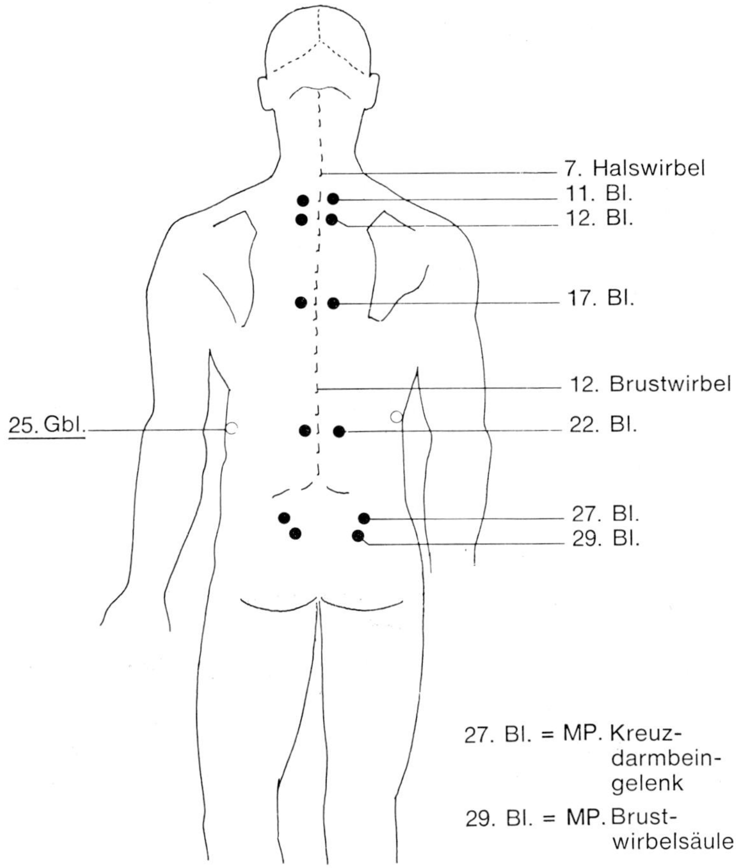

Abb. 26a: Meßpunkte am Rücken

Von den an Händen und Füßen liegenden Akupunkturpunkten der dort endigenden oder beginnenden Organmeridiane sind grundsätzlich auf jeder Seite die vier ersten bzw. letzten Punkte eines Meridianes zu messen. Sie geben insgesamt nicht nur eine viel eindeutigere Auskunft über den Zustand des Organes selbst, sondern lassen auch eine mehr ins Detail gehende, die einzelnen Organteile oder Abschnitte betreffende Diagnose zu.

Die Meßergebnisse der vier Punkte eines Meridians werden hier in die Kartei jeweils mit einem Bindestrich (60 – 70 – 72 – 74) eingetragen, während bei Zeigerabfall ein Schrägstrich die beiden Zahlen des Anfangs- und Endwertes voneinander trennt (70/60). Dies würde eine Ersteinstellung des Zeigers auf 70 bedeuten und ein anschließendes Absinken bis 60.

Bei der abschließenden Auswertung der gesamten Meßergebnisse und der darauf basierenden Diagnose werden zunächst die Zeigerabfälle mit Rotstift unterstrichen oder umrandet. Mit Gelb- oder Grünstift unterstreicht man sodann die

erhöhten Werte und mit Blaustift die niedrigeren Meßergebnisse und bekommt so einen klaren Überblick über die Schwerpunkte, Auswirkungen und Zusammenhänge einer Erkrankung. Damit wird aber auch die Möglichkeit einer Fehl- oder voreiligen Diagnose ausgeschlossen.
Die gleichen Richtlinien sind auch an den Füßen zu beachten. Hier muß allerdings bedacht werden, daß die Meßpunkte für das Pankreas lediglich an der medialen bzw. tibialen Nagelfalzseite der rechten großen Zehe liegen, während der oder die entsprechenden Punkte auf der linken Großzehenseite der Milz entsprechen.
Als weitere Besonderheit ist hier zu beachten, daß der erste Meßpunkt für die Niere in der klassischen Akupunktur nicht am Nagelfalz der fünften Zehe, sondern in der Mitte des vorderen Drittels der Fußsohle zwischen dem Großzehen- und dem Kleinzehenballen liegt.
Für die Elektroakupunktur-Diagnostik liegt der erste Nierenpunkt auf dem Endglied der kleinen Zehe an der tibialen Seite des Nagelfalzes.
Die Beherrschung und Austestung der aufgezählten Meßpunkte dient einer einwandfreien, ausführlichen und sicheren Diagnose und sollte eigentlich jedem Elektroakupunkteur so geläufig sein, daß er jeden der angeführten Meßpunkte jederzeit ohne Schwierigkeiten aufzufinden und auszutesten in der Lage ist.
Auch auf die Gefahr hin, einige Hinweise zu wiederholen, wird nunmehr in den folgenden Abschnitten, der Einheit und Übersichtlichkeit zuliebe, die genaue Besprechung der einzelnen Punkte in der vorgeschlagenen Reihenfolge durchgeführt.

Dabei wird einheitlich jeweils die gleiche Überschrift gewählt, die sich zusammensetzt aus:

1. der fortlaufenden Nummer, in deren Reihenfolge die Untersuchung erfolgt,
2. dem Namen des zuständigen Organes,
3. dem entsprechenden Meridianpunkt,
4. der der Kartei bzw. der EAV-Organometrie-Karte von *Voll* entsprechenden Ordnungsnummer (siehe Seite 297-307).

Hier bezeichnen die Zahlen

101 – 133 Meßpunkte an der Vorderseite des Körpers
201 – 219 Meßpunkte im Kopfbereich,
301 – 333 Meßpunkte an der Körperrückseite
401 – 423 Meßpunkte an der dorsalen Hand,
501 – 530 Meßpunkte am Fuß,
601 – 622 Meßpunkte an der volaren Hand.

Lage und Zuständigkeit der einzelnen Meßpunkte

Für alle Meßwerte gilt die schon besprochene Grundaussagekraft des Zeigerstandes und der Zeigerbewegung des Röhrenohmmeters des K+F-Diatherapuncteurapparates und des Dermatrongerätes von Pitterling.
Grundsätzlich sind 50 Teilstriche als idealer Normwert anzusehen bei allen Punktmessungen.
Zeigerhochstand über 80 bedeutet entzündliche Phase, Zeigertiefstand unter 50 bedeutet degeneratives Geschehen und Zeigerabfall bedeutet Zerfall von Organzellen.
Grundsätzlich können verwertbare Meßergebnisse bei einem Patienten nur in seinem sympathikotonen Zustand erhoben werden. Das hat zur Voraussetzung, daß der Leitwert bei der Grundableitung mindestens 82 und höher sein muß. Messungen bei Nacht, in den späten Abendstunden oder bei Grundwerten von 79 oder weniger, wenn sich der Patient also in der vagotonen Phase befindet, sind für eine sichere Diagnosestellung nicht mehr geeignet, da sich dann nicht mehr alle Zeigerabfälle zeigen.
In diesen Fällen muß zunächst durch entsprechendes „Aufladen" bis zu Grundwerten über 80 der Patient in eine sympathikotone Phase gebracht werden.

Nr. 1 *Grundableitung bzw. Leitwertmessung Hand — Hand (HH)*

Dem Patienten werden in die rechte Hand die positive, d. h. auf den Punktgriffel wird eine inaktive Elektrode aufgesetzt, und in die linke die negative Stabelektrode gegeben. Der Zeigerausschlag muß hier unter normalen Bedingungen eine Höhe von 82 Teilstrichen und mehr erreichen und auf dieser Höhe bleiben, um verwertbare Ergebnisse an den anderen Meßpunkten zu erhalten. Erhöhte Werte über 84 und niedrige Werte unter 80 oder ein Zeigerabfall deuten auf ein pathologisches Geschehen im Oberkörper und der Halsregion hin.

Nr. 2 *Grundableitung bzw. Leitwertmessung Hand—Fuß—links (HFL)*

Der Patient nimmt die an den Punktgriffel gesteckte Stabelektrode in die linke Hand und steht mit dem linken Fuß auf der Fußelektrode (Plattenelektrode). Die Werte von 82—84 zeigen auch hier die Normalwerte an. Abweichende Zeigerausschläge oder Zeigerabfälle deuten auf ein pathologisches Geschehen in der linken Körperhälfte hin.

Nr. 3 *Grundableitung bzw. Leitwertmessung Hand—Fuß—rechts (HFR)*

Der Patient hält die auf den Punktgriffel gesteckte Stabelektrode in der rechten Hand und stellt sich mit dem rechten Fuß auf die eine Fußelektrode (Plattenelektrode), die mit dem Bananenstecker und dem Kabel an den Apparat angeschlossen wird. Auch hier müssen die Werte die Marke über 80 erreichen.
Abweichende Zeigerausschläge oder Bewegungen deuten auf ein pathologisches Geschehen in der rechten Körperhälfte hin.

Nr. 4 *Grundableitung bzw. Leitwertmessung Fuß—Fuß (FF)*

Der Patient steht mit beiden Beinen auf den beiden Fußelektroden (Plattenelektroden), die rechts mit dem Punktgriffel und links durch Anstecken des Bananensteckers an die vorgesehenen Buchsen mit dem Apparat verbunden sind. Auch hier gelten 82—84 Teilstriche als Normalwert. Ein Abweichen des Zeigers von dieser Marke oder Zeigerabfall deuten ein pathologisches Geschehen im Unterleib bzw. dem kleinen Becken und den beiden Beinen an.
Natürlich kann es Kombinationen geben, die einen weiteren Hinweis auf die Lokalisation des Krankheitsgeschehens geben können. Erhöhte Werte etwa in der Ableitung: Hand—Fuß—rechts und Fuß—Fuß lassen an eine chronische Appendizitis, vergesellschaftet mit einer chronischen Adnexitis, denken.
Bei stark erhöhten Leitwerten in den Ableitungen „linke Hand—linker Fuß und Fuß—Fuß" kann eine Venenentzündung in beiden Beinen mit anschließender Venenentzündung im kleinen Becken und im linken unteren Bauchraum vorliegen.
Sollten die Werte überall sehr niedrig sein, so kann das durch eine besonders trockene oder schwielige Haut an Händen und Füßen bedingt sein, die den Kontakt dadurch unterbricht. In diesem Falle werden die Handflächen und Fußsohlen mit einem feuchten Tuch oder einem feuchten Wattebausch leicht angefeuchtet, womit ein entsprechender Kontakt erzielt wird.
Bei der Fuß—Fuß-Ableitung trachte man durch entsprechendes Auflegen der Fußelektroden danach, daß der Patient die Beine nicht zu sehr geschlossen hält, d. h. die Oberschenkel sollen sich mit der Innenseite nicht berühren, und damit eine verkürzte Ableitung erzeugen. Auch sollen die Hände oder Arme bei der Hauptableitung nicht fest an den Körper angelegt werden, um die Strombahn auf den gewünschten Weg durch den Körper zu zwingen.

Vorbemerkung! Bei den im folgenden beschriebenen Meßpunkten haben zu Beginn der Beschreibung die untereinander stehenden Zahlen folgende Bedeutung:

Die darunter stehende dreistellige Zahl ist die auf der Wandtafel EAP-Organometrie nach *Voll* geschaffene Ordnungsnummer und dient

a) zur schnellen Auffindung des Punktes auf den 6 anatomischen Bildern, wenn man einen Organmeßpunkt im alphabetischen Verzeichnis der Tafel sucht,

b) wenn man bei einem Meßpunkt die Organbezeichnung sucht, sieht man im laufenden Nummernverzeichnis auf Seite 312 nach und hat sofort die Organbezeichnung.

A. Meßpunkte am Kopf

Nr. 5
Hypothalamus
20. Dreifacherwärmer (20. 3. E)
204
r+l

Einer der wichtigsten Grundmeßpunkte der Elektroakupunktur. Der Hypothalamus stellt die vegetative zentrale Steuerungsstelle dar. Hier befinden sich die übergeordneten Zentren des vegetativen Nervensystems, das die Regulationsvorgänge des Organismus leitet, wie

Wärmeregulation
Wach- und Schlafmechanismus
Fett- und Wasserstoffwechsel
Genitalfunktion
Schweißsekretion.

Alle diese Grundregulationen werden an dem Hypothalamusmeßpunkt gemessen und beeinflußt.

Der Hypothalamusmeßpunkt liegt hinter dem Ohransatz und ist somit in der Seitenansicht von der Helix des Ohres überdeckt.

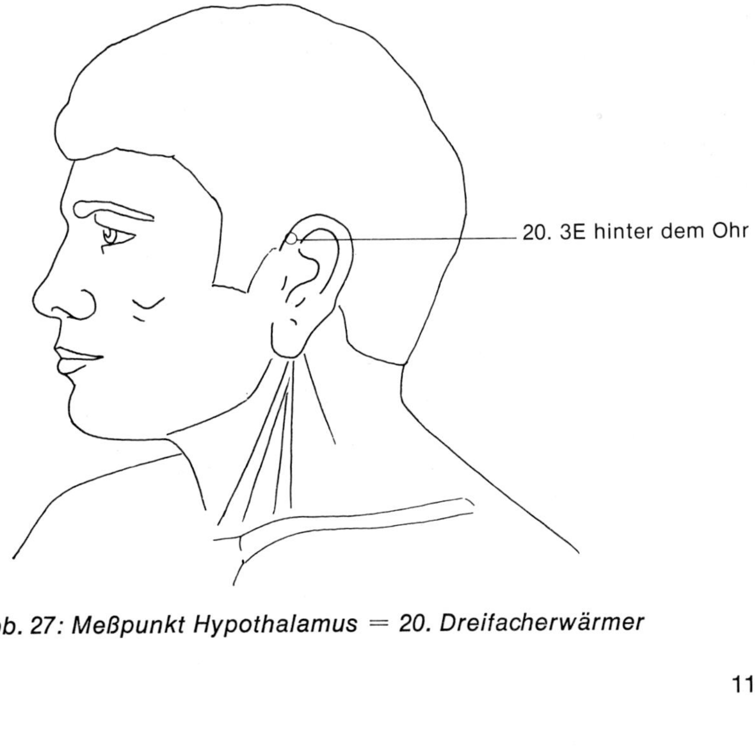

Abb. 27: Meßpunkt Hypothalamus = 20. Dreifacherwärmer

Lage des Hypothalamusmeßpunktes

Der 20. Dreifacherwärmerpunkt liegt nach *Voll* oberhalb der Linea temporalis, die das Ende des Processus zygomaticus des Schläfenbeines darstellt. Genau oberhalb des Porus acusticus externus über dem Beginn der Gefäßfurche der Arteria temporalis media in einem kleinen tastbaren Grübchen.

Als Anleitung zum sicheren Auffinden dieses Punktes des 20. Dreifacherwärmer-Meridianes (Hypothalamus) gibt *Voll* an: „Man sucht die höchste Ansatzstelle des Ohres an der Schläfenhaut, an der also die Haut des Ohres in jene der Schläfe übergeht und ertastet nun mit dem Finger das etwas distal davon gelegene Grübchen oder den schräg nach oben distal führenden Sulkus."

Die aktive Punktelektrode wird hier nicht senkrecht, sondern so tangential angesetzt, daß sie das Ohr nicht mehr berührt und es somit nicht zu das Ergebnis nur verfälschenden Ableitungen über das Ohr kommen kann.

Sollte der Finger nicht, wie angegeben, ein Grübchen ertasten, sondern nur eine schmale Spalte, so muß man mit der tangential angesetzten Punktelektrode leicht über diese Spalte hinwegrutschen. Allerdings muß in solchen Fällen der Sulkus mit der angefeuchteten Fingerkuppe genauestens ausgetastet werden, damit eine eventuelle Verwechslung mit einem anderen, nicht klassischen Akupunkturpunkt, der in der Nähe liegt, ausgeschlossen wird.

Um mit Sicherheit die Wertdifferenz zwischen rechtem und linkem Hypothalamus — was besonders bei Vorliegen von Kopfherden von Bedeutung ist — feststellen zu können, mißt man den Meßpunkt des 20. Dreifacherwärmer-Meridianes, auch endokriner Meridian genannt, auf jeder Seite dreimal hintereinander.

Der Hypothalamuspunkt liegt nie vor dem Ohransatz. Hier befindet sich die von *Voll* als „falscher Hypothalamuspunkt" angegebene Stelle, an der zwar ähnliche, aber nicht so hohe Werte gemessen werden.

Wichtig erscheint weiterhin der Hinweis, daß – so wie bei jedem anderen Meßpunkt auch – die Haut über dem Punkt nicht pathologisch verändert sein darf. Sollte dies der Fall sein, so muß bei der Messung des Hypothalamus der Umweg über die Testung der Meßpunkte von Vagus und Sympathikus gesucht werden.

Die Normalwerte beim Hypothalamus liegen beim gesunden Menschen zwischen 70 und 80 Teilstrichen, denn der Hypothalamusmeßpunkt beinhaltet als Summationsmeßpunkt die Gesamtsituation der Organfunktionen des Körpers.

a) Übersteigen die Meßwerte die 80 Teilstriche bedeutend und erreichen sie die Höhe von 96 bis 100, so sind folgende Möglichkeiten einer pathologischen Veränderung in Betracht zu ziehen:

   1. Beginn oder bestehende akute Infektion.
   2. Insektizid-, Arsen-, Blei- oder andere chemische Belastungen.
   3. Meteorologische Belastung (Föhnempfindlichkeit, Wetterumschwung etc.) bei sehr sensiblen Patienten, während sich normalerweise solche Einflüsse kaum auswirken.
   4. Bei besonders strahlenempfindlichen Personen können Röntgen- oder Radiumstrahlen, Isotopenanwendung, aber auch ein akuter Sonnenbrand die Hypothalamuswerte weit über 90 hinauftreiben.

5. Schließlich können bei außerordentlich empfindlichen Personen auch weiche Röntgenstrahlen durch intensives Fernsehen, aber auch bei längerer Belastung durch niederfrequente elektrische Wechselfelder von Neonlicht, Lichtleitungen etc. die Hypothalamuswerte in die Höhe treiben.

b) Bleiben die Werte bei 80, so muß an Organbelastungen gedacht werden, die bakteriologisch, chemisch, toxisch, humoral, neural oder auch traumatisch bedingt sein können.

c) Die wichtigste Erscheinung beim Hypothalamusmeßpunkt ist aber auch hier das Phänomen des Zeigerabfalles. Dieses tritt ein in der Folge von Schädelbasisbrüchen, nach schwerer Commotio cerebri, bei zerebral organischen Nervenerkrankungen wie multiple Sklerose, Lateralsklerose, Syringobulbie, Encephalomalacie, Morbus Parkinson etc., wenn die Krankheiten vorwiegend mit Großhirnherden beginnen.

d) Bei erhöhten Hypothalamuswerten um 90 bis 96 nur auf der einen Seite oder leicht differierend auf beiden Seiten denke man immer an Irritationen bzw. Erkrankungen der Nebenhöhlen, der Stirnhöhle, der Kieferhöhlen, der Siebbeinzellen, der Keilbeinhöhlen etc.
Die Bestätigung findet sich dann an den entsprechenden Meßpunkten der Nasenhöhlen.
Sollten ein Fokus, ein aktiver Herd oder ein Störfeldgeschehen im Bereiche des Kopfes liegen, so sind die Hypothalamuswerte stets auf der Seite des streuenden Störfeldes erhöht und liegen zwischen 82 und 88. Dabei kann als Faustregel gelten:
Meßwertdifferenzen um 6 bis 10 und mehr Teilstriche zeigen ein akutes Herdgeschehen an. Meßwerte zwischen 2 bis 4 Teilstrichen Differenz hingegen zeigen einen latenten, potentiellen, im Augenblick der Messung aber abklingenden Herd an. Ein ruhender latenter Herd macht keine einseitige Hypothalamusmeßwerterhöhung.
Störfelder in einer weiteren Entfernung — etwa im Brust- oder Bauchraum — verursachen, wenn überhaupt, auf beiden Seiten ein gleich großes Ansteigen der Meßwerte, da durch die Querverbindung des Sympathikus die Irritationen beide Seiten des Hypothalamus erreichen.
Bei einer Belastung der drei Zervikalganglien allerdings, dem Ganglion superior, medius und inferior, denen diese Querverbindungen fehlen, kommt es zu einer einseitigen Irritation des Hypothalamus.

e) Niedrige Werte auf beiden Seiten des Hypothalamus kommen bei einer Zerebralsklerose oder bei übermäßigem Gebrauch von Schlaf- und Beruhigungsmitteln, vor allem aber von zentral wirkenden Barbitursäurepräparaten, vor.

f) Niedrige Werte, die nur auf der einen Seite um die Marke 50 stehen bleiben, finden sich bei Zuständen nach Gehirnerschütterung, Schädelbasisbruch oder überstandener Meningitis.

Nr. 6
Thalamus
4. Gallenblasenpunkt (4. Gbl)
––––
––––
r+l
Der Punkt liegt über dem Beginn der Sutura coronaria und am Übergang der Sutura sphenofrontalis in die Sutura sphenoparietalis des Schädels.
Hier macht der Gallenblasenmeridian einen spitzwinkeligen Knick.
Siehe auch Abb. 20 auf Seite 90 und Bildband I des Werkes „Topographische Lage der Meßpunkte der Elektroakupunktur", ML-Verlag, Tafel 31. Auf den folgenden Seiten bedeutet B I = Bildband 1, B II = Bildband 2 der obengenannten Werke. In diesen Bildbänden sind die Meßpunkte auf anatomischen Tafeln eingezeichnet.

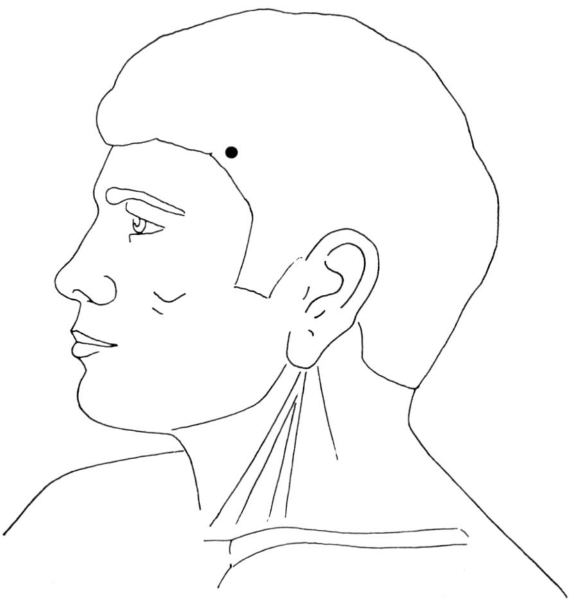

Abb. 28: Meßpunkt Thalamus = 4. Gallenblase

Nr. 7
Schlafzentrum im Diencephalon
16. Gallenblasenpunkt (16. Gbl)
––––
––––
r+l
Der Punkt liegt am Ende der Linea temporalis bzw. facialis superior über der Sutura coronaria bzw. coronalis etwa 3½ querfingerbreit von der Mittellinie des Schädels entfernt.
Das Schlafzentrum ist für die Tiefe des Schlafes verantwortlich.
Siehe auch Abb. 20 auf Seite 90 und B I, Tafel 31.

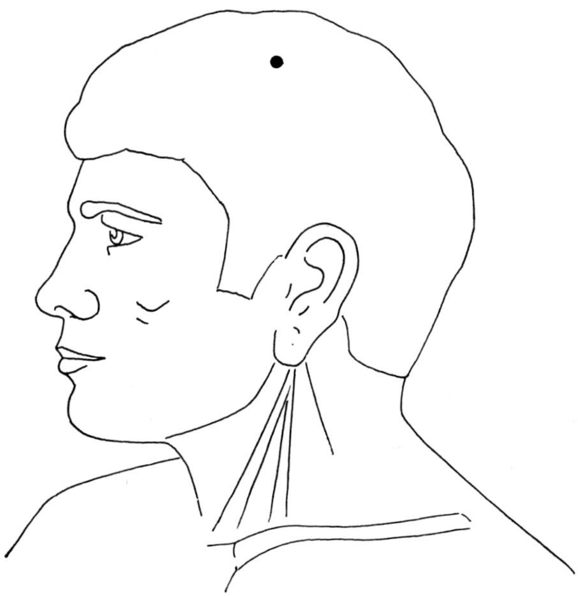

Abb. 29: Meßpunkt Schlafzentrum im Diencephalon = 16. Gallenblase

Nr. 8
Mesencephalon = Summationsmeßpunkt
9. Gallenblasenpunkt (9. Gbl)

----

r+l
Der Punkt liegt etwa 1 querfingerbreit oberhalb der Sutura squamosa auf der senkrechten Linie, die von der Spitze des Processus mastoideus ausgeht.
An dieser Stelle macht der Gallenblasenmeridian einen fast rechtwinkeligen Knick, um zur Spitze des Processus mastoideus zu ziehen.
Siehe auch Abb. 20 auf Seite 90 und B I, Tafel 31, und B II, Tafel 26.**

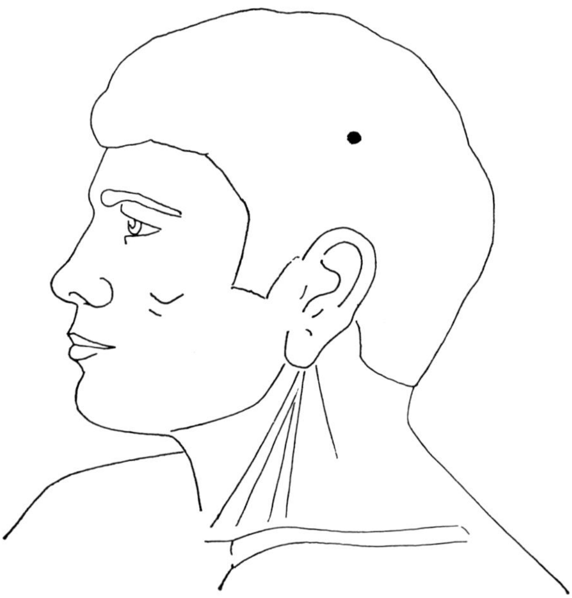

Abb. 30: Summationsmeßpunkt Mesencephalon = 9. Gallenblase

Nr. 9
Äußerer Gehörgang — Äußeres Ohr — Auris externa
19. Dünndarmpunkt (19. Dü)

101
r+l
Der Punkt liegt in der Mitte des Ohrläppchens.
Siehe B I, Bild 12 auf Seite 101.

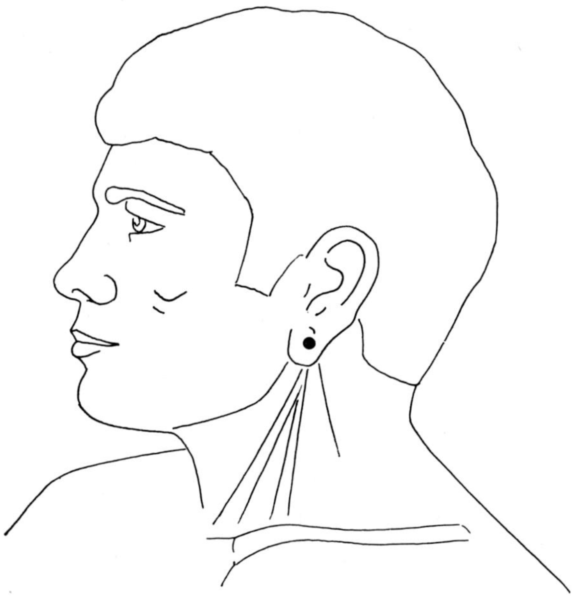

Abb. 31: Meßpunkt äußerer Gehörgang = 19. Dünndarm

Nr. 10
Mittelohr – Paukenhöhle – Auris media et cavum tympani
17. Dreifacherwärmerpunkt (17. 3. E)
(Endokrines System)

303
r+l
Der Punkt liegt, von der Ohrmuschel etwas verdeckt, in einem kleinen Grübchen in der Mitte des Warzenfortsatzes über dem Rest der nicht immer vorhandenen Sutura squamomastoidea, die in der Mitte des Warzenfortsatzes schräg von unten vorne nach oben hinten verläuft. Siehe B I, Tafel 4 und Tafel 30.
Zuständigkeit: Mittelohr – Paukenhöhle.

In der Seitenansicht ist der Meßpunkt Mittelohr von der Gegend der Anthelix des Ohres überdeckt. Deswegen ist der Punkt punktiert.

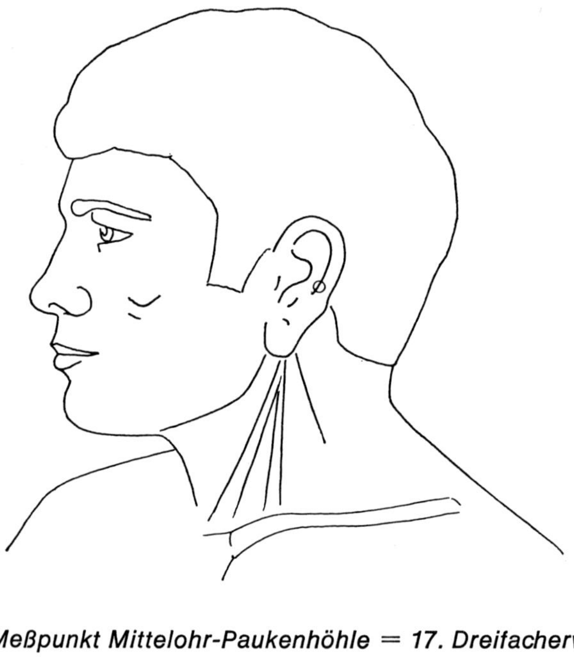

Abb. 32: Meßpunkt Mittelohr-Paukenhöhle = 17. Dreifacherwärmer

Nr. 11

Innenohr und Felsenbein — Auris interna et Pars petrosa Ossis temporalis

18. Dreifacherwärmerpunkt (18. 3. E)
(Endokrines System)

302

r+l

Der Punkt liegt in einer fast dreieckigen Grube des Felsenbeines hinter der oberen distalen Krümmung der Ohrmuschel. Diese Grube wird anatomisch begrenzt horizontal von der Linea temporalis, die den kammartigen Ausläufer des Processus zygomaticus darstellt und senkrecht von der Spina suprameatum, die die seitliche Wandverstärkung des Porus und Meatus acusticus darstellt. Die dritte Seite schließlich wird von der konvexen Seite des Processus mastoideus gebildet. Siehe B I, Tafel 4 und 30.

Gleichgewichtsstörungen und Menière können hier diagnostiziert werden.

Der Meßpunkt Innenohr ist in der Seitenansicht von der Gegend der Fossa triangularis der Ohrmuschel überdeckt. Deswegen ist der Punkt punktiert.

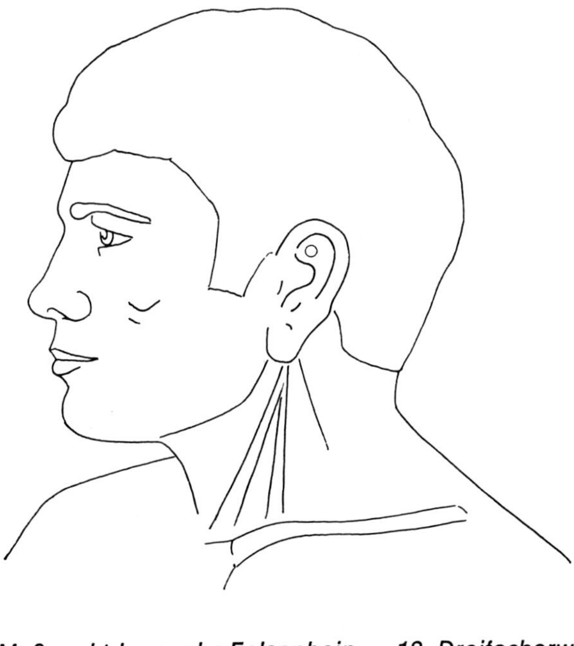

Abb. 33: Meßpunkt Innenohr-Felsenbein = 18. Dreifacherwärmer

Nr. 12
Hirnhäute – Meningen
19. Dreifacherwärmerpunkt (19. 3. E)
(Endokrines System)
301
r + l

Der Punkt liegt etwa 1 querfingerbreit distal vom Meßpunkt des Hypothalamus, auf gleicher Höhe, von der oberen Ohrmuschel noch überdeckt, auf der Facies temporalis der Squama temporalis oberhalb der Linea temporalis in einer spürbaren Knochendelle etwa ½ querfingerbreit oberhalb des Meßpunktes für das Innenohr.

Zur Auffindung des Punktes geht man vom Grübchen des Hypothalamusmeßpunktes auf der Linea temporalis mit dem Ansatz des Punktgriffels nach distal. Hier läßt sich auch mit der Fingerkuppe eine kleine Knochendelle tasten.

Veränderungen, Reizungen der Hirnhäute bis zur ausgesprochenen Meningitis, aber auch Spätfolgen wie Verklebungen oder Narben derselben können an diesem Punkt diagnostiziert werden. Siehe B I, Tafel 4 und Tafel 30, ferner Abb. 84 auf Seite 179.

Für die Messung der Meningen steht neuerdings auch der gemeinsame Meßpunkt von Meningen und Rückenmarkshüllen am Grundglied des 2. Fingers auf der ulnaren Seite über dem distalen Winkel zwischen Schaft und Köpfchen im Verlauf des Nervendegenerationsgefäßes zur Verfügung. Siehe B II, Tafel 33.

Der Meßpunkt Meningen ist bei der Seitenansicht vom Ohrrand überdeckt. Deswegen ist der Punkt punktiert.

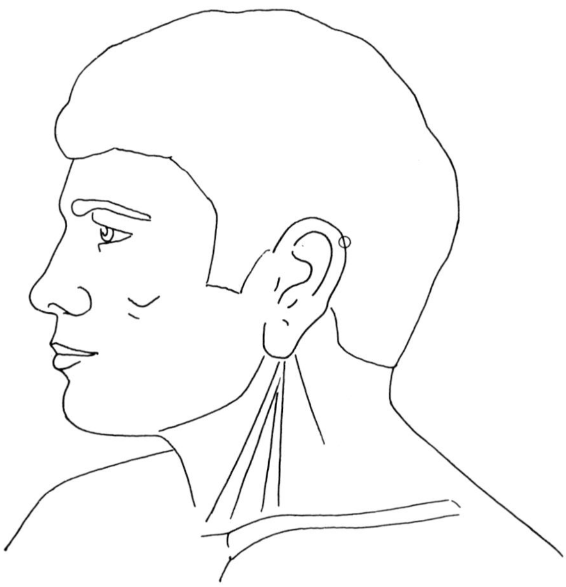

Abb. 34: Meßpunkt Hirnhäute-Meningen = 19. Dreifacherwärmer

Nr. 13
Hypophysenhinterlappen – Neurohypophyse
12. Gallenblasenpunkt (12. Gbl)
– – – –
– – – –
r + l
Der Punkt liegt über der unteren Spitze des Warzenfortsatzes des Os temporalis. Siehe B I, Tafel 31.
Meßpunkt für Hypophysenvorderlappen siehe Nr. 52 auf Seite 166, für Hypophysenmittellappen Nr. 52a auf Seite 167.

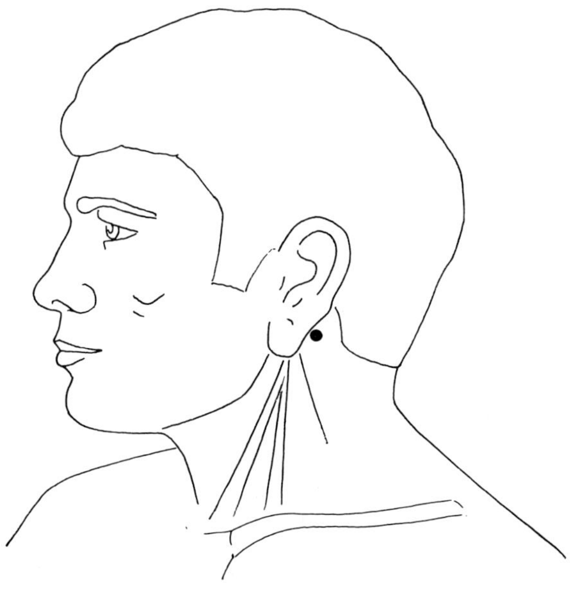

Abb. 35: Meßpunkt Neurohypophyse = 12. Gallenblase

Nr. 14
Zentrum für Schlaf- und Wachrhythmus im Mesencephalon
11. Gallenblasenpunkt (11. Gbl)
— — — —
— — — —
r + l
Der Punkt liegt am Übergang der Sutura squamosa in der Sutura parietomastoidea, etwa zwei querfingerbreit distal vom Ohr in der Höhe des oberen Ohransatzes. Am Beginn der Sutura parietomastoidea, die hier in einem leichten Bogen nach kranial-distal ausläuft, tastet man leicht die Kante dieser Sutur.
Siehe auch Fig. 20 und B I, Tafel 31.
Dieser Punkt ist verantwortlich für das rechtzeitige Einschlafen und Aufwachen.

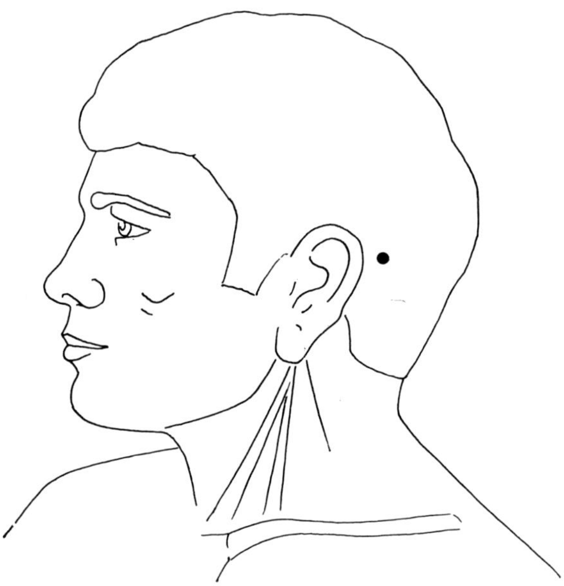

Abb. 36: Meßpunkt für Schlaf- und Wachrhythmus im Mesencephalon = 11. Gallenblase

Nr. 15
Zirbeldrüse – Epiphyse
8. Blasenpunkt (8. Bl)
319
r+l
Der Punkt liegt über der Lambdanaht am Hinterhaupt. Von der Vereinigungsstelle der Pfeilnaht mit der Lambdanaht folgt man dieser etwa 2 bis 3 querfingerbreit schräg nach lateral unten. Eine andere Möglichkeit, die Stelle zu finden, liegt darin, etwa 1 querfingerbreit unterhalb vom 19. Gouverneurgefäßpunkt ungefähr 2 querfingerbreit nach lateral rechts bzw. links den 8. Blasenpunkt zu suchen.
Leichter läßt sich der Punkt jedoch finden, wenn man, von der Vereinigungsstelle der Pfeil- mit der Lambdanaht ausgehend, der letzteren so lange seitlich folgt, bis man zu einer großflächigen Delle kommt. In der Mitte dieser Delle liegt der Epiphysenmeßpunkt, der 8. Blasenpunkt. Siehe B I, Tafel 19.

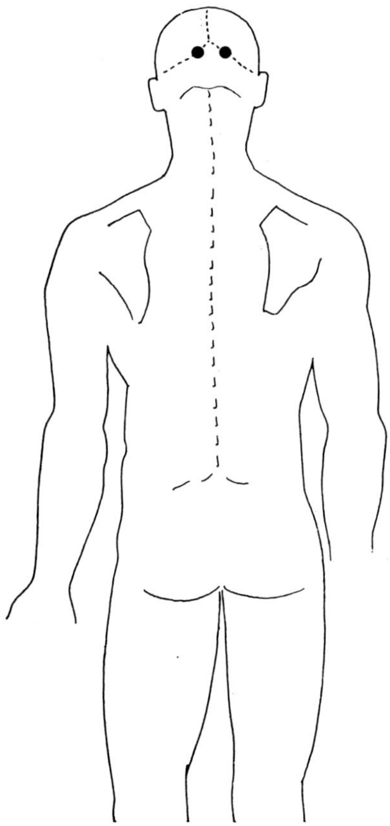

Abb. 37: Meßpunkt Zirbeldrüse – Epiphyse = 8. Blase

Nr. 16

Brücke – Pons Varoli

9. Blasenpunkt (9. Bl)

321

r + l

Über dem Planum occipitale gelegen vor der stärker konvexen, aber zarter ausgeprägten Linea nuchae suprema (nuchalis supraterminalis) etwa 2 querfingerbreit seitlich der Mittellinie.

Der Punkt liegt in einer sichelförmigen Vertiefung, die am Hinterhaupt von der Linea nuchae superior (terminalis) und der Linea nuchae suprema (nuchalis supraterminalis) eingeschlossen wird. (Von *Voll* gefundener und festgelegter Punkt). Siehe B I, Tafel 5.

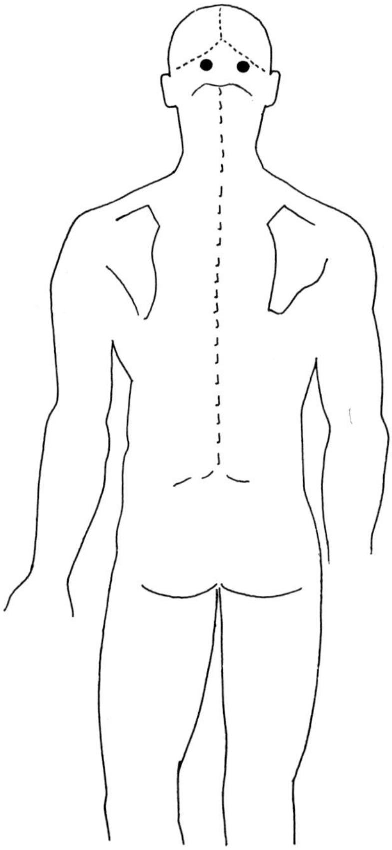

Abb. 38: Meßpunkt Brücke – Pons Varoli = 9. Blase

Nr. 17
Verlängertes Mark – Medulla oblongata
10. Blasenpunkt (10. Bl)
323
r+l

Der Punkt liegt im Muskelwinkel zwischen dem Musculus trapezius und dem Musculus sternocleidomastoideus, etwa 2 Querfinger seitlich der Nackenmittellinie unterhalb der Linea nuchae superior, wo längs dieser Linie ein Teil des Musculus sternocleidomastoideus inseriert. Siehe B I, Tafel 5 und Tafel 12.

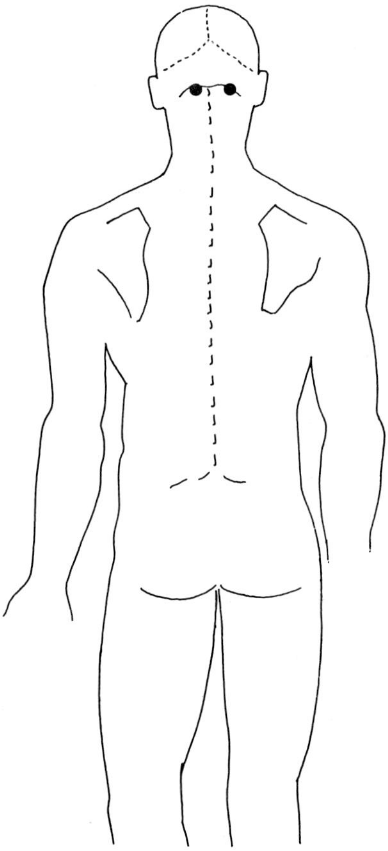

Abb. 39: Meßpunkt verlängertes Mark – Medulla oblongata = 10. Blase

Nr. 18
Vierhügelplatte — Corpora quadrigemina (auch Lamina tecti bezeichnet)
17. Gouverneurgefäßpunkt (17. GG)

320

Die Lamina tecti oder Corpora quadrigemina sind vier kleine Erhebungen auf der Dorsalfläche des Mittelhirnes — Colliculi superiores (rostrales) und Colliculi inferiores (caudales) genannt.
Sie sind Sitz der Thymopsyche, des Gemütsanteiles unseres Seelenlebens.
Depressionen bzw. Melancholie können hier diagnostiziert werden.
Der Meßpunkt liegt dicht oberhalb der Protuberantia des Os occipitale auf der Mittellinie, die manchmal von dem Abgang der Linea nuchae suprema gebildet wird, in einer tastbaren Vertiefung. Siehe B I, Tafel 5.

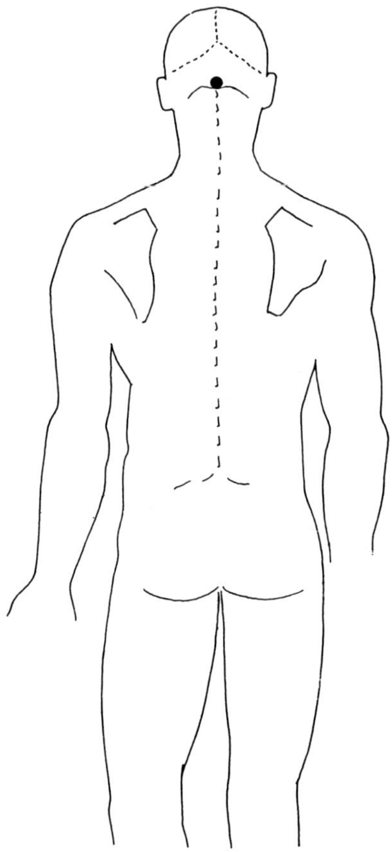

Abb. 40: Meßpunkt Corpora quadrigemina — Vierhügelplatte = 17. Gouverneur

Nr. 18a
Kleinhirn – Cerebellum
19. Gouverneurgefäßpunkt (19. GG)

318

Der Meßpunkt für das Kleinhirn liegt genau über der Vereinigungsstelle der Pfeil- mit der Lambdanaht auf der Mittellinie am Hinterhaupt.
Beim Aufsuchen des Meßpunktes muß beachtet werden, daß das Hinterhauptbein unterschiedlich groß sein kann. Siehe B I, Tafel 19 und Tafel 28.

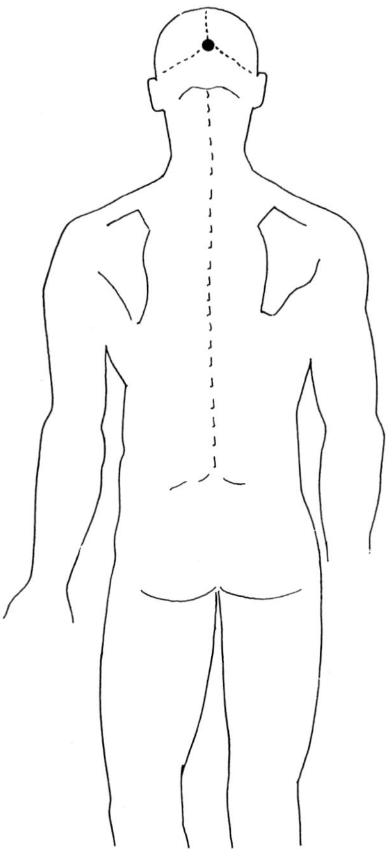

Abb. 41: Meßpunkt Kleinhirn = 19. Gouverneur

B. Meßpunkte im Gesichtsbereich

Nr. 19
Nasenhaupthöhlendach mit Lamina cribrosa ossis ethmoidalis einschließlich Fila olfactoria
23a. Gouverneurgefäßpunkt (23a. GG)

212

Der Punkt liegt auf der Meridianlinie zwischen dem 23. und 24. Gouverneurgefäßpunkt. Es ist also kein klassischer Akupunkturpunkt. Er liegt am Ansatz des Nasenbeines am Stirnbein über dem Schnittpunkt der Sutura nasofrontalis und der Sutura internasalis. Siehe B I, Tafel 6 und Tafel 10.

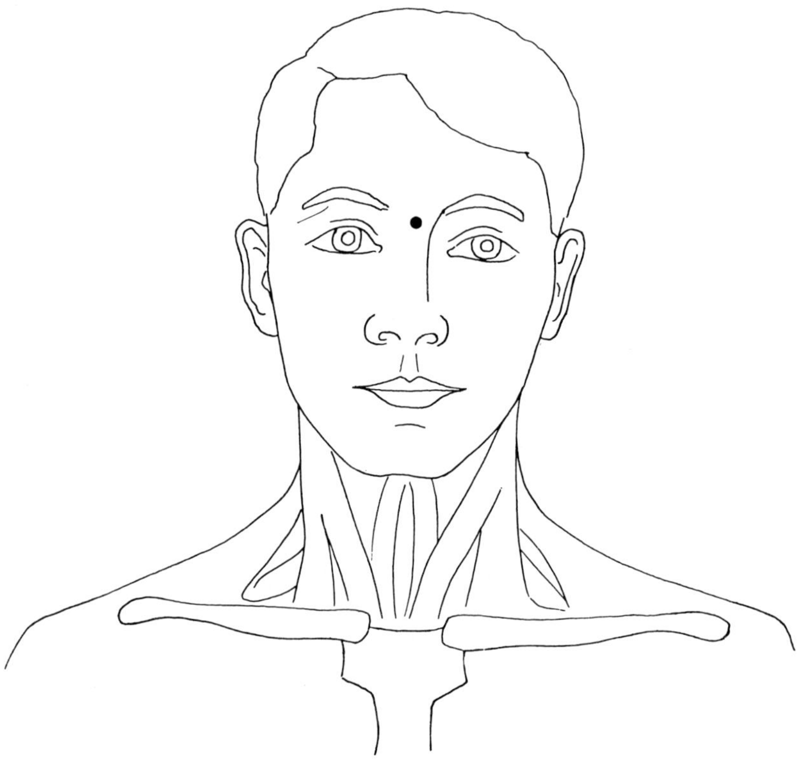

Abb. 42: Meßpunkt Nasenhaupthöhlendach = 23a. Gouverneur

Nr. 20
Stirnhöhle – Sinus frontalis
2. Blasenpunkt (2. Bl)
213
r+l

Der Stirnhöhlenboden wird von der Orbita meist nur durch eine dünne Knochenwand getrennt.
Der Meßpunkt des 2. Blasenpunktes liegt über dem Muskelwinkel des Musculus procerus (Musculus depressor glabellae) und dem äußeren Rand des Musculus orbicularis oculi, ½ Querfinger medial vom Foramen supraorbitale, etwa auf gleicher Höhe mit diesem.
Dieser Punkt hat Sekundärgefäßverbindungen zum 13. und 14. Lymphgefäßpunkt (siehe Seite 90, Textband des Werkes „Topographische Lage der Meßpunkte der Elektroakupunktur", 3. Auflage) und kann von hier aus auch beeinflußt werden.
An ihm werden Veränderungen in der Stirnhöhle gemessen.

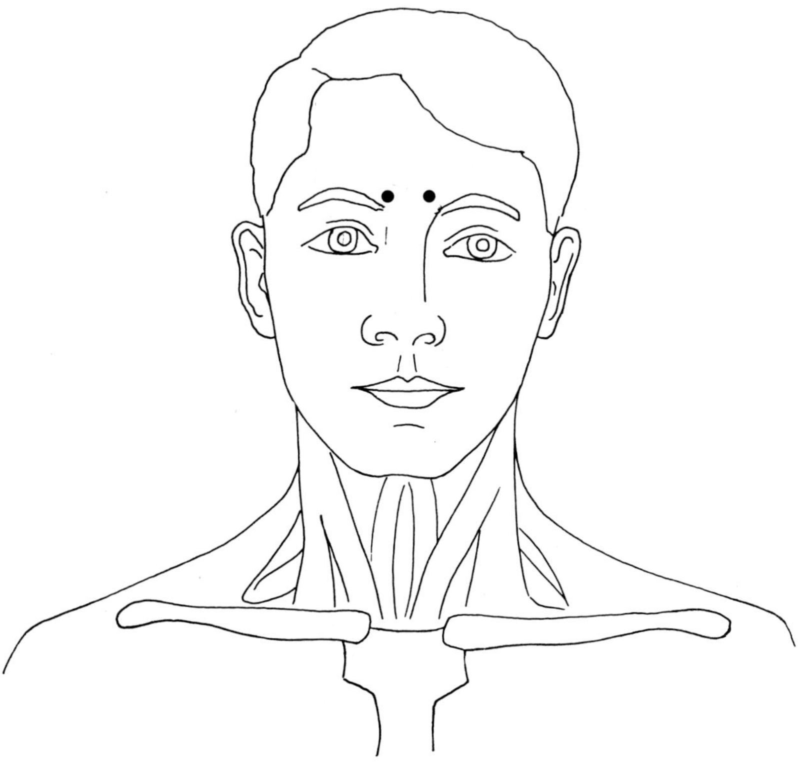

Abb. 43: Meßpunkt Stirnhöhle = 2. Blase

Nr. 21
Augen – vorderer Abschnitt – Oculus, Pars anterior
21. Dreifacherwärmerpunkt (21. 3. E)
201
r+l

Am seitlichen Orbitalrand gelegen über dem Ende der Sutura zygomaticofrontalis. Diese Naht muß immer genau ausgetestet werden, da sie in ihrer Lage individuell verschieden gelagert ist. Siehe B I, Tafel 10 und Tafel 30.
Hier wird die Funktion von Konjunktiva, Hornhaut, Iris, Linse und Glaskörper gemessen.

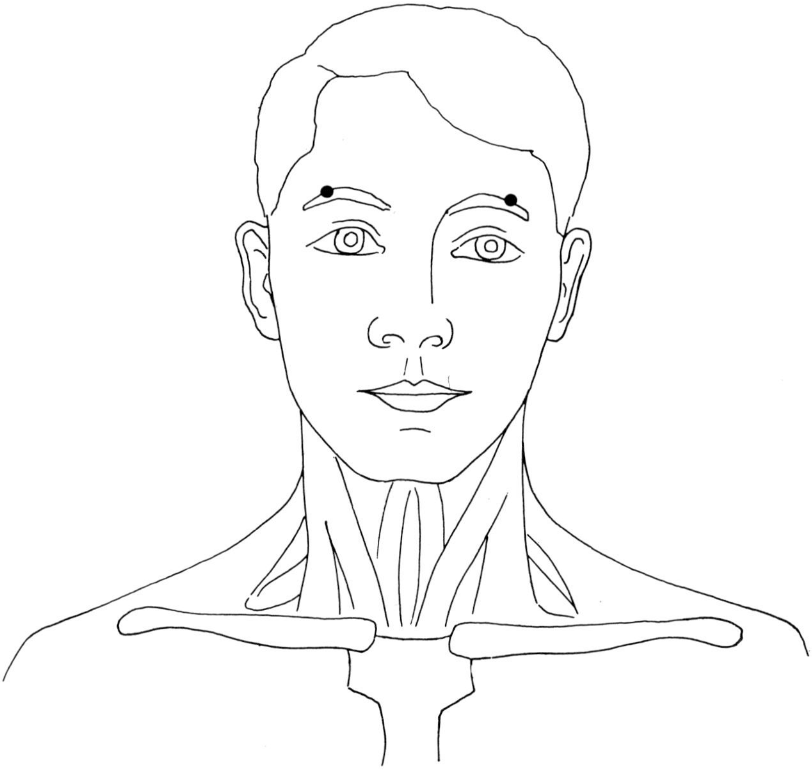

Abb. 44: Meßpunkt Augen – vorderer Abschnitt = 21. Dreifacherwärmer

Nr. 22
Augen — hinterer Abschnitt — Oculus, Pars posterior
1. Gallenblasenpunkt (1. Gbl)
202
r+l

Am äußersten lateralen Rand der Orbita über dem seitlichen Augenwinkel am Übergang des senkrechten Randes des Processus frontosphenoidalis in die rundliche Margo infraorbitalis des Os zygomaticus eingebettet. Siehe B I, Tafel 10 und Tafel 30.
Zu dem hinteren Augenabschnitt sind die Netzhaut, Gefäßaderhaut, der Augenhintergrund sowie die Eintrittsstelle des Nervus opticus zu zählen.

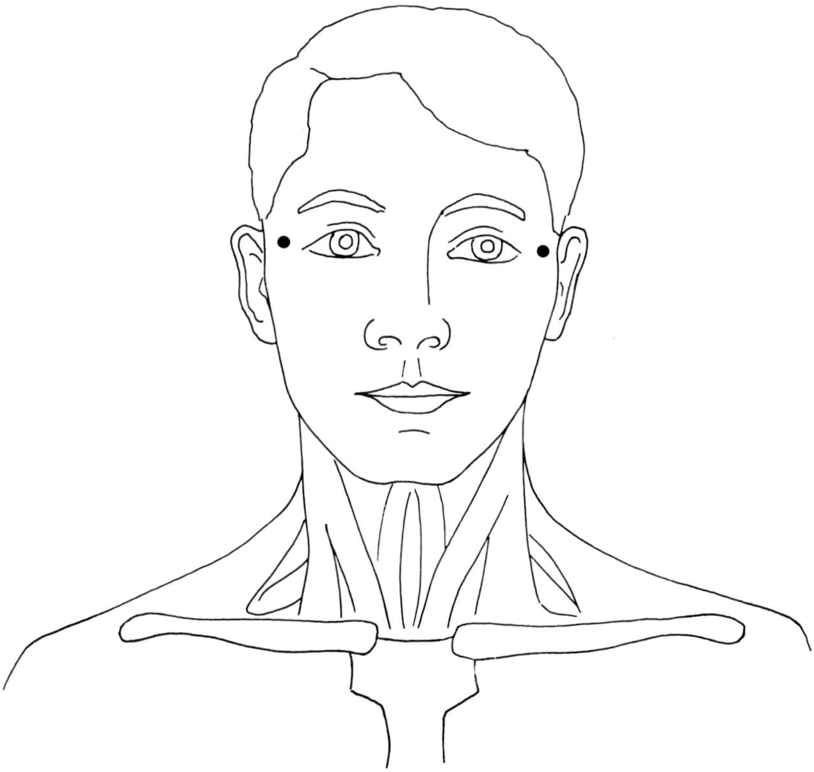

Abb. 45: Meßpunkt Augen — hinterer Abschnitt = 1. Gallenblase

Nr. 23
Keilbeinhöhle – Sinus sphenoidalis
Kein klassischer Akupunkturpunkt
214
r+l

Die tiefer gelegenen Keilbeinhöhlen stehen durch ihre Lage in enger Beziehung mit wichtigen Organen, Gefäßen und Nerven:
zum Nervus opticus, zur Arteria carotis interna, zu dem venösen Sinus cavernosus etc.
Der Meßpunkt der Keilbeinhöhlen liegt über dem Ende der Sutura nasomaxillaris auf einem Sekundärgefäß, das den 20. Dickdarmpunkt und den ersten Blasenpunkt miteinander verbindet.
Die Auffindung des Punktes gelingt, wenn man vom unteren Rande des Os nasale von medial nach lateral bis zu dem Endpunkt der Sutura naso-maxillaris entlangfährt.
Die Keilbeinhöhle kann auch vom 13. Lymphgefäßpunkt aus (siehe Seite 90, Textband 3. Auflage) beeinflußt werden. Siehe B I, Tafel 10, und B II, Tafel 16.

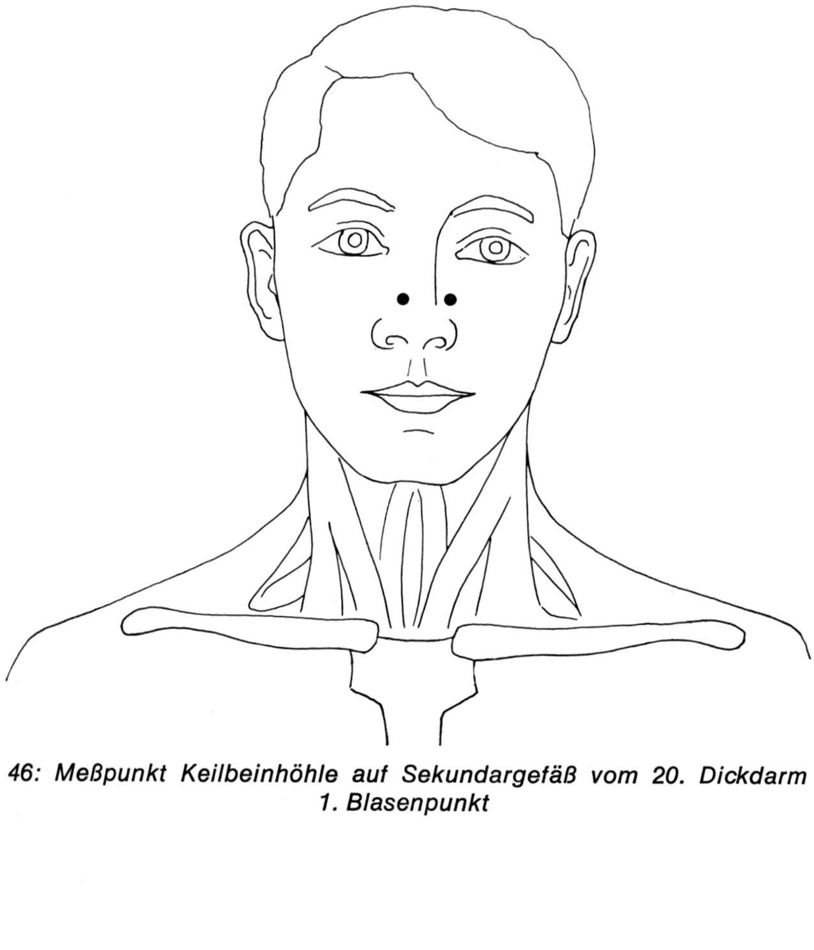

Abb. 46: Meßpunkt Keilbeinhöhle auf Sekundargefäß vom 20. Dickdarm zum 1. Blasenpunkt

Nr. 24
Siebbeinzellen – Cellulae ethmoidales
20. Dickdarmpunkt (20. Di)

215

r+l
Durch ihre schwer zugängliche Lage und ihre Abgrenzung an die Orbita sind auch die Siebbeinzellen bei der Austestung von Herden und Störfeldern des Kopfes von besonderem Interesse. In den meisten Fällen, besonders aber bei älteren Patienten, sind sie meist durch chronisch rezidivierende und nicht ganz ausgeheilte Erkältungen irritiert.
Der Meßpunkt für die Siebbeinzellen ist der 20. Dickdarmmeridianpunkt, der am Muskelwinkel zwischen dem Caput angulare des Musculus quadratus labii superioris (Musculus levator nasi et labii maxillaris lateralis) und der Pars transversalis des Musculus nasalis liegt.

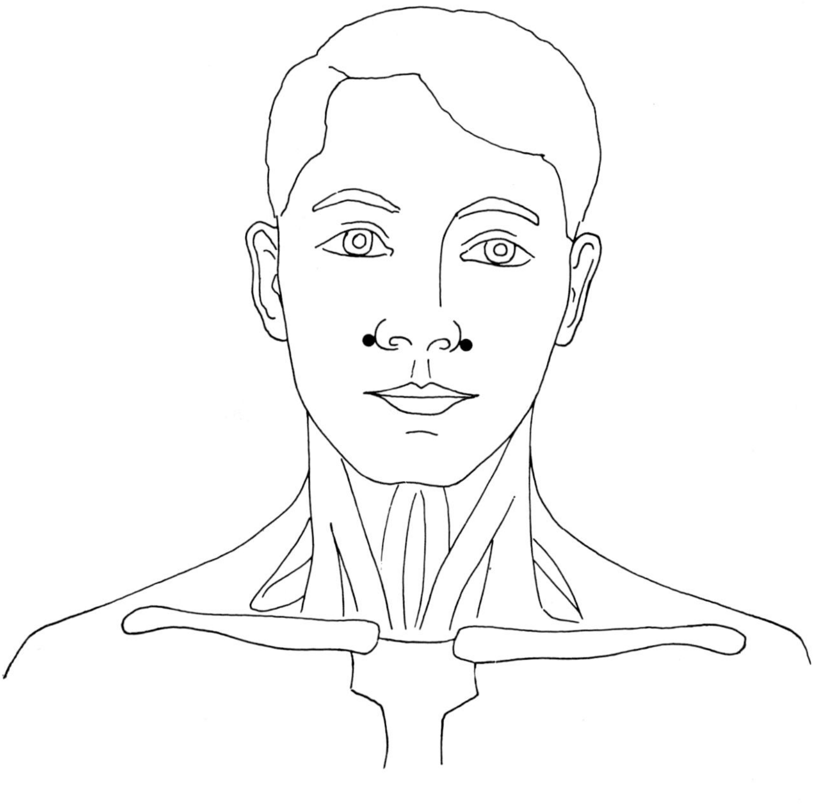

Abb. 47: Meßpunkt Siebbeinzellen = 20. Dickdarm

Man geht beim Aufsuchen dieses Punktes vom Unterrand des Nasenflügels etwa 1/4 bis 1/2 Querfinger nach lateral ab.
Mitunter liegt der Punkt in der Nasolabialfalte, gelegentlich aber auch medial von dieser. Siehe B I, Tafel 6.
Wie die Keilbeinhöhlen können auch die Siebbeinzellen vom 13. Lymphgefäßpunkt aus beeinflußt werden.
Nr. 25
Kieferhöhle – Sinus maxillaris
5. Magenpunkt (5. Ma)

203
r+l

Als größte pneumatische Höhle des Gesichtsschädels hat sie nicht nur für den Arzt eine besondere Bedeutung, sondern auch für den Zahnbehandler, zumal die Prämolaren und ersten Molaren des Oberkiefers mit ihren Wurzeln bis nahe an sie oder sogar in die Kieferhöhle selbst hineinragen.

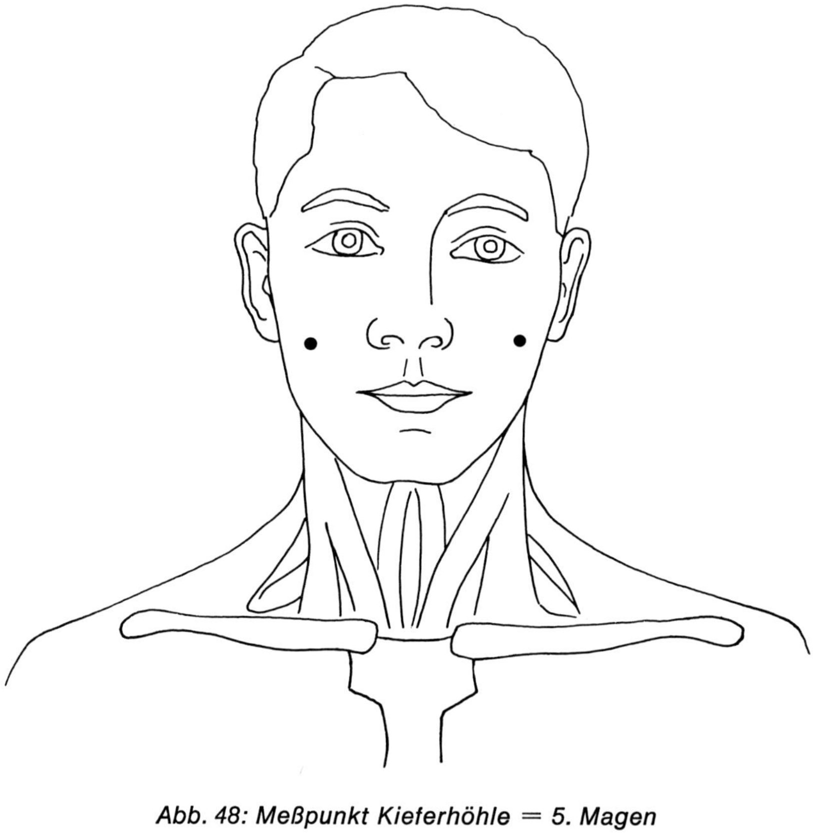

Abb. 48: Meßpunkt Kieferhöhle = 5. Magen

Der Meßpunkt für die Kieferhöhle entspricht dem 5. Magenmeridianmeßpunkt und liegt 1/2 Querfinger seitlich und oberhalb der Fossa canina am unteren Rande des Processus zygomaticus der Maxilla.
Man findet den Punkt, indem man mit der aktiven Elektrode unterhalb des Jochbeines vom unteren Rande des Processus zygomaticus des Os maxillare nach lateral bis zur Sutura zygomatico-maxillaris streicht. Der Punkt liegt genau über der Sutur.
Man kann den Punkt aber auch von der Fossa canina aus finden, indem man von dieser 1/2 Querfinger nach lateral kranial (seitlich-oben) mit der aktiven Elektrode hinauffährt.
Die Fossa canina liegt distal der Knochenerhebung, die durch die Wurzel des Eckzahnes gebildet wird. Siehe B I, Tafel 6 und Tafel 10.
Auch liegt der Meßpunkt für die Kieferhöhle 1/2 bis 1 Querfinger lateral von der Austrittsstelle des Nervus infraorbitalis und oberhalb derselben.
Eine Sekundärgefäßverbindung besteht zum 14. Lymphgefäßpunkt, von wo aus die Kieferhöhle beeinflußt werden kann (siehe Textband Seite 90). Da sowohl der Eckzahn als auch besonders die beiden Prämolaren und auch der erste Molar mit der Kieferhöhle in enger Beziehung stehen können, haben diese Meßpunkte auch für den Zahnarzt eine erhöhte Bedeutung. In die Kieferhöhle hineinragende Wurzeln, besonders der Prämolaren, können – wenn es zu einem Absterben der Zahnnerven und einem purulenten Zerfall derselben kommt – auch die Kieferhöhlen irritieren oder sogar infizieren.
Ebenso kann es bei Extraktionen solcher Zähne zu einer Eröffnung der Kieferhöhle und damit einer direkten Kommunikation mit der Mundhöhle und über diesen Artefakt wieder zu einer eitrigen Infektion der Kieferhöhle kommen. In einem solchen Falle tritt am Meßpunkt Kieferhöhle ein Zeigerabfall auf, der vorher nicht vorhanden war. Die Heilung einer solchen Verbindung zeigt sich dann durch ein gänzliches Verschwinden des Zeigerabfalles am Meßpunkt der Kieferhöhle. Unregelmäßigkeiten in den Meßergebnissen an den Kieferhöhlenmeßpunkten verpflichten daher immer wieder auch zu einer genauen Kontrolle der Zähne im Oberkiefer.
Umgekehrt sind auch bei einem Zeigerabfall an den Meßpunkten der oberen Zähne die Kiefermeßpunkte genau zu kontrollieren.

Nr. 26
Nasenhöhle – Seitenwand der Nasenhöhle mit Nasenmuscheln
19. Dickdarmpunkt (19. Di)
––––
––––
r+l
Siehe auch Nr. 19 – Nasenhaupthöhlendach

Die Seitenwand der Nasenhöhle besitzt 3 Hauptmuscheln neben Nebenmuscheln, von denen die Concha inferior die voluminöseste ist.
Der Meßpunkt 19. Dickdarm liegt am Schnittpunkt des oberen Randes des Musculus orbicularis oris und dem Seitenrand des Musculus nasalis pars alaris in Höhe der Wurzel des 1. Prämolaren. Siehe B II, Tafel 16.

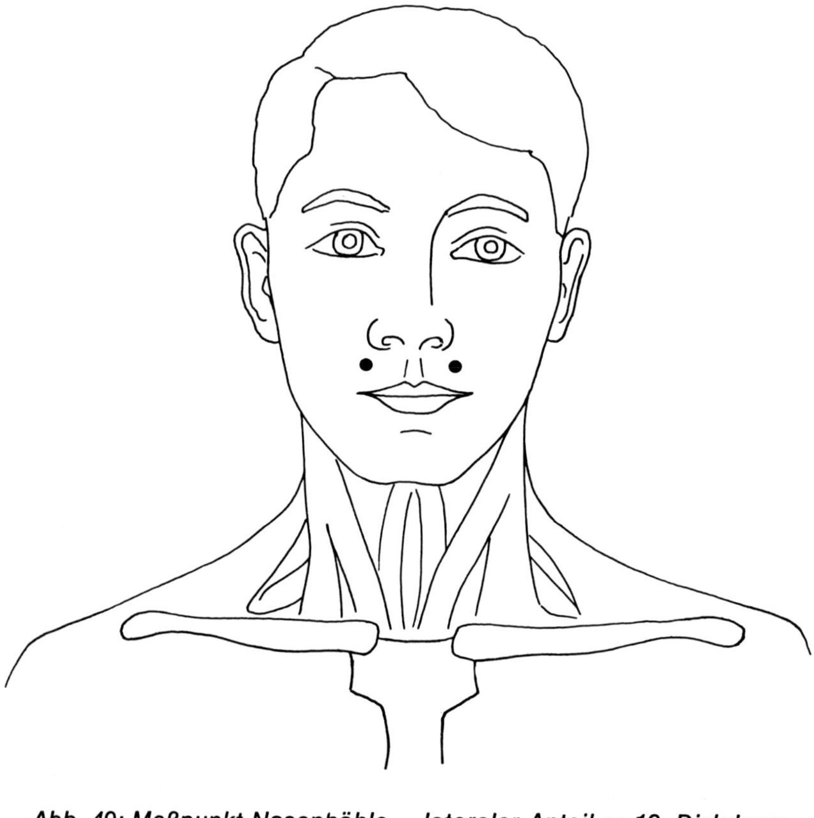

Abb. 49: Meßpunkt Nasenhöhle – lateraler Anteil = 19. Dickdarm

Nr. 27

Nasenhaupthöhle – medialer Anteil – Nasenscheidewand
Kein klassischer Akupunkturpunkt – EAV

----

r+l

Die Lage dieses Punktes ist auf einem Sekundärgefäßschnittpunkt. Das eine Sekundärgefäß geht vom 25. Gouverneurpunkt zum 19. Dickdarmpunkt und das andere vom 27. Nierenpunkt zum 1. Blasenpunkt. Der Punkt liegt am Außenrand des Musculus depressor septi in Höhe des oberen Drittels des Musculus orbicularis oris über dem mittleren Schneidezahn.
Siehe auch Nr. 19 – Nasenhaupthöhlendach auf Seite 132.

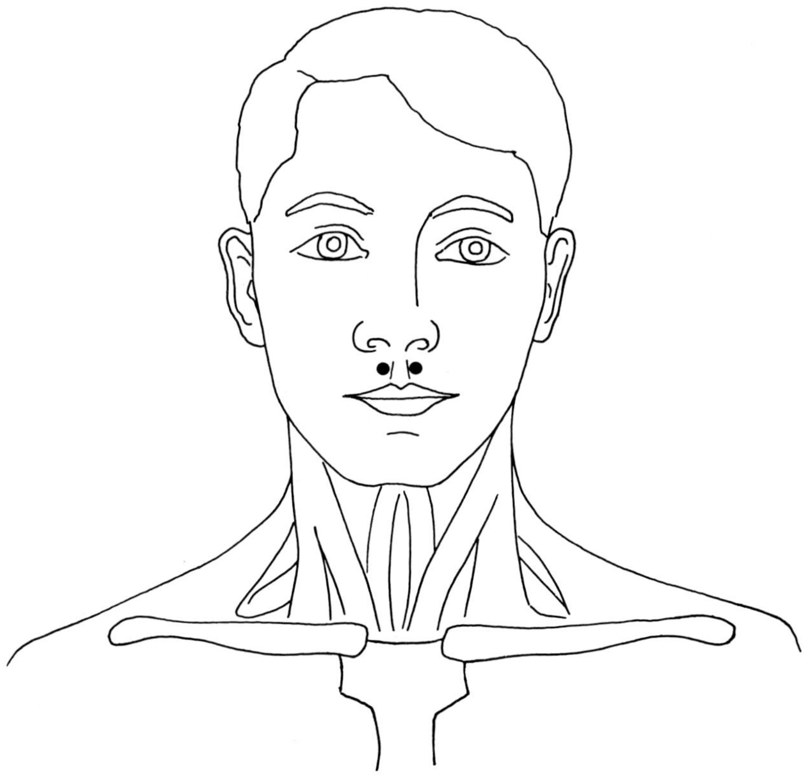

Abb. 50: Meßpunkt Nasenhöhle – medialer Anteil auf Sekundärgefäß vom 25. GG. zum 19. Di.

Nr. 28

Oberkiefer Mitte – Maxilla, Pars medialis
25. Gouverneurgefäßpunkt (25. GG)

207

Dieser Meßpunkt umfaßt die Zähne 4–1+ und +1–4 im Oberkiefer. Er liegt in der Mitte zwischen Nase und Oberlippe über der Basis des radiären Muskelfaserpaketes, das, von der Nasenmitte als Bündel kommend, im oberen Drittel auseinanderlaufend in die Ringfasermuskulatur des Musculus orbicularis oris übergeht.
Man findet den Punkt mit der Strichtechnik, indem man unterhalb der Mitte der Nase senkrecht zur Oberlippe herunterfährt und den höchsten Zeigerstand beobachtet. Siehe B I, Tafel 6.

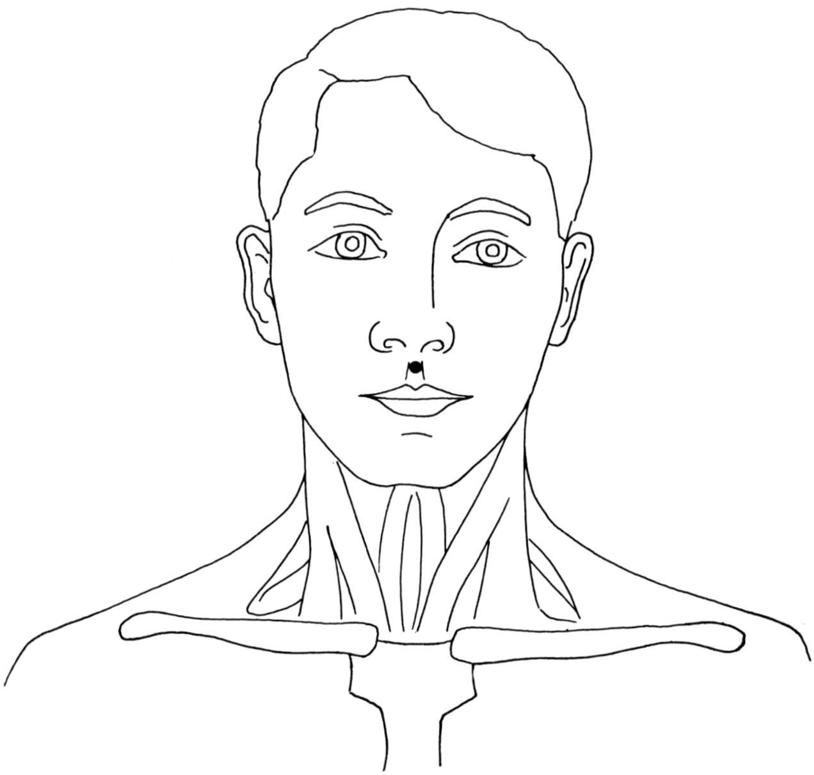

Abb. 51: Meßpunkt Maxilla Pars medialis = 25. Gouverneurgefäßpunkt

Nr. 29

Unterkiefer Mitte – Mandibula, Pars medialis
24. Konzeptionsgefäßpunkt (24. KG)

218
––––

Dieser Punkt umfaßt die Zahngruppe 4–1– und –1–4 im Unterkiefer. Er liegt in der Vertiefung zwischen Lippe und Kinnspitze. An dem Meßpunkt treffen der Außenrand des Musculus orbicularis oris und die beiden medialen Ränder des Musculus quadratus labii inferioris (mandibularis) in einem Winkel zusammen. Man findet den Punkt mit Hilfe der Strichtechnik, indem man von der Mitte der Unterlippe aus senkrecht zum Kinn hinunterfährt und den Punkt mit dem größten Zeigerausschlag beobachtet. Siehe B I, Tafel 6.

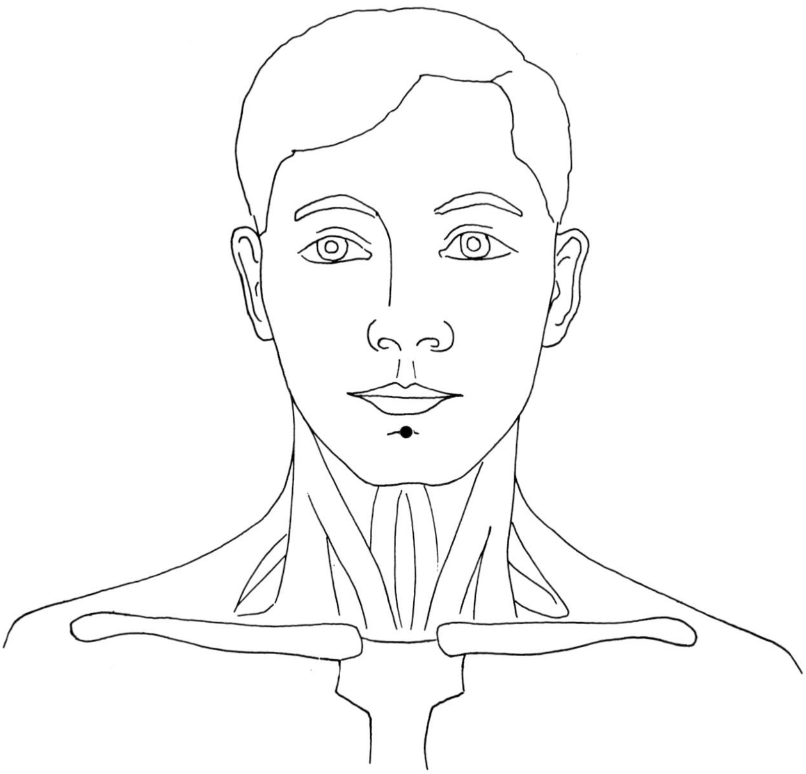

Abb. 52: Meßpunkt Mandibula Pars medialis = 24. Konzeptionsgefäßpunkt

Nr. 30

Oberkiefer Seite – Maxilla, Pars lateralis
7. Magenpunkt (7. Ma)

208
r+l

Der Meßpunkt, 7. Magenpunkt, für diese Zahngruppe, die die Zähne +5 – 8 und 8 – 5 + (links bzw. rechts) im Oberkiefer erfaßt, liegt über dem Winkel, der vom lateralen Rand des Musculus caninus (Musculus levator anguilaris) und dem medialen Rand des Musculus zygomaticus (major) gebildet wird. Etwa ½ bis ¾ Querfinger vom Mundwinkel auf einer Linie, die vom Mundwinkel in einem Winkel von 135 Grad schräg nach oben-außen (cranial-lateral) dahinzieht.
Der Abstand vom Mundwinkel ist von der Größe des Mundes abhängig.
Die Auffindung des Punktes erfolgt am besten durch Strichtechnik. Siehe B II, Tafel 37.

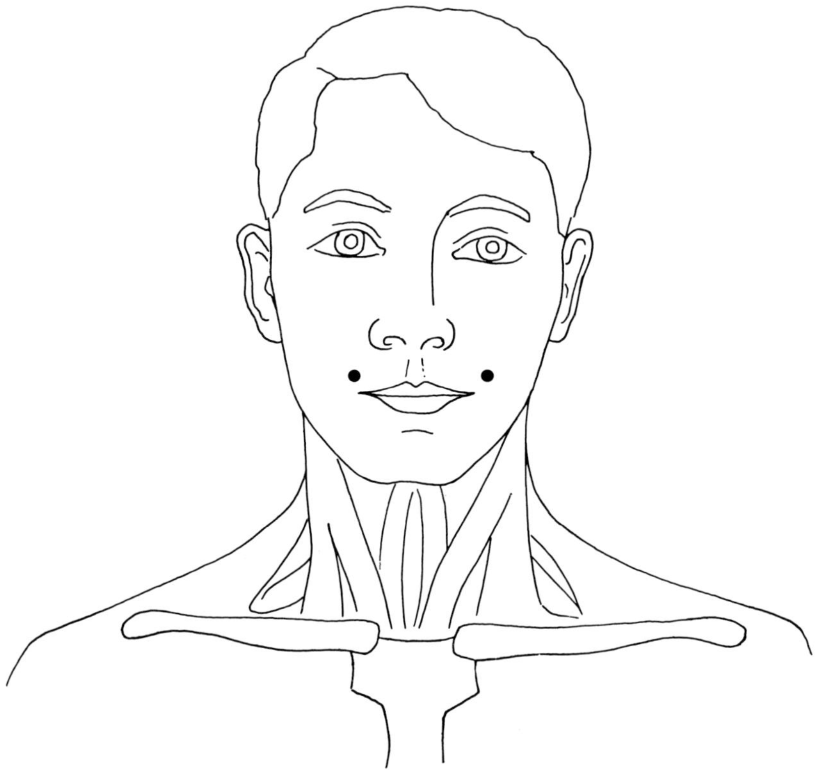

Abb. 53: Meßpunkt Maxilla Pars lateralis = 7. Magen

Nr. 31
Unterkiefer Seite – Mandibula, Pars lateralis
8. Magenpunkt (8. Ma)

210
r+l

Dieser Punkt umfaßt die Zahngruppe – 8 – 5 – und – 5 – 8 – im Unterkiefer rechts bzw. links. Er zeigt aber auch Veränderungen an, die im retromolaren Raume – im Gebiet des 9. Odonton nach *Voll* –liegen.
Er liegt über dem Muskelwinkel zwischen dem Musculus orbicularis oris und dem medialen Rand des Musculus triangularis sowie dem Hinterrand des Musculus zygomaticus (major). Auch dieser Punkt wird mit Hilfe der Strichtechnik gefunden, indem man vom Mundwinkel aus in einem Winkel von 135 Grad schräg nach unten außen fährt und etwa $^{1}/_{4}$ Querfinger weit davon entfernt unterhalb vom Mundwinkel den höchsten Zeigerausschlag findet.
Der Punkt liegt unterhalb des Oberkieferseitenmeßpunktes, etwas näher zum Mundwinkel hin. Siehe B II, Tafel 37.

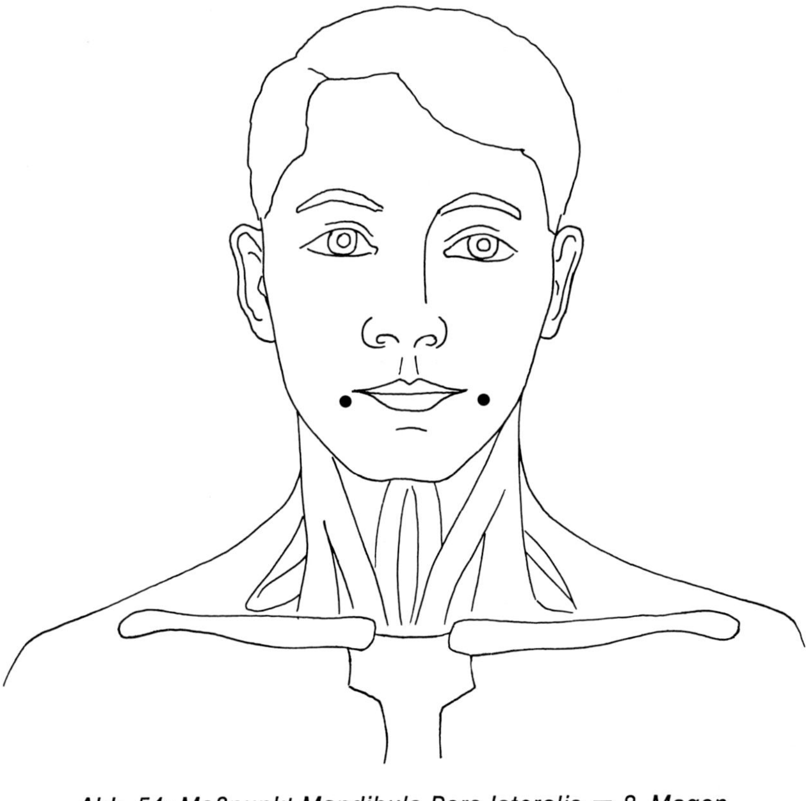

Abb. 54: Meßpunkt Mandibula Pars lateralis = 8. Magen

Nr. 32

Kiefergelenk – oberer Anteil
23. Dreifacherwärmerpunkt (23. – 3. E)
(Endokrines System)

205
r+l

Das Kiefergelenk wird durch eine Knorpelplatte, den Diskus, in eine obere und eine untere Hälfte geteilt.
Der Punkt für den oberen Anteil des Kiefergelenkes entspricht dem 23. – 3. E-Punkt und liegt vor dem Tragus in der Höhe des Ohreinganges, knapp am unteren Rande des Arcus zygomaticus. Siehe B I, Tafel 8 und Tafel 30.

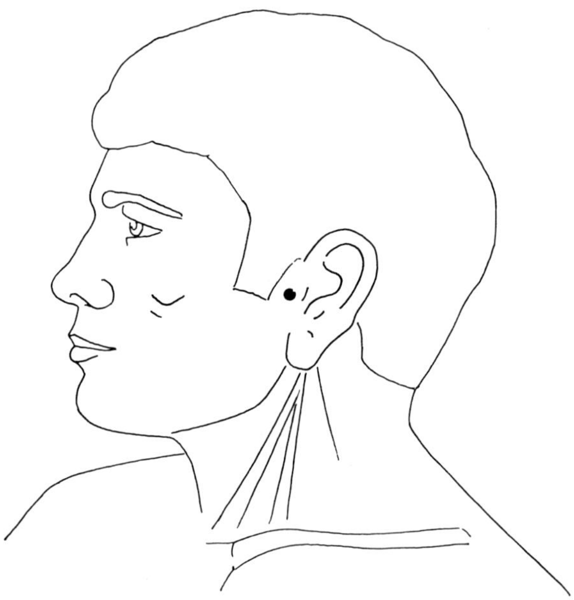

Abb. 55: Meßpunkt Kiefergelenk – oberer Anteil = 23. Dreifacherwärmer

Nr. 33

Kiefergelenk – unterer Anteil
2. Magenpunkt (2. Ma)

206
r+l

Der Punkt liegt über dem Übergang vom Collum mandibulae zum Capitulum, d. h. am Knochenwinkel zwischen Hals und Köpfchen des Gelenksfortsatzes der Mandibula. Siehe B I, Tafel 8 und Tafel 32.

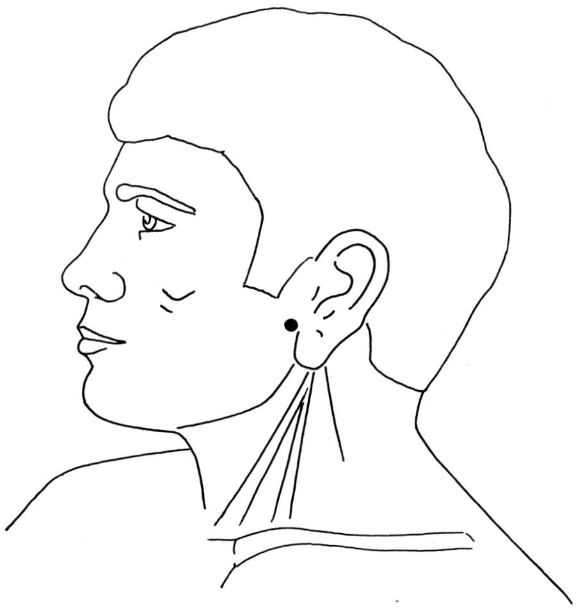

Abb. 56: Meßpunkt Kiefergelenk – unterer Anteil = 2. Magen

Nr. 34

Zungentonsillen – Tonsilla lingualis
Kein klassischer Akupunkturpunkt – 3a. Magen –

216
r+l

Dieser Meßpunkt liegt auf einem zusätzlichen Punkt des Magenmeridians zwischen dem 3. und 4. Magenpunkt über dem vorderen Rand des Musculus masseter über dem sehnigen Anteil desselben in Höhe des Meßpunktes der Oberkiefermitte.
Man fährt mit der Punktelektrode am Masseterrand von oben nach unten entlang und beobachtet den höchsten Ausschlag des Zeigers. Einseitige Zungenschwellung, die bis zur Imprägnation unterer Zähne am Zungenrand führen, können hier diagnostiziert werden. Ebenso können über diesen Punkt Zungentonsillenerkrankungen behandelt werden. Siehe B I, Tafel 6.

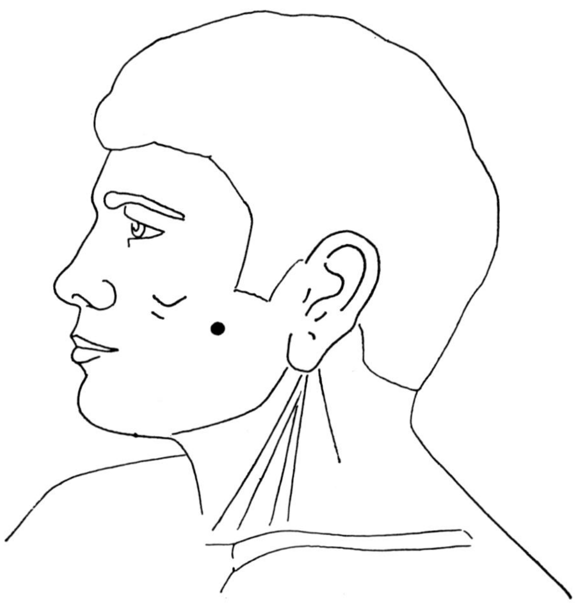

Abb. 57: Meßpunkt Zungentonsille = 3a. Magen

Nr. 35

Unterkieferspeicheldrüse — Glandula submandibularis
Kein klassischer Akupunkturpunkt — 8a. Magen —

209
r+l
Der Meßpunkt für die Unterkieferspeicheldrüse liegt zwischen dem 8. und 9. Magenpunkt über dem Unterkieferrand, etwa 1 Querfinger vom Vorderrand des Musculus masseter entfernt nach vorne im Zwischenraum zwischen dem Vorderrand des Musculus masseter und dem Hinterrand des Musculus triangularis (Musculus depressor anguli oris). Siehe B I, Tafel 7.
Speichelbildung und Speichelfluß sowie Vorhandensein von Speichelsteinen können über diesen Punkt diagnostiziert und behandelt werden.

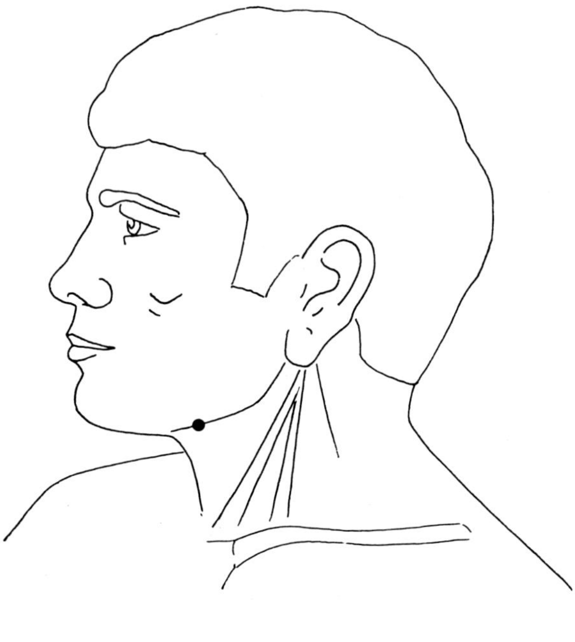

Abb. 58: Meßpunkt Unterkieferspeicheldrüse = 8a. Magen

C) Meßpunkte der Hals- und Nackenregion:

Nr. 36

Rachenmandel – Tonsilla pharyngea
Kein klassischer Akupunkturpunkt –
23c. Konzeptionsgefäßpunkt (23c. KG)

219

Die Tonsilla pharyngea liegt an der oberen Wand des Pharynx. Bei nicht vollständiger und einwandfreier Ektopie derselben oder nach schwerer chronischer Veränderung der Rachenmandeln können Adenoidreste zurückbleiben, die als „Narbenreste" weiter streuen und ein Herdgeschehen aufrechterhalten.
Die so zurückbleibenden Adenoidreste können aber auch das Ostium der Tuba auditiva verlegen und zu „dumpf" empfundenen Hörstörungen führen.
Der Meßpunkt ist ein zusätzlicher Akupunkturpunkt, der auf dem Konzeptionsgefäß zwischen dem 23. und 24. Konzeptionsgefäßpunkt liegt, genau unterhalb der Spina mentalis, zwischen dem Ursprung des vorderen linken und rechten Bauches des Musculus digastricus (auch Musculus biventer mandibulae). Siehe B I, Tafel 7.

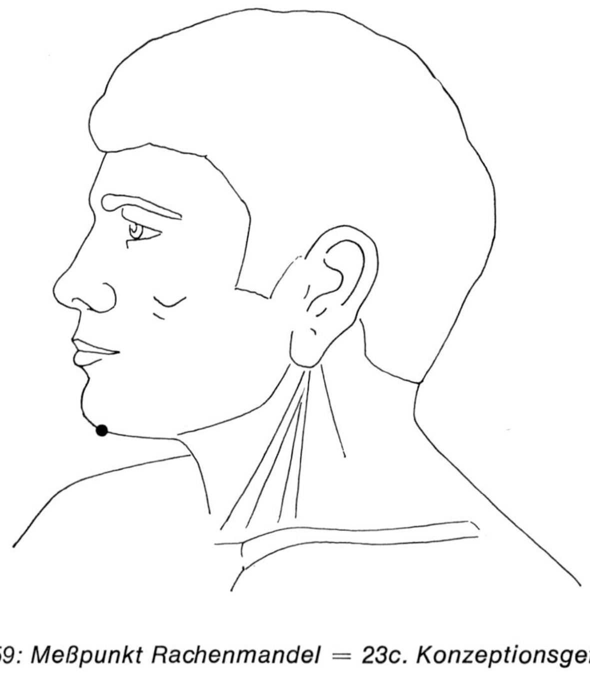

Abb. 59: Meßpunkt Rachenmandel = 23c. Konzeptionsgefäßpunkt

Nr. 37

Unterzungenspeicheldrüse – Glandula sublingualis
Kein klassischer Akupunkturpunkt –
23b. Konzeptionsgefäßpunkt (23b. KG)

Zwischen dem 23. und 24. Konzeptionsgefäßpunkt (gleich dem Meßpunkt für die Zunge) gelegen, auf halbem Wege zwischen dem Zungenmeßpunkt und dem unteren Rand der Kinnspitze über der Raphe des Musculus mylohyoideus. (In der Mitte zwischen Zungenbein und innerem Unterkieferwinkel.)
Veränderungen im Wurzelbereich der unteren Zähne (Mandibula) können durch Einbeziehung der Speicheldrüsen im Zungenbodenbereich zu einer Mitbeteiligung derselben führen, was sich wiederum an den zuständigen Meßpunkten auswirkt. Siehe B I, Tafel 7.

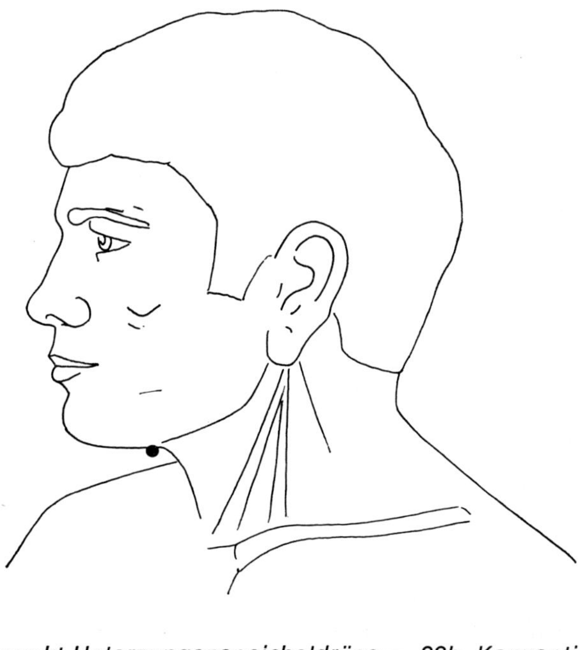

Abb. 60: Meßpunkt Unterzungenspeicheldrüse = 23b. Konzeptionsgefäßpunkt

Nr. 38

Zunge — Lingua
Kein klassischer Akupunkturpunkt —
23a. Konzeptionsgefäßpunkt (23a. KG)

211

Der Punkt liegt auf dem Konzeptionsgefäß, zwischen dem 23. und 24. Gefäßpunkt über der Mitte des Zungenbeinkörpers. Siehe B I, Tafel 7.
Eine krankhaft veränderte oder lymphatisch angeschwollene Zunge kann für den Kieferorthopäden bedeutende Schwierigkeiten bereiten und seine kieferorthopädischen Maßnahmen sehr beeinträchtigen.
Über den angegebenen Punkt können solche Veränderungen der Zunge diagnostiziert und therapeutisch beeinflußt werden.

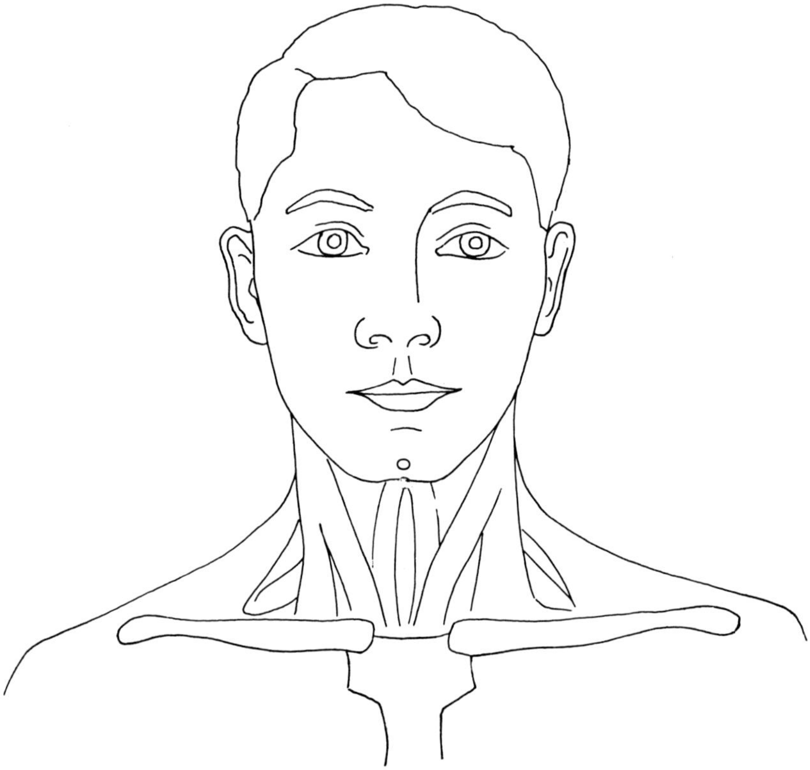

Abb. 61: Meßpunkt Zunge = 23a. Konzeption.
Das Kinn verdeckt die Lage des Punktes über dem Zungenbeinkörper.

Nr. 39

Kehlkopf
21. Konzeptionsgefäßpunkt (21. KG)

In der Mittellinie des Halses über dem unteren freien Rand des Ligamentum interclaviculare oberhalb der Incisura jugularis. Siehe B I, Tafel 13.
Neuerdings steht für den Kehlkopfmeßpunkt auch der nicht klassische Akupunkturpunkt des von *Voll* gefundenen 8b. Lungenmeridianpunktes zur Verfügung. Der Punkt liegt kranial des Handgelenkes auf dem Lungenmeridian an der volaren Seite des Radiusknochens im Winkel, der von der Absetzleiste des distalen Kopfes des Radiusknochens und der kranial verlaufenden radialen Knochenleiste desselben liegt. Er ist hier leicht zu finden. Siehe B II, Tafel 17.
Kehlkopfmandelmeßpunkt siehe Nr. 42 auf Seite 156.

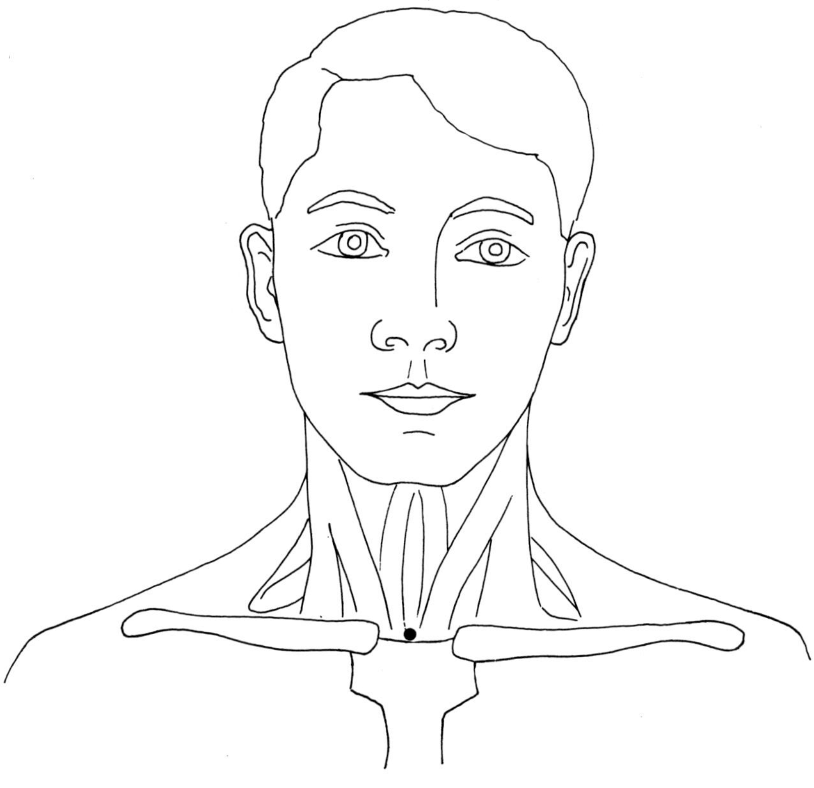

Abb. 62: Meßpunkt Kehlkopf = 21. Konzeptionsgefäßpunkt

Nr. 40

Gaumenmandel – Tonsilla palatina
8b. Magenpunkt (8b. Ma)
Kein klassischer Akupunkturpunkt
r+l
Siehe auch Nr. 55 auf Seite 170 – Lymphgefäß.

Die Tonsilla palatina liegt im Isthmus faucium. Ihr eigentlicher Meßpunkt ist der 1. Lymphgefäßpunkt, siehe unter Nr. 55.
Die Tonsilla palatina kann aber auch über den nicht klassischen Akupunkturpunkt auf dem Magenmeridian – 8b. Ma gemessen werden. Dieser Punkt liegt am Außenrand des Musculus mylohyoideus in der Mitte zwischen Corpus des Os hyoideum und innerem Unterkieferrand. Siehe B II, Tafel A 24a. Dieser Meßpunkt der Tonsilla palatina ist wichtig bei Daumenamputierten.

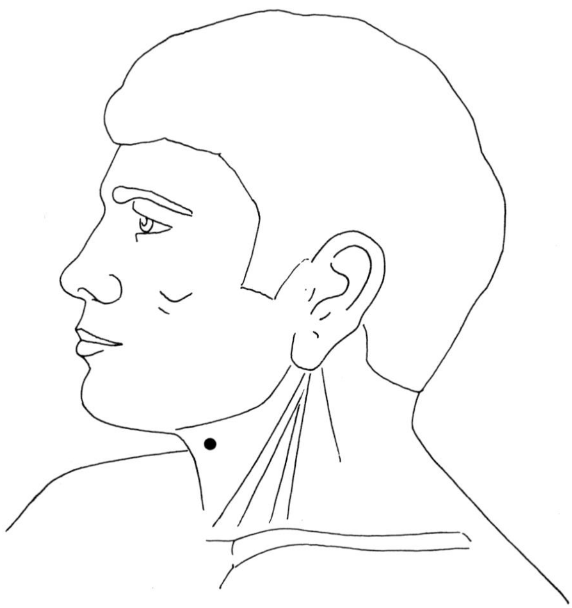

Abb. 63: Meßpunkt Gaumenmandeln = 8 b. Magen

Nr. 41

Tubenmandel – Tonsilla tubaria
18. Dickdarmpunkt (18. Di)

608 und 220
r+l

Die Tonsilla tubaria liegt in der seitlichen Wand des Pharynx. Ihr Meßpunkt über dem Vorderrand des Musculus sternocleidomastoideus in der Höhe des Zungenbeines.
Zum Aufsuchen der Meßpunkte fährt man mit der Punktelektrode am Vorderrand des Musculus sternocleidomastoideus von oben nach unten und findet den höchsten Meßwert in der Höhe des Zungenbeines. Siehe B I, Tafel 9.
Die Tonsilla tubaria kann auch über den Lymphgefäßpunkt 1a. gemessen werden. (Siehe Seite 171).

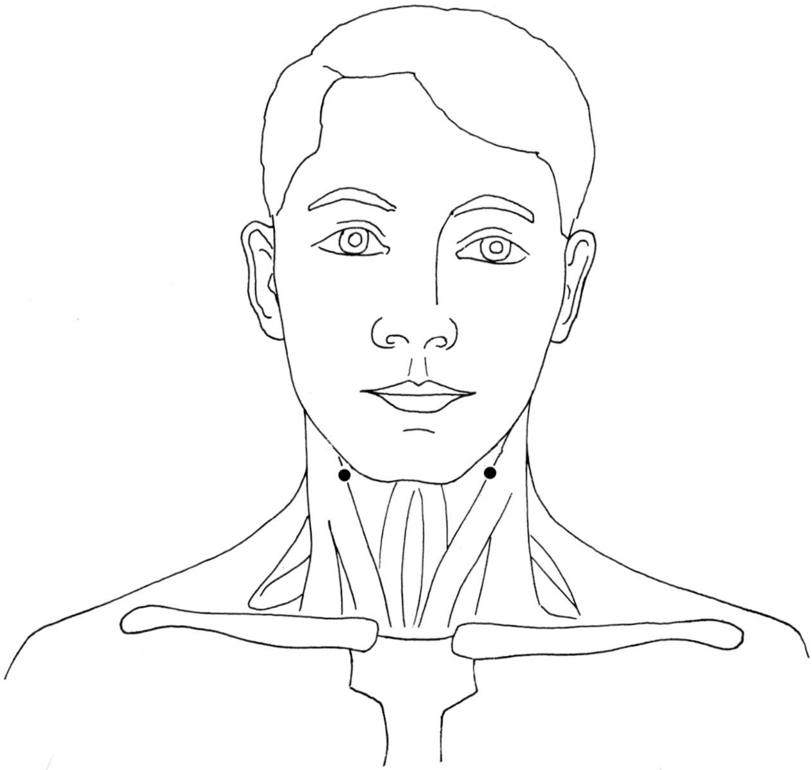

Abb. 64: Meßpunkt Tubenmandel = 18. Dickdarm

Nr. 42
Kehlkopfmandel – Tonsilla laryngea
17. Dickdarmpunkt (17. Di)
221
r+l

Die Larynxtonsille oder Kehlkopfmandel liegt im mittleren Stockwerk des Kehlkopfes im Ventriculus laryngis. Es ist ein winzig kleines Organ. Bei streuender Herdbelastung durch die Kehlkopfmandeln klagt der Patient oft über rezidivierende Halswirbelsäulenbeschwerden.
Der dazugehörige Meßpunkt liegt über der Mitte zwischen dem sternalen und dem klavikularen Anteil des Musculus sternocleidomastoideus auf der Höhe des oberen Randes des Schildknorpels, etwa ½ querfingerbreit unterhalb des Meßpunktes für die Tubenmandel. Siehe B I, Tafel 9.
Man fährt mit der Punktelektrode im Sulkus zwischen den beiden Anteilen des Musculus sternocleidomastoideus herab bis ½ querfingerbreit unterhalb des Meßpunktes für die Tubenmandel. Die Kehlkopfmandel besitzt Sekundärgefäßverbindungen zum 12. Lymphgefäßpunkt und kann auch von hier aus beeinflußt werden.
Kehlkopfmeßpunkt siehe Nr. 39 auf Seite 153.

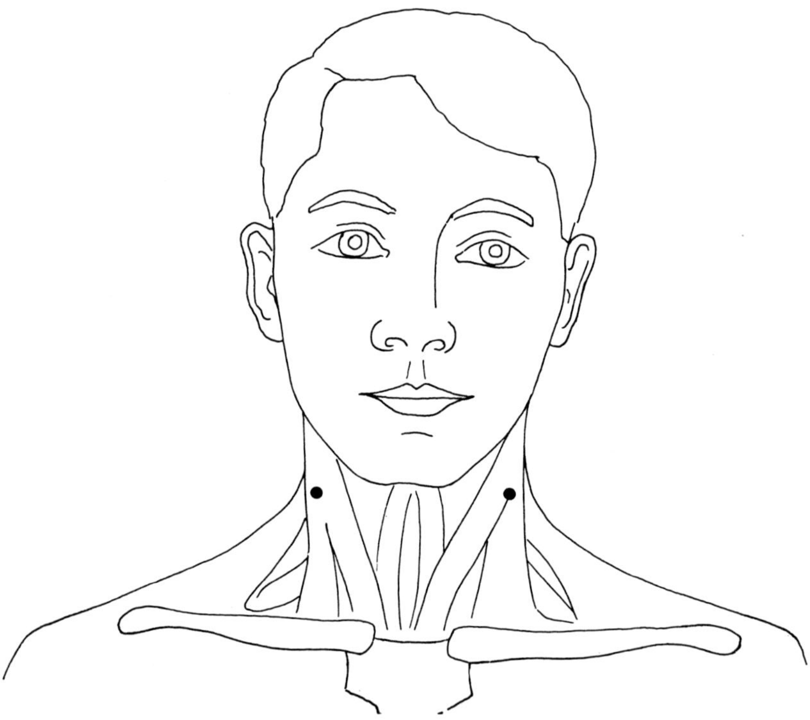

Abb. 65: Meßpunkt Kehlkopfmandel = 17. Dickdarm

Nr. 43

Ohrspeicheldrüse – Parotis
3. Magenpunkt (3. Ma)
217
r+l

Der Punkt liegt am Unterkieferwinkel über dem Hinterrand des Musculus masseter. Siehe B I, Tafel 18 und Tafel 32.

Meßpunkt Glandula submandibularis siehe Nr. 35 auf Seite 149.
Meßpunkt Glandula sublingualis siehe Nr. 37 auf Seite 151.

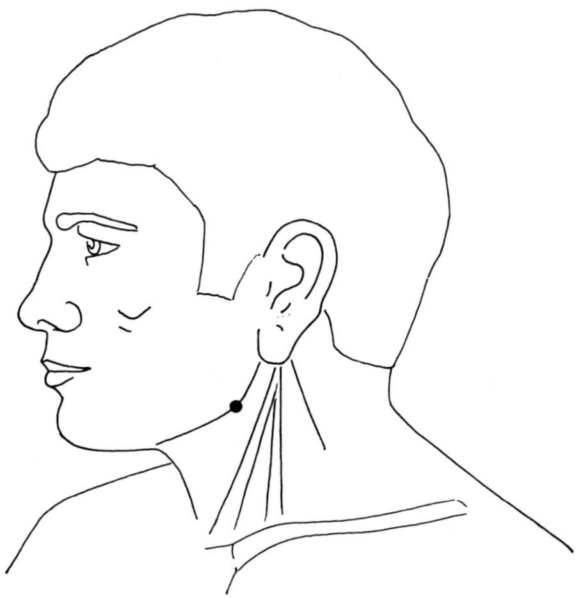

Abb. 66: Meßpunkt Ohrspeicheldrüse = 3. Magen

Nr. 44

Nebenschilddrüse – Glandula parathyreoidea
9. Magenpunkt (9. Ma)
102
r+l

Am medialen Rande des Trigonum caroticum, in der Höhe des Adamsapfels (der am stärksten vortretende Teil des Schildknorpels) gelegen, etwa 1½ Querfinger von der Mittellinie entfernt am Vorderrand des oberen Bauches des Musculus omohyoideus und des Seitenrandes des Musculus sternohyoideus. Siehe B I, Tafel 9.

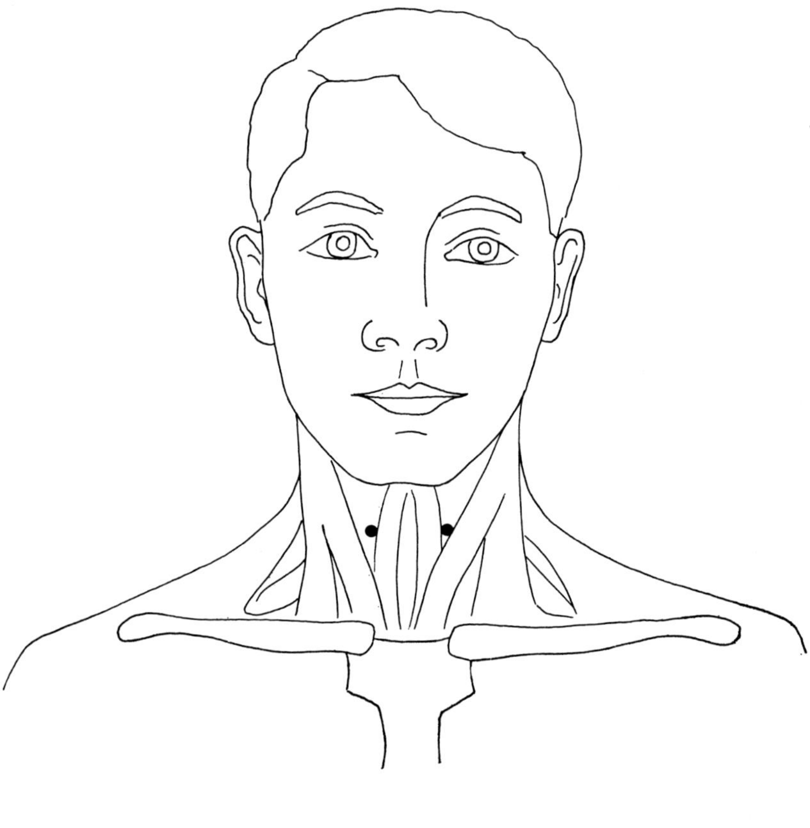

Abb. 67: Meßpunkt Nebenschilddrüse = 9. Magen

Nr. 45

Schilddrüse – Glandula thyreoidea

10. Magenpunkt (10. Ma)

119

r+l

Im unteren Winkel des Trigonum caroticum auf der Höhe des oberen Randes des Ringknorpels im Muskelwinkel vom Außenrand des oberen Bauches des Musculus omohyoideus und dem Vorderrand des Musculus sternocleidomastoideus gelegen.
Das Trigonum caroticum wird am besten sicht- und tastbar, wenn der Kopf nach rückwärts und leicht zur entgegengesetzten Seite gebogen wird. Bei der Testung der Thyreoidea muß darauf geachtet werden, daß dieser Punkt nicht mit dem etwas weiter unten brustwärts gelegenen Meßpunkt für den Vagus verwechselt wird.
Veränderungen der Meßwerte an diesen Punkten finden sich nicht nur bei lokalen Erkrankungen des Organes selbst – die durch einen Isotopenfunktionstest verifiziert werden können –, sondern auch bei Störungen im Hormonalhaushalt.

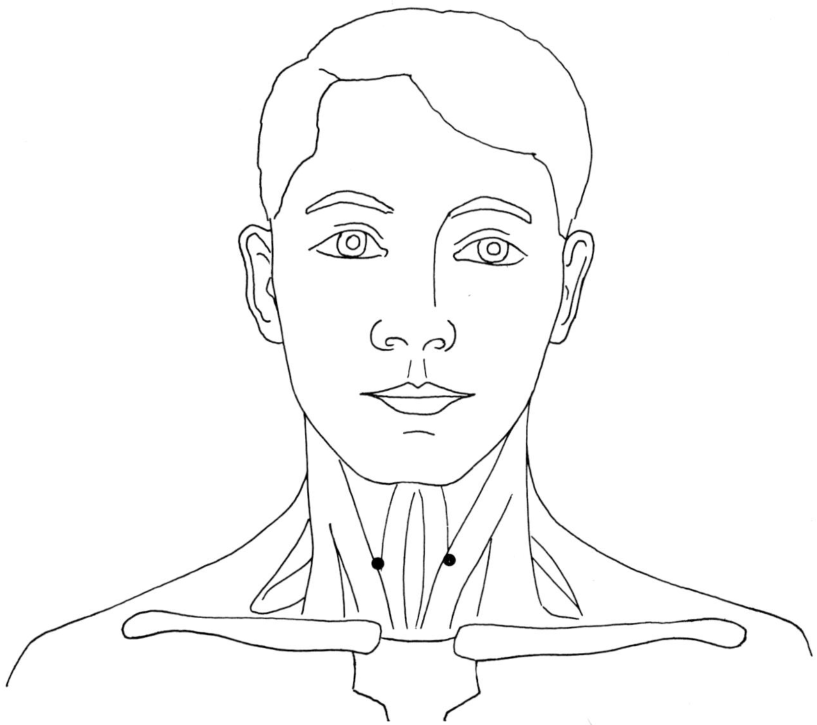

Abb. 68: Meßpunkt Schilddrüse = 10. Magen

Nr. 46

Vagus
Kein klassischer Akupunkturpunkt — 10a. Ma
120
r+l

Der Meßpunkt für den Vagus liegt über dem untersten Teil des Muskelwinkels, der vom Vorderrand des Musculus sternocleidomastoideus und dem Seitenrand des Musculus sternohyoideus gebildet wird. Siehe B I, Tafel 7.
Man fährt mit der Punktelektrode am Vorderrand des Musculus sternocleidomastoideus von oben nach unten hinab, bis man in der Höhe des oberen Randes des mittleren Abschnittes des Ringknorpels auf den genannten Muskelwinkel trifft. Durch Vergleich mit den Meßwerten am Sympathikus können Rückschlüsse auf die jeweiligen vorherrschenden sympathikotonen oder vagotonen Zustände der beiden Körperhälften gezogen werden.

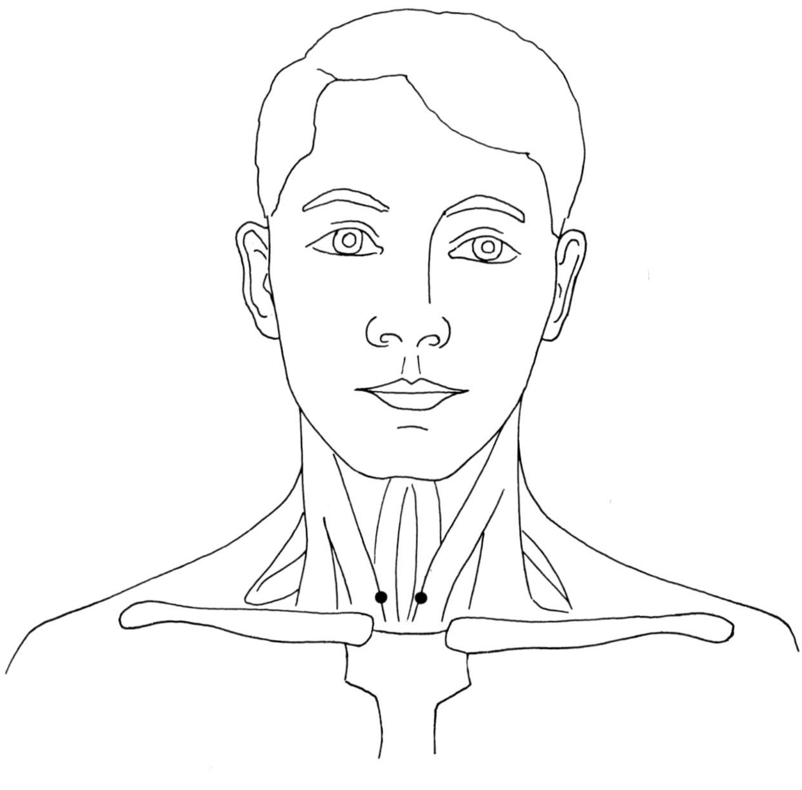

Abb. 69: Meßpunkt Vagus = 10a. Magen

Nr. 47

Thymus
11. Magenpunkt (11. Ma)
104
r+l

Am medialen Ende der Klavikula zwischen dem sternalen und dem klavikularen Ansatz des Musculus sternocleidomastoideus über dem unteren freien Rand des Ligamentum interclaviculare (siehe B I, Tafel 7). Einen Insuffizienzwert der Thymusmeßpunkte findet man u. a. bei Schwäche der Aufhängebänder von Organen, bei Bänderinsuffizienz von Wirbelsäulen- und Gelenkerkrankungen sowie bei chronischen Toxikosen.

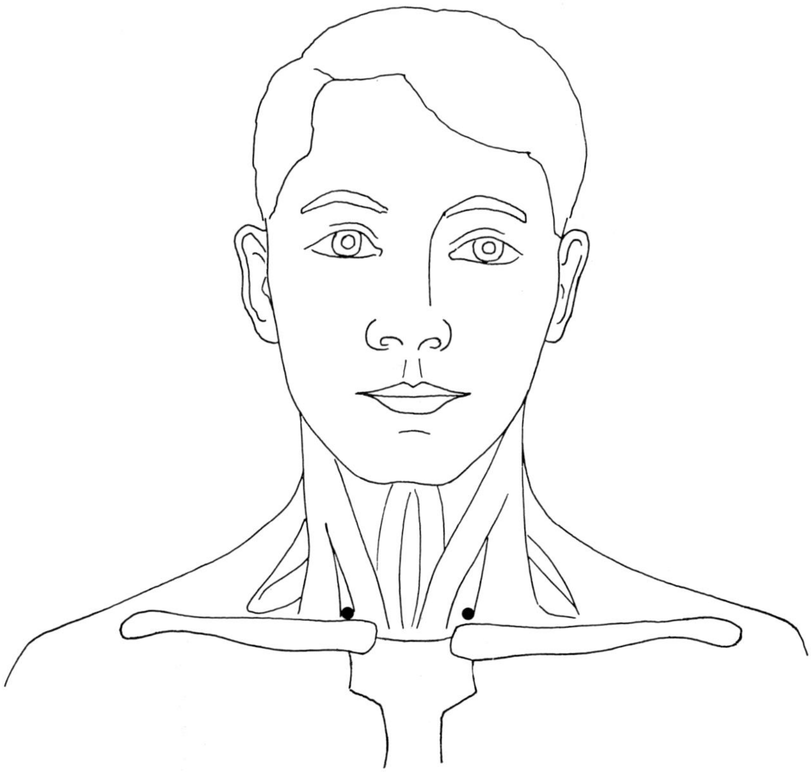

Abb. 70: Meßpunkt Thymus = 11. Magen

Nr. 48

Lymphgefäßpunkt 11 – von *Voll* gefunden
11. Lymphgefäßpunkt (11. Ly)

––––

r+l

Der Meßpunkt 11. Lymphgefäß liegt im Trigonum omoclaviculare 2 Querfinger oberhalb des kranialen Randes der Klavikula und 1 Querfinger seitlich vom Hinterrand des Sternokleidomastoideus. Siehe B I, Tafel 7.

Er ist zuständig für das Lymphgeschehen:

1. im vegetativen Nervensystem
2. für die endokrinen Drüsen
   a) Hypophyse
   b) Thymus
   c) Schilddrüse
   d) Nebenschilddrüse
3. für die Leber
4. für die Gallenblase
5. für den Magen
6. für den Pankreas bzw. für die Milz
7. für die Nieren

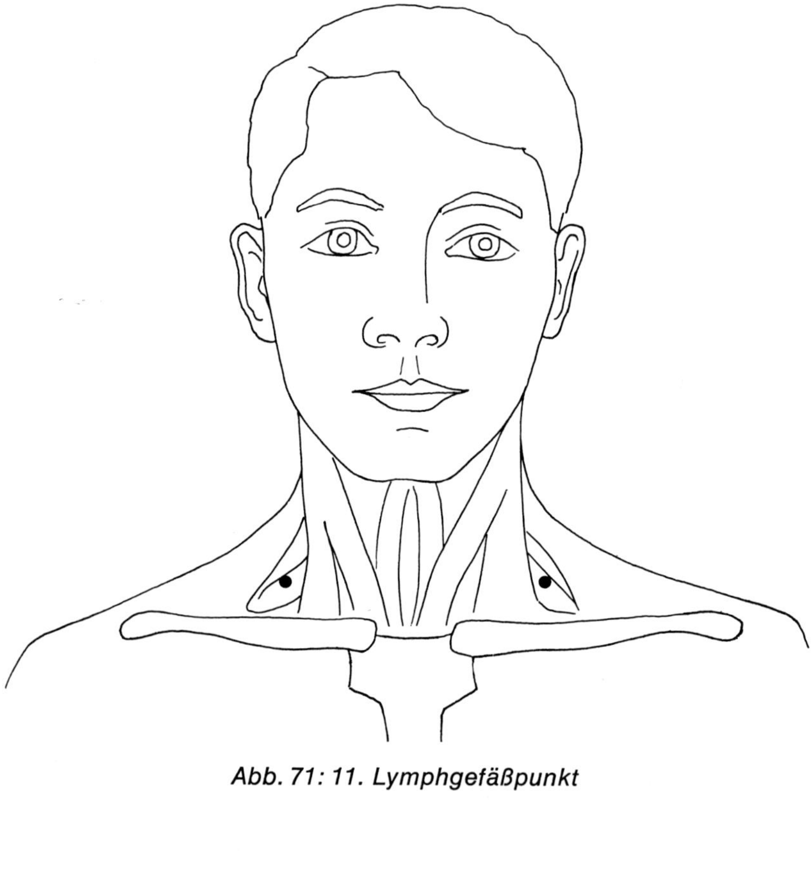

Abb. 71: 11. Lymphgefäßpunkt

Nr. 49

Lymphgefäßpunkt 12 – von *Voll* gefunden

12. Lymphgefäßpunkt (12. Ly)

– – – –

r+l

Der 12. Lymphgefäßpunkt liegt oberhalb des 11. Lymphgefäßpunktes in der Regio colli lateralis, über dem Muskelwinkel zwischen dem medialen Rand des Musculus levator scapulae oder dem Hinterrand des Musculus scalenus posterioris (dorsalis) und dem Vorderrand des Musculus trapezius im Trigonum colli laterale oberhalb des Trigonum omoclaviculare, etwa 1 querfingerbreit oberhalb der Margo cranialis der Skapula am Vorderrand des Musculus trapezius. Siehe B I, Tafel 7.

Man findet den Punkt, wenn man nach *Voll* an der Oberkante der Klavikula bis zum Vorderrand des Musculus trapezius entlangfährt (11. Ly) und von hier dann am Muskel entlang nach oben kranial geht, bis man durch Hochheben und Senken des abgewinkelten Armes den kontrahierten medialen Rand des Musculus levator scapulae über dem Trapeziusrand tastet.

Dieser 12. Lymphgefäßpunkt hat direkte Beziehungen zu

1. der Wirbelsäule
2. der Medulla oblongata
3. der Niere
4. der Milz
5. dem Pankreas
6. dem Magen
7. den 5 Tonsillen

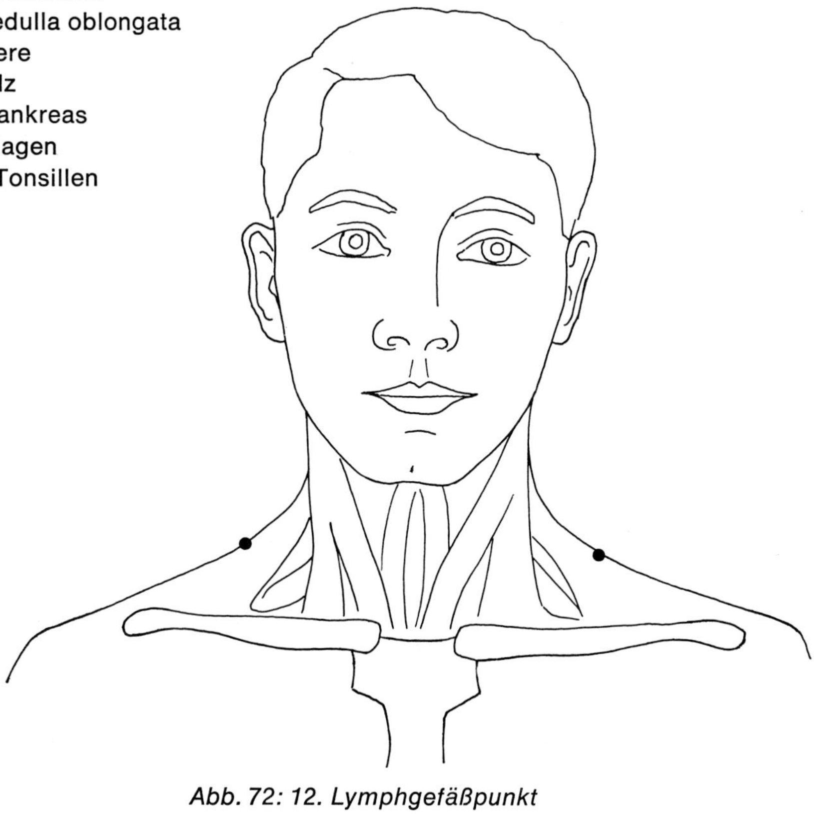

Abb. 72: 12. Lymphgefäßpunkt

Nr. 50

Lymphgefäßpunkt 13 – von *Voll* gefunden

13. Lymphgefäßpunkt (13. Ly)

––––

r+l

Der Punkt liegt über den quer verlaufenden Bündeln des Musculus trapezius in Höhe der Spitze des Processus spinosus des 6. Zervikalwirbels, etwa 4 querfingerbreit lateral desselben. Siehe B I, Bild 30 auf Seite 137.

Am besten wird hier die horizontale Strichtechnik angewendet.

Der Punkt ist zuständig für das Lymphgeschehen

1. der Gallenblase und der extrahepatischen Gallengänge
2. des Sympathikus
3. vom Rückenmark
4. der Siebbeinzellen
5. der Keilbeinhöhle
6. dem Schultergelenk
7. von allen Gelenken der oberen Extremität

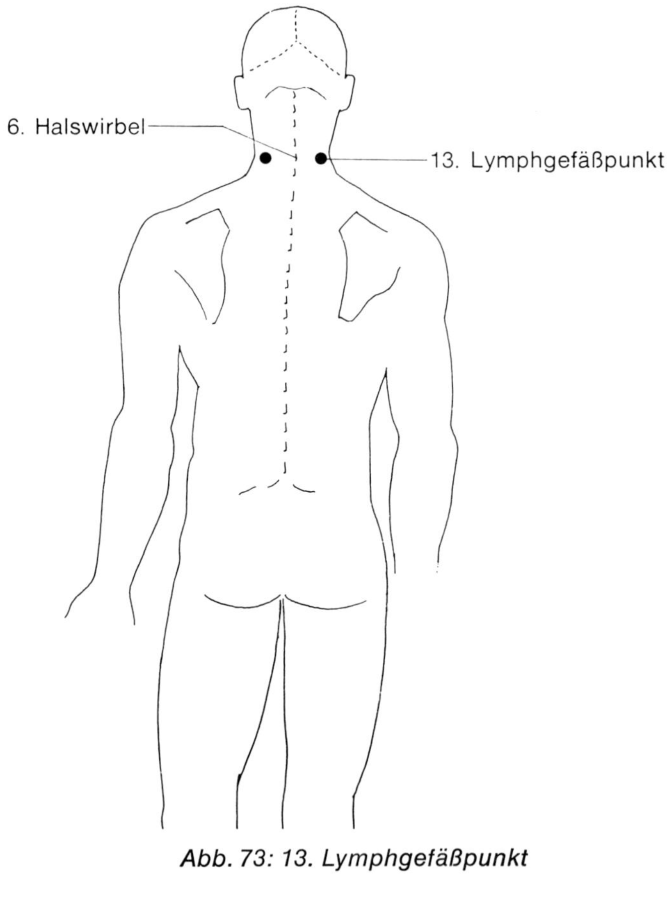

Abb. 73: 13. Lymphgefäßpunkt

Nr. 51

Lymphgefäßpunkt 14 – von *Voll* gefunden

14. Lymphgefäßpunkt (14. Ly)

––––

r+l

Der Punkt liegt über dem Musculus trapezius am oberen Rande des Musculus rhomboideus minor etwa 3 querfingerbreit horizontal – seitlich von der Spitze des Processus spinosus des 1. Thorakalwirbels. Siehe B I, Tafel 22 und Bild 30. Auch hier kommt am besten die Strichtechnik zur Anwendung. Man geht von der Spitze des Processus spinosus des 1. Thorakalwirbels horizontal nach lateral und palpiert in dieser Höhe den oberen kontrahierten Rand des Musculus rhomboideus minor durch Beugen des horizontal erhobenen Armes nach hinten. Von diesem Punkt aus können beeinflußt werden:

1. die Wirbelsäule
2. das Rückenmark
3. der urogenitale Raum
   a) die Blase
   b) die urogenitalen Anhangsgebilde

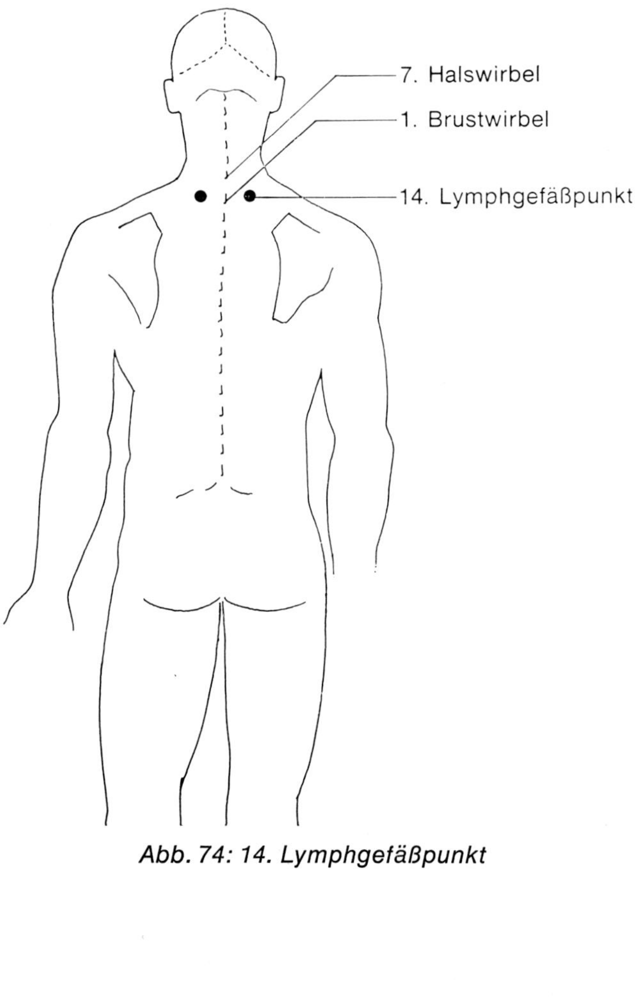

Abb. 74: 14. Lymphgefäßpunkt

4. die Kieferhöhle
5. die Stirnhöhle
6. die Epiphyse
7. die Nebenniere

Von hier aus mündet das Lymphgefäß in den nahegelegenen paravertrebral verlaufenden zweiten Ast des Blasenmeridianes in den 36. Blasenpunkt.

Nr. 52

Hypophysen-Vorderlappen — Adenohypophyse
15. Dünndarmpunkt (15. Dü)
16. Dreifacherwärmerpunkt (16. — 3. E)
21. Gallenblasenpunkt (21. Gbl)
103
r+l

Der Punkt liegt im Schnittpunkt der Meridianpunkte: 15. Dü, 16. —3.E und 21. Gbl im Trigonum colli laterale über dem Muskelwinkel zwischen dem hinteren Rand des Musculus sternocleidomastoideus und dem vorderen Rand des Musculus scalenus posterior etwa 4 querfingerbreit unterhalb des oberen Winkels des Trigonum colli laterale am hinteren Rand des Musculus sternocleidomastoideus. Man geht mit der Punktelektrode von der oberen Spitze des Trigonum am Hinterrand des Musculus sternocleidomastoideus nach unten, bis man nach einer Strecke von rund 4 Querfingern den Punkt mit den höchsten Zeigerwerten erreicht. Siehe B I, Tafel 18 (Hypophysen-Hinterlappen — Neurohypophyse — 12. Gbl siehe Nr. 13, Seite 125).

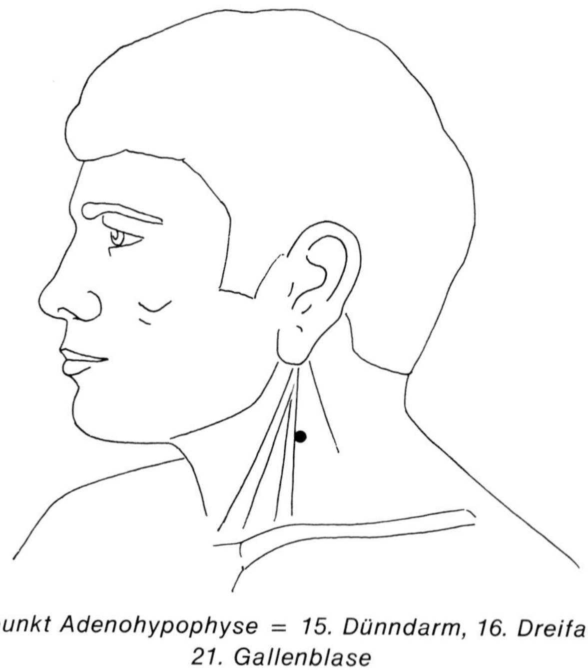

Abb. 75: Meßpunkt Adenohypophyse = 15. Dünndarm, 16. Dreifacherwärmer, 21. Gallenblase

Nr. 52a

Hypophysen-Zwischenlappen
20a. Gallenblasenpunkt – 20a. Gbl.
Kein klassischer Akupunkturpunkt – von *Voll* gefunden
r+l

Der Meßpunkt liegt am Ende des zweiten kranialen Drittels der Wegstrecke vom 20. zum 21. Gallenblasenpunkt im seitlichen Nackenbereich. Aufsuchen durch Strichtechnik vom 20. Gallenblasenpunkt (Sympathikusmeßpunkt) ausgehend zum 21. Gallenblasenpunkt (Hypophysenvorderlappenmeßpunkt). Dieser Meßpunkt ist nach *Voll* wichtig bei Störungen im Pigmentstoffwechsel. Siehe B II, Tafel A 20, Seite 143.
Hypophysen-Hinterlappen siehe Nr. 13, Seite 125.

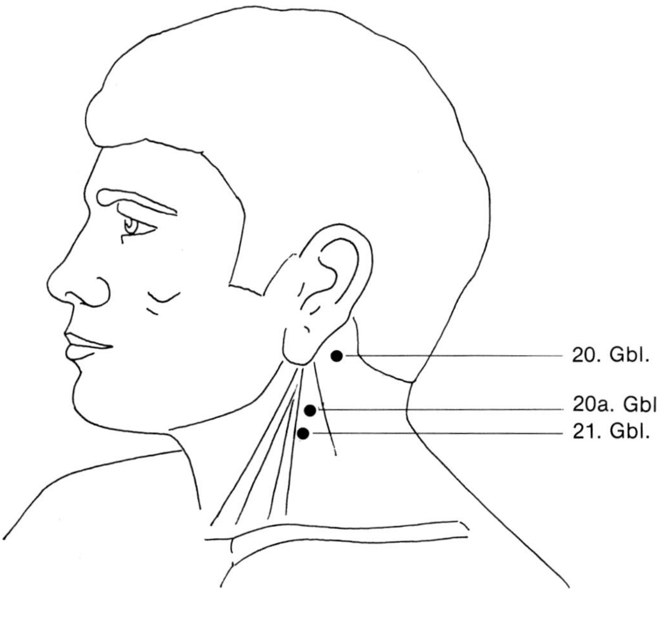

Abb. 76: Meßpunkt Hypophysenzwischenlappen = 20 a. Gallenblase

Nr. 53

Rückenmark – Medulla spinalis – Summationsmeßpunkt
13. Gouverneurgefäßpunkt (13. GG)
324

Der Meßpunkt liegt genau über der Spitze des Dornfortsatzes des 7. Halswirbels. Es ist ein Summationsmeßpunkt. Siehe B I, Tafel 22.

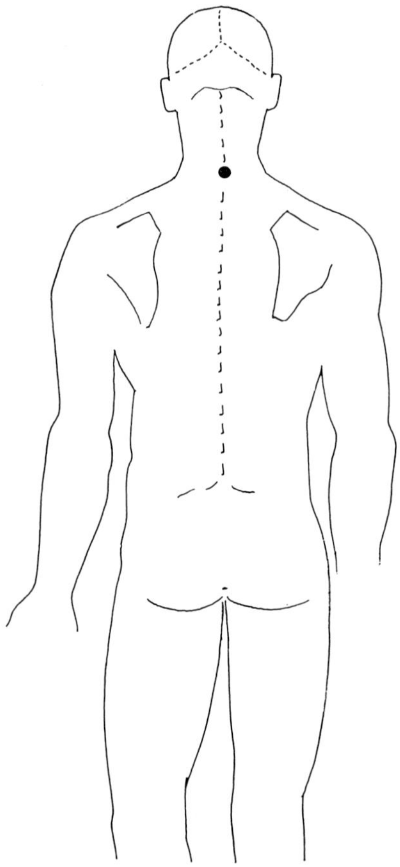

Abb. 77: Summationsmeßpunkt Rückenmark = 13. Gouverneur

Nr. 54

Sympathikus – Summationsmeßpunkt
20. Gallenblasenpunkt (20. Gbl)
304
r+l

Der Sympathikusmeßpunkt liegt auf dem 20. Gallenblasenpunkt an der dorsolateralen Seite des Nackens in der Höhe der Spitze des Processus mastoideus in einem Muskelwinkel, der durch den Hinterrand des Musculus sternocleidomastoideus und den lateralen Rand des Musculus splenius capitis gebildet wird. Siehe B I, Tafel 22.

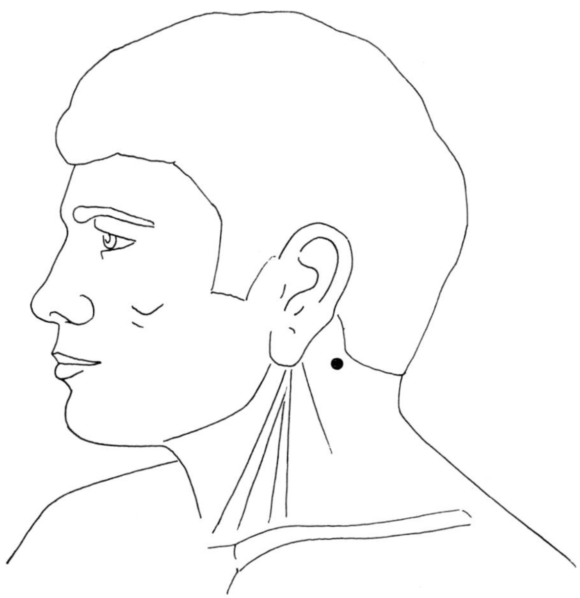

Abb. 78: Summationsmeßpunkt Sympathikus = 20. Gallenblase

D) Meßpunkte an der Hand, dem Unter- und Oberarm:

Vorbemerkung:

In der klassischen Akupunktur kennt man am Daumen im Gegensatz zu der großen Zehe am Fuß nur einen Meridian, und zwar den auf der ulnaren Seite des Daumens gelegenen Lungenmeridian.
Voll hat an der gegenüberliegenden, radialen Seite des Daumens den Beginn des Lymphgefäßes entdeckt und beschrieben. Dieses Gefäß steuert die lymphatischen Funktionen in den verschiedenen Organen und gestattet vor allem eine genaue Messung des Lymphabflusses der Organe im Kopf- und Halsbereich.
Das Gefäß verläuft vom Daumen über den Unter- und Oberarm bis zur Schulter-Nacken-Gegend und besitzt 14 festgelegte Meßpunkte.

Nr. 55

Lymphgefäß – von *Voll* gefunden
1+1a+2+3+4+5+6 Lymphgefäßmeßpunkte
610 608 607 605 604 602 601

Hier sind es seltener die noch vorhandenen Tonsillen als vielmehr die zurückgebliebenen Reste und vor allem die nicht ganz reinen Narben, die bei zu später Tonsillektomie zwangsläufig zurückbleiben oder nachher entstehen, die noch

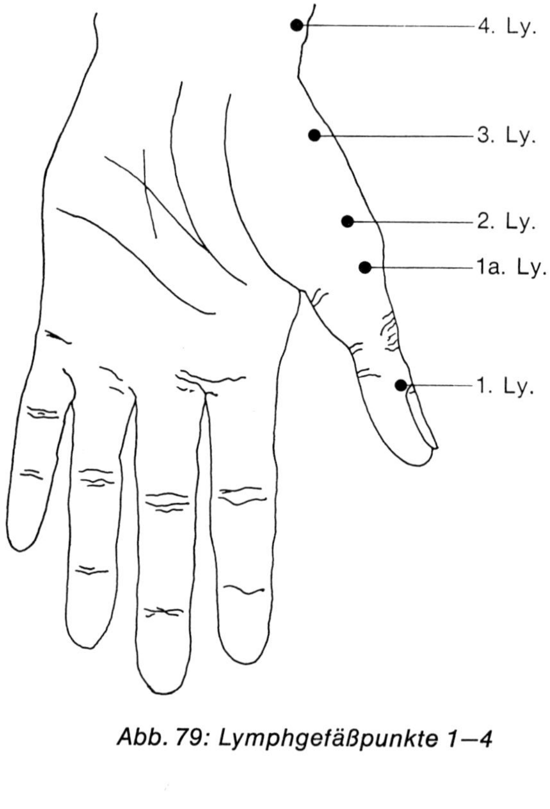

Abb. 79: Lymphgefäßpunkte 1–4

als streuende Herde angesprochen werden können. Entschließt man sich erst nach jahrelangem Zuwarten, chronische, stets rezidivierende Tonsillitiden endlich durch die Tonsillektomie zu beseitigen, so ist es meist nicht mehr mögilch, die stark zerklüfteten und brüchigen Gebilde restlos und rein herauszuschälen. Auch die im Verlaufe der rezidivierenden Erkrankungen entstehenden Narben können dann aus diesem Gebiet nicht mehr völlig entfernt werden. Es bleibt auch nach der Operation ein Störfeld bestehen, das trotz entfernter Tonsillen ständig und häufg streuen kann.
Entfernte Tonsillen sind also keine Gewähr dafür, daß dieses Gebiet nicht mehr als aktiv streuender Herd funktionieren kann.
Der Meßpunkt für die Tonsilla palatina ist der erste Lymphgefäßpunkt für das von *Voll* entdeckte Lymphgefäß.

1. Lymphgefäßpunkt — Meßpunkt für die Gaumenmandel einschließlich peri- und retrotonsillarer Raum.

   Derselbe liegt am „Endglied des Daumens auf der radialen Seite über der Tuberositas unguicularis – 2 mm proximal und lateral vom äußeren Winkel des Daumennagelfalzes entfernt. Er liegt symmetrisch zu dem ulnar gelegenen 11. Lungenmeridianmeßpunkt.“ Siehe B I, Tafel 2.

1a. Lymphgefäßpunkt — Meßpunkt für die Tubenmandel. Siehe auch 18. Dickdarm, Abb. 64. Derselbe ist Ersatzpunkt bei Daumenamputierten.

   Er liegt auf der radialen Seite des Grundgliedes des Daumens über dem proximalen Knochenwinkel vom Schaft zur Basis dieses Daumenabschnittes. Dieser Punkt ist zuständig für die Tonsilla tubaria.

2. Lymphgefäßpunkt
   Dieser Meßpunkt ist für den Lymphabfluß der Kiefer zuständig und gilt als Hinweispunkt für ein Herdgeschehen im Zahnbereich der gleichen Seite und zeigt durch das Absinken des Zeigers einen solchen Herd an, auch wenn dieser verdeckt an den Zahnmeßpunkten bei der ersten oder zweiten Messung noch nicht sichtbar ist und erst bei der dritten Messung erscheint.
   Um die Zeigerabfälle an den Kiefermeßpunkten zur Darstellung zu bringen, bedarf es bis zu 3maliger Messung hintereinander.
   Der 2. Lymphgefäßpunkt liegt am distalen Übergang vom Schaft zum Köpfchen, auf der radialen Seite des ersten Os metacarpale. Siehe B I, Tafel 2.

3. Lymphgefäßpunkt
   Dieser Meßpunkt ist für den Lymphabfluß der Nasennebenhöhlen zuständig und gilt als Hinweispunkt für ein krankhaftes Geschehen in den Nasennebenhöhlen. Er liegt am proximalen Übergang vom Schaft zur Basis auf der radialen Seite des Os metacarpale. Siehe B I, Tafel 1.

Während der 1. Lymphgefäßpunkt einen direkten Meßpunkt für die Tonsilla palatina darstellt, beziehen sich die Lymphgefäßpunkte 2 und 3 auf den behinderten Lymphabfluß von Kiefer und Nasennebenhöhlen infolge partieller oder totaler „itis“, wobei die partielle „itis“ meist als Herdgeschehen zu werten ist.

Auch hier gilt — wie bei allen Punkten — in der Elektroakupunktur die Faustregel: Erhöhter Zeigerstand über 80 — entzündliche Phase.

Niedriger Zeigerstand unter 50 — Leistungsschwund durch chronisches, degeneratives Geschehen.

Zeigerabfall — akute oder chronische Erkrankung mit Zellzerfall.

Der normale ideale Zeigerstand beträgt hier — wie bei allen Meßpunkten — 50 Teilstriche.

Manchmal kann die Testung der Kopfherde allerdings auf einige diagnostische Schwierigkeiten stoßen: So zeigt etwa

a) die chronische Tonsillitis Meßwerte am 1. Lymphgefäßpunkt von 82 bis 90, aber keinen Zeigerabfall, an, dann handelt es sich um eine seröse allergische Entzündung der Tonsillen,
b) die akute Tonsillitis treibt den Zeiger auf 90 bis 100 Teilstriche hinauf und zeigt ebenfalls keinen Zeigerabfall; dann ist ebenfalls nur eine seröse Entzündung vorhanden,
c) streuende Mandelherde dagegen haben am 1. Meßpunkt des Lymphgefäßes einen Zeigerabfall von 88—82 beginnend. Dabei kann dieses Phänomen auch bei den schon exstirpierten Mandeln auftreten. Die Streuwirkung geht dann von dem peritonsillären, subcapsulären, retrotonsillären Gewebe bzw. den dahinter liegenden Lymphknoten aus.
d) Meßwerte an den Gaumenmandelmeßpunkten dagegen mit Zeigerabfall bis unter 40 sind meist nach Tonsillenabszeß = Restabszeß nach *Voll* eine Indikation zur Exstirpation der nicht mehr voll funktionierenden und ihre Aufgabe daher nicht mehr erfüllenden Tonsillen, weil dieselben ein erhebliches Störfeld darstellen.

Im einzelnen gibt *Voll* über die Bedeutung der Lymphgefäßpunkte an:

1. Der 1. Lymphgefäßpunkt gibt Auskunft über die Tonsilla palatina und die Lymphonodi cervicales profundi craniales, also über die Tonsilla palatina mit peri-, retrotonsillärem und subcapsulärem Raum sowie die Nodi lymphatici cervicales profundi craniales.

1a. Der nächste Lymphgefäßpunkt bezieht sich auf die Nodi lymphatici cervicales profundi. Dieselben nehmen die Hauptmenge des Lymphabflusses der Tubentonsillen auf und auch einen kleineren Teil des Abflusses aus dem Zahnbereich, besonders nach Tonsillektomie.

2. Der 2. Lymphgefäßpunkt umfaßt die Nodi lymphatici cervicales profundi craniales mit dem Hauptlymphabfluß der Odontone der Ober- und Unterkiefer sowie einen partiellen Lymphabfluß der Tonsilla palatina. Die Lymphonodi cervicales haben einen eigenen Meßpunkt 16a. Dreifacherwärmer. Siehe Supplementband III, Tafel A 15, Text Seite 30 und 31.

3. Der 3. Lymphgefäßpunkt steht in Verbindung mit den Nodi lymphatici cervicales profundi craniales, die die Hauptmenge des Lymphabflusses aller 3 Nasennebenhöhlen und der Siebbeinzellen aufnehmen und schließlich noch einen partiellen Lymphabfluß der Tonsilla palatina.

4. Der 4. Lymphgefäßpunkt liegt über der radialen Innenseite des Handgelenkes zwischen dem Processus styloideus radii und dem Os naviculare.
Hier kann das lymphatische Geschehen gemessen werden in
a) den Vasa lymphatica pulmonales,
b) den Nodi lymphatici pulmonales und der Pleura,
c) den Nodi lymphatici tracheobronchiopulmonales und schließlich
d) den Nodi lymphatici mediastinales.
Lymphabflußstörungen in der Lunge und im Mediastinum können über diesen Punkt beeinflußt werden.
5. Der 5. Lymphgefäßpunkt liegt auf der volaren-radialen Seite des Unterarmes etwa 1/2 Zentimeter radial vom 8. Lungenmeridianmeßpunkt entfernt auf gleicher Höhe mit diesem im Winkel zwischen dem Schaft und distalem Ende des Radiusknochens. Siehe B II, Tafel 5.
Hier kann das Lymphgeschehen im Bereiche der Vasa lymphatici cordis et pericardii gemessen werden.
Der Punkt steht in direkter Verbindung mit dem 5. Herzmeridianmeßpunkt, in der klassischen Akupunktur Lo-Punkt des Herzmeridianes, und erlaubt eine Steuerung der Lymphversorgung des Herzens und des Herzbeutels.
6. Der 6. Lymphgefäßpunkt liegt auf der radialen Innenseite des Unterarmes in dem spitzen Winkel, der von der Endsehne des Musculus brachioradialis und des Musculus abductor pollicis longus gebildet wird, etwa 1/2 cm radial vom 7. Lungenmeridianmeßpunkt. Siehe B II, Tafel A 4.
Zur Auffindung dieses Punktes gibt *Voll* an:
Man abduziert den Daumen, ertastet den vorderen Rand der Sehne des Musculus abductor pollicis longus, dann dreht man den Vorderarm abwechselnd in pronierende und supinierende Richtung, so daß man auch den lateralen Rand der Endsehne des Musculus brachioradialis und damit auch den spitzen Winkel austasten kann, der von diesen beiden Sehnen gebildet wird und in dem der gesuchte 6. Lymphgefäßmeßpunkt liegt.
Topographisch beschreibt *Voll* die Lage des 6. Lymphgefäßmeßpunktes wie folgt:
„Etwa 2 1/2 Querfinger von der zweiten Handgelenkslinie entfernt oder etwa 1 Querfinger oberhalb des Ansatzes des Processus styloideus radii, etwa 1/2 cm radial von der Arteria radialis."
Hier wird das Geschehen in den Lymphgefäßen der oberen Extremitäten gemessen.
Der Punkt hat 4 Sekundärgefäße, die zu den „Lo-Punkten" der Meridianpaare: Lunge—Dickdarm und Kreislauf—endokrines System oder Dreifacherwärmer führen.
Als „Lo-Punkte" bezeichnet man Passagepunkte, die in der Akupunktur wie Energiewechselschalter funktionieren und den energetischen Ausgleich innerhalb eines Meridianpaares bewirken. Herrscht in einem Teil eines solchen Meridianpaares ein energetisches Ungleichgewicht, so wird automatisch auch der andere Anteil des Meridianpaares in Mitleidenschaft gezogen. Ein ener-

getischer Ausgleich kann dann auch über die sogenannten „Lo-Punkte" erreicht werden.

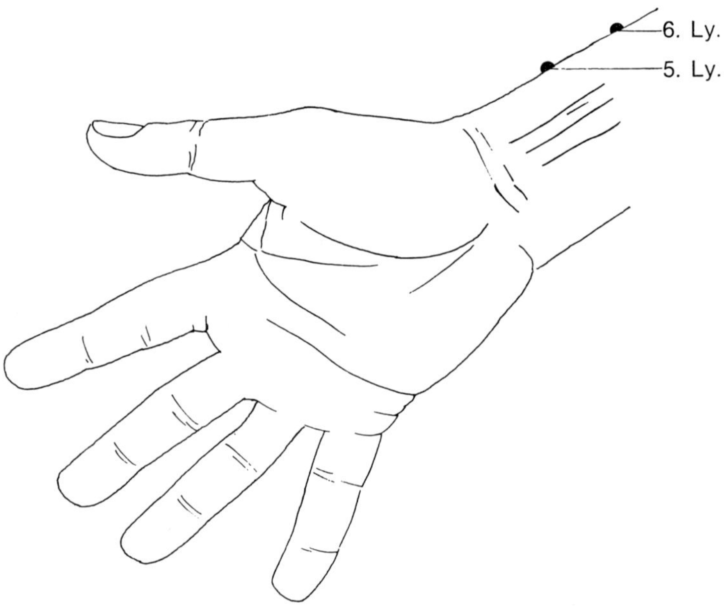

Abb. 80: Lymphgefäßpunkte 5 und 6

11. Lymphgefäßpunkt siehe Nr. 48
12. Lymphgefäßpunkt siehe Nr. 49
13. Lymphgefäßpunkt siehe Nr. 50
14. Lymphgefäßpunkt siehe Nr. 51

Nr. 56

Lunge – Pulmo

11+10b+10a+10+9. Lungenpunkt

611 609 606 617

r+l

a) 11. Lungenpunkt:
   Er liegt auf der medialen (ulnaren) Seite des Daumennagelgliedes über der Tuberositas unguicularis, 2 mm kranial-medial (Kleinfingerseite) vom inneren Nagelfalzwinkel des Daumens entfernt. Siehe B I, Tafel 1.
   Er ist zuständig für das Lungenparenchym der gleichen Seite, für die Alveolen und das Kapillargefäßnetz.
b) 10c. Lungenpunkt, Kontrollmeßpunkt für Lunge, nicht für Larynx und Hypopharynx.
   Der 10b. Lungenpunkt liegt über dem proximalen Knochenwinkel zwischen Schaft und Basis auf der ulnaren Seite des Daumengrundgliedes. Siehe B II, Tafel 17.

Er ist zuständig für die Bronchiolen.
Ein Zeigerabfall an diesem Punkt zeigt eine Bronchioleninsuffizienz als erstes Anzeichen eines Emphysems an.

c) Der 10a. Lungenpunkt liegt im distalen Knochenwinkel zwischen Schaft und distalem Ende des Metakarpalknochens auf der volaren-ulnaren Seite. Er ist zuständig für das Rippenfell (Pleura) auf der entsprechenden Seite. Siehe B II, Tafel 17.

d) Der 10. Lungenpunkt liegt auf dem Daumenballen der Innenhand über dem Metakarpale des Daumens beim Übergang vom Schaft zur Basis des Metakarpalknochens am proximal-kranialen Ende. Siehe B I, Tafel 2.
Der Punkt ist zuständig für die Bronchien der gleichen Seite.

e) Der 9. Lungenpunkt liegt über dem radio-karpalen Gelenksspalt im Knochenwinkel des stumpfen Vorsprunges des Processus styloideus radii, auf der volaren Seite der Hand, über der Arteria radialis in der Höhe der Handgelenksfurche. Er ist zuständig für die Trachea. Siehe B I, Tafel 2.
Zeigerabfall am Kontrollmeßpunkt bedeutet eine Funktionseinschränkung der Lunge auf der gleichen Seite, die durch verschiedene Ursachen bedingt sein kann wie etwa:
frische, entzündliche Prozesse, Narben nach Rippenfellentzündungen, eine alte, ausgeheilte Tbc oder ein Zustand nach Lungeninfarkt.
Ein Zurückbleiben des Zeigers unter der Marke 50 bedeutet einen Hinweis auf Asthma, Emphysem, stark reduzierte Vitalkapazität, Dyspnoe etc.

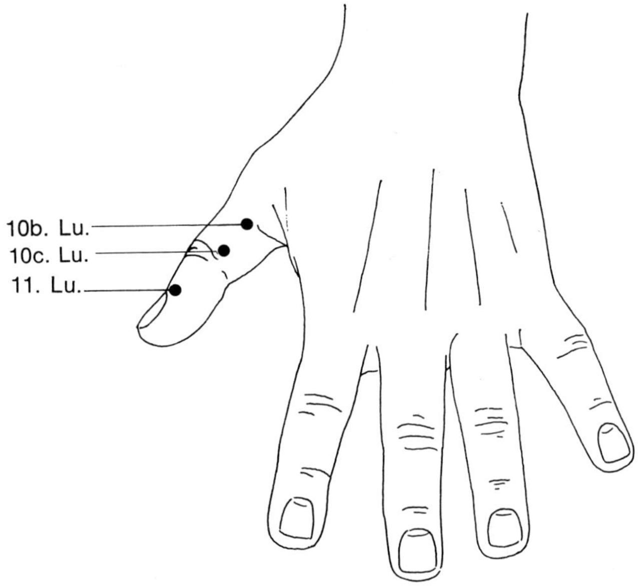

Abb. 81: Lungenmeßpunkt auf der Dorsalhand

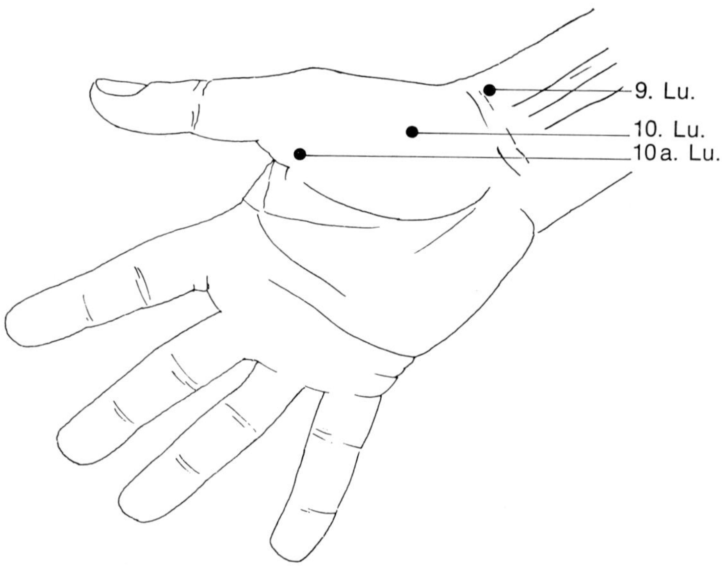

Abb. 82: Lungenmeßpunkte in der Volarhand

Nr. 57

Dickdarm — Colon
1+1a+2+3+4+4a. Dickdarmpunkt
422 418 416 414 413
r+l

a) 1. Dickdarmpunkt:
   Der Punkt liegt am Zeigefinger an der radialen (lateralen) Seite des Nagelfalzes etwa 2 mm von der radialen Ecke entfernt. Siehe B I, Tafel 1.
   Dieser Punkt ist auf der *rechten* Seite für das Colon transversum (siehe B II, Tafel 9)
   und auf der *linken* Seite für das Colon sigmoideum zuständig. Siehe B II, Tafel 10.

b) 1b. Dickdarmpunkt = Kontrollmeßpunkt einschließlich Rektum und Analkanal.
   P. Dickdarmpunkt:
   Dieser sog. P-Punkt eines jeden Organs (Peritoneummeßpunkt) wurde von *Voll* gefunden und liegt im distalen-radialen Winkel zwischen Schaft und Köpfchen der Grundphalanx des Zeigefingers. Siehe B II, Tafel 9. An ihm kann der Zustand des Bauchfelles — Peritoneum — im Gebiet des Dickdarmes diagnostiziert werden. Bei chronischen Dickdarmaffektionen (Kolitis, Divertikulitis) ist immer auch das darüber liegende Bauchfell in Mitleidenschaft gezogen.

c) 2. Dickdarmpunkt:

Der Punkt liegt auf der radialen (lateralen) Seite der Grundphalanx des Zeigefingers über dem Knochenwinkel des Überganges vom Schaft zur Basis. Siehe B I, Tafel 1.

Er bezieht sich auf der *rechten* Seite auf die Flexura coli dextra (siehe B II, Tafel 9)

und auf der *linken* Seite auf das Colon descendens. Siehe B II, Tafel 10a.

d) 3. Dickdarmpunkt:

Er liegt auf der radialen Seite des Metakarpale des Zeigefingers über dem Knochenwinkel des Überganges vom Schaft zum Köpfchen dieses Zeigefingerknochens. Siehe B I, Tafel 1.

Dieser Punkt ist auf der *rechten* Seite für das Colon ascendens (siehe B II, Tafel 9)

und auf der *linken* Seite für die Flexura coli sinistra zuständig. Siehe B II, Tafel 10a.

Zeigerabfälle an den Dickdarmmeßpunkten auf beiden Seiten müssen stets in Verbindung mit den Meßergebnissen am Dünndarm ausgewertet werden z. B. Enterokolitis.

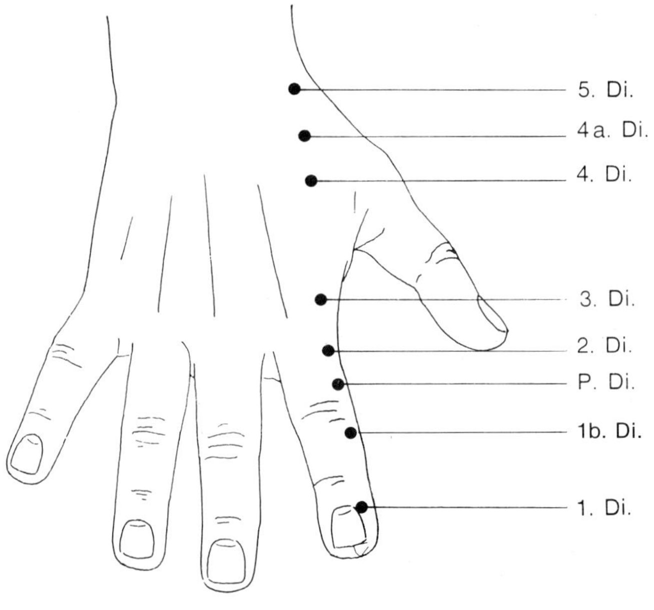

P. = Peritoneummeßpunkt

5. Di. = 1. MP. proximales Handgelenk radialer Gelenkabschnitt

Abb. 83: Dickdarmmeßpunkte

Unabhängig davon bedeutet Zeigerabfall auf beiden Seiten in jedem Falle eine Funktionsstörung mit Dysbakterie. Die chronische Kolitis befällt meist nur 1-2 Abschnitte des Dickdarms.

e) 4. Dickdarmpunkt:
Der Punkt liegt am kranialen Ende des Metakarpalknochens des Zeigefingers im dorsalen-radialen Winkel zwischen dem Schaft und der Basis dieses Knochens am Handrücken. Siehe B I, Tafel 1.
Rechts ist der Punkt für das Zökum (siehe B II, Tafel 9)
und *links* ist der 4. Dickdarmmeßpunkt für den linken Anteil des Colon transversum zuständig.

f) 4a. Dickdarmpunkt (von *Voll* gefunden):
Der Punkt liegt auf der dorsalen Seite der Hand im radialen Teil des Handwurzelbereiches zwischen dem distalen Ende des Radius und den Handwurzelknochen in der Verlängerung des Metakarpalknochens des Daumens. *Rechts* ist der Punkt für den Wurmfortsatz (Appendix) und die rechten Iliozökallymphknoten und
links für die Mesenteriallymphknoten Lymphonodi mesocolici zuständig. Siehe B II, Tafel 10a.
Der Punkt liegt über dem radiokarpalen Gelenkspalt oberhalb der Tabatière. Siehe B I, Tafel 1. Es ist der 1. MP. des proximalen Handgelenkes.

Nr. 58

Nervale Degeneration

1 + 1a + 1b + 2 + 3 Nervendegenerationsmeßpunkt — r + l

Die Punkte der Nervendegenerationsgefäße sind in der klassischen Akupunktur nicht bekannt und wurden von *Voll* gefunden.

a) 1. Nervendegenerationspunkt:
Er liegt über der Tuberositas unguicularis des Zeigefingers, auf der ulnaren Seite, etwa 2 mm vom ulnaren Ende bzw. Eck des Nagelfalzes des Zeigefingers entfernt. Siehe B I, Tafel 26.
Dieser Punkt bezieht sich auf das Lumbal- und Sakralmark mit den dazugehörigen Nerven und der entsprechenden Muskulatur.

b) Der Kontrollmeßpunkt 1b. Nervendegeneration liegt im proximalen Winkel zwischen Schaft und Basis des zweiten Fingergliedknochens des Zeigefingers auf der ulnaren Seite. Siehe B II, Tafel 33.
Er gilt als Kontrollmeßpunkt für das gesamte periphere und zentrale Nervensystem.

c) 1c. Nervendegenerationspunkt:
Dieser Punkt entspricht dem P-Punkt der Organe und liegt über dem distalen Winkel zwischen Schaft und distalem Köpfchen der Grundphalanx des Zeigefingers auf der ulnaren Seite. Siehe B II, Tafel 33.
Er ist zuständig für die Gehirn- und Rückenmarkshüllen, für die Pachy- und Leptomeningen.

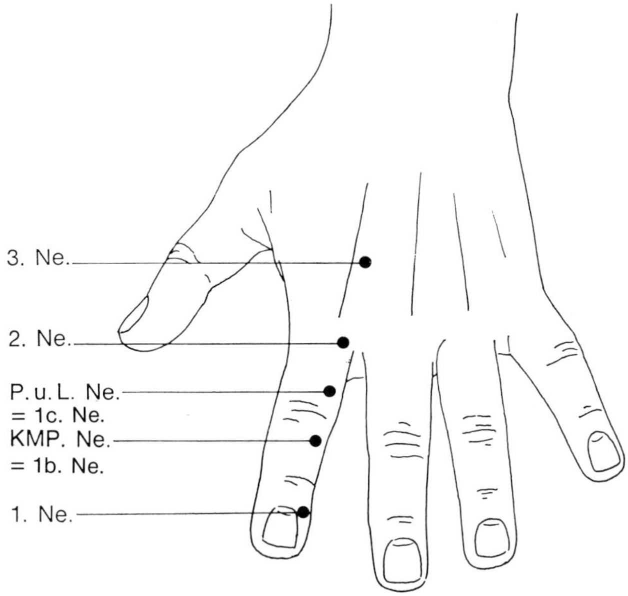

KMP. = Kontrollmeßpunkt

P. u. L. = MP. für Hirn- und Rückenmarkhäute
für die Pachy- und Leptomeningen

Abb. 84: Nervale Degeneration

d) 2. Nervendegenerationspunkt:
Er liegt an der ulnaren Seite der Grundphalanx des Zeigefingers über dem Knochenwinkel vom Schaft zur Basis. Der Punkt bezieht sich auf das Zervikal- und Thorakalmark mit den peripheren Nerven und der dazugehörigen Muskulatur. Siehe B I, Tafel 26, und B II, Tafel 33.

e) 3. Nervendegenerationspunkt:
Der Punkt liegt auf der ulnaren Seite des Metakarpale des Zeigefingers über dem Knochenwinkel des Überganges vom Schaft zum Köpfchen. Siehe B II, Tafel 33.
Dieser Punkt bezieht sich auf das Enzephalon einschließlich der zentralen Ganglien, auf das Stammhirn einschließlich Gehirnnerven.
Bei Zurückbleiben des Zeigers unter der Norm von 50 ist an eine ausgeprägte Degenerationsphase in den entsprechenden Gebieten zu denken.
Eine Aufstellung der Degenerationsformen des Zentralnervensystems hat *Voll* im 1. Ergänzungsband seines Werkes „Topographische Lage der EAV-Meßpunkte", 1969, ML Verlag, gegeben.

1. Graue Degeneration
   Tabes dorsalis
   Funikuläre Myelose

2. Nervensklerose
   Sklerose
3. Gliosen
   Syringomyelie
4. Systematische Atrophie
   Heredodegenerative Erkrankung
5. Weiße Erweichung
   Enzephalomyelomalazie
6. Rote Erweichung
   Folge eines Gehirninfarktes durch Thrombose oder Embolie
7. Gehirngewebserweichung durch Eitererreger = Hirnabszeß
8. Gehirngewebszerstörung durch Blutung
   Apoplexie bzw. apoplektische Zyste

Nr. 59

Kreislauf — Vasa Arteriae
9+8b+8a+8+7 Kreislaufpunkt — 9+8b+8a+8+7 Kr
14–0+14–6+14–9
423 620 616
r+l

a) 9. Kreislaufpunkt = Summationsmeßpunkt für die Arterien:

   Er liegt auf der radialen (medialen) Seite des Mittelfingers über der Tuberositas unguicularis etwa 2 mm vom radialen Eck des Nagelfalzes des Mittelfingers entfernt. Siehe B I, Tafel 1.
   Er ist zuständig für die Arterien der gleichen Seite.

b) 8b. Kreislaufpunkt (von *Voll* gefunden):

   Der Punkt liegt im proximalen Winkel zwischen Schaft und Basis der Grundphalanx des Mittelfingerknochens auf der dorsalen-radialen Seite.
   Er ist für die Cisterna chyli zuständig. Siehe B II, Tafel 6.

c) 8a. Kreislaufpunkt (von *Voll* gefunden):
   Dieser Punkt liegt über dem distalen Winkel zwischen Schaft und Köpfchen des Metakarpale des Mittelfingers auf der radial-plantaren Seite.
   Er ist auf der linken Seite für den Ductus thoracicus zuständig, auf der rechten Seite für einen eventuell vorhandenen Ductus thoracicus accessorius. Siehe B II, Tafel 6.

d) 8. Kreislaufpunkt = Summationsmeßpunkt für die Venen:
   Er liegt am Metakarpale des Mittelfingers über dem Knochenwinkel vom Schaft zur Basis, etwa in der Mitte der längsten Handflächenlinie in der Innenhand (Plantarseite). Siehe B I, Tafel 2.
   Dieser Punkt steht in Beziehung mit den Venen der gleichen Seite. Um zu lokalisieren, wo das pathologische Venengeschehen vorliegt, sind am Schluß dieses Absatzes aufgeführte Venenpunkte zu messen.

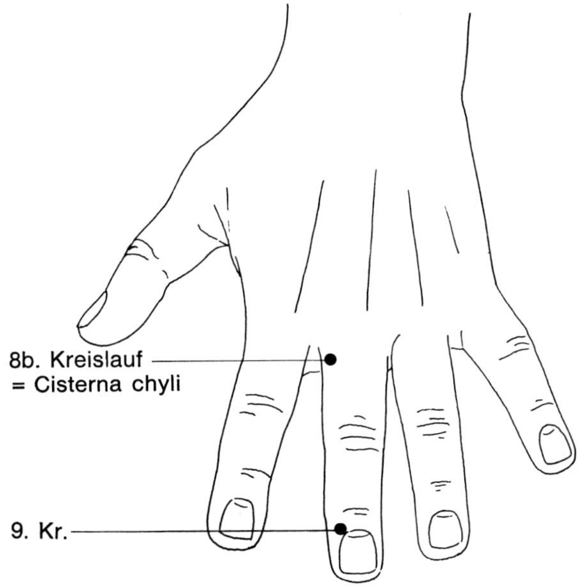

Abb. 85: Kreislaufmeßpunkte auf Dorsalhand

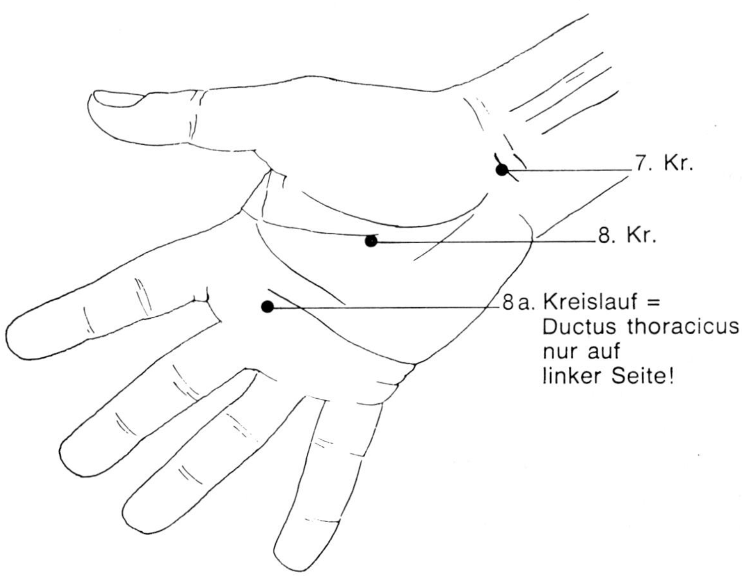

Abb. 86: Kreislaufmeßpunkte in Volarhand

e) 7. Kreislaufpunkt:

Der Punkt liegt auf der volaren Seite des Handgelenkes in der Handgelenksfurche in deren Mitte (zwischen dem 9. Lungenmeridianmeßpunkt und dem 6. Herzmeridianmeßpunkt). Siehe B I, Tafel 2.

Er steht in Beziehung mit der Arteria coronaria der gleichen Seite.

Die übrigen gefäßspezifischen Meßpunkte werden ausführlich in dem Werk von *Voll:* „Die topographische Lage der Meßpunkte der Elektroakupunktur, Textband", 3. Auflage, auf Seite 54 und 55 besprochen. Bezüglich der Zuständigkeit der Meßpunkte wird dort angegeben:

7. Lungenpunkt ist zuständig für die Arterien der oberen Extremitäten.
32. Magenpunkt ist zuständig für die Arterien der unteren Extremitäten.
8. Lungenpunkt ist zuständig für die Venen der oberen Extremitäten.
7. Leberpunkt ist zuständig für die Venen der unteren Extremitäten.
10. Milz-Pankreas-Punkt ist zuständig für die Venen des kleinen Beckens und der
33. Magenpunkt ist zuständig für die Venen des Bauchraumes.

Nr. 60

Allergie

1+2+3 Allergiemeßpunkt (von *Mann* gefunden)

421 417 415

r+l

zusätzlich 1a. Gefäß-Sklerosemeßpunkt (Summationsmeßpunkt)

a) 1. Allergiepunkt:

Der Meßpunkt liegt über der Tuberositas unguicularis auf der ulnaren Seite des Nagelgliedes des Mittelfingers etwa 2 mm vom ulnaren Nagelfalzeck – gegenüber dem Kreislaufmeridianmeßpunkt – entfernt. Siehe B I, Tafel 26.

Hier können alle allergischen Belastungen der Organe des Abdomens und des kleinen Beckens erfaßt werden, ebenso die Haut der unteren Rückenpartie und der unteren Extremitäten.

Im einzelnen kann am ersten Allergiemeßpunkt diagnostiziert werden:

Allergische Gastropathie

Allergie des Darmtraktes

Allergie der Haut des Unterkörpers und der unteren Extremität

Allergie im Gebiet der ableitenden Harnwege und des Genitaltraktes.

In Frage kommen hier u. a.:

Nutritive Allergene von nicht chemisch behandelten Nahrungsmitteln, z. B.: Ananas, Erdbeeren, Tomaten, Nüsse; Zitrusfrüchte können allergische Entzündung der Blase bereiten (Reizblase).

Nahrungs- und Genußmittel, die aufgrund ihrer chemischen Belastung allergisieren können.

Fleich und Fische, Fette, z. B. Schweinefett, Milch und Eier, Kohlenhydrate

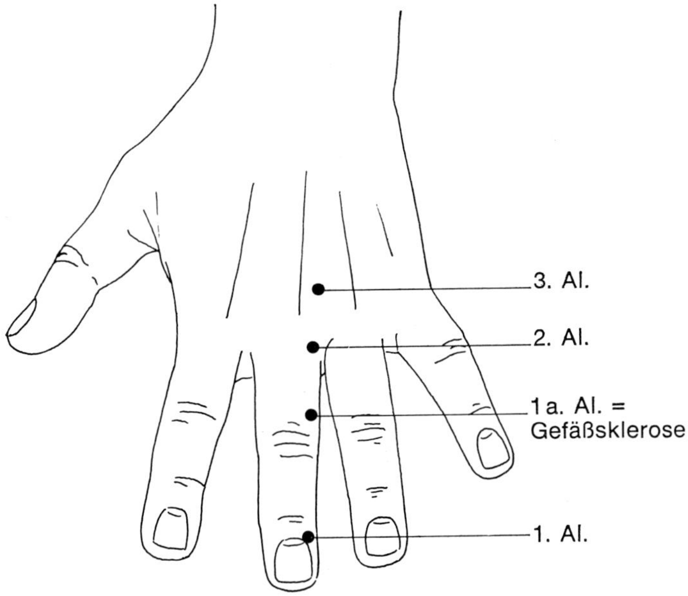

Abb. 87: Allergiemeßpunkte

Gemüse, Obst und Zitrusfrüchte sowie Insektizide, Herbizide etc., die mit dem gespritzten Obst und Gemüse aufgenommen werden.
Per os eingenommene Arzneimittel zeigen meist Zeigerabfälle an allen 3 Allergiepunkten.

b) 1a. Allergiepunkt = Gefäßsklerosemeßpunkt (Summationsmeßpunkt)
Die Gefäßdegeneration ist ein Endprodukt von vielen latenten Mikroreizungen der Gefäßwand, wobei bei allen Arterienerkrankungen ein stärkerer allergischer Anteil anzunehmen ist. ·
Dieser Punkt, von *Voll* gefunden, liegt am distalen Winkel von Schaft und Köpfchen am Grundglied der ulnaren Seite des Mittelfingers. Die Bereitschaft bzw. vorhandene Gefäßsklerosen können hier getestet werden. Siehe B II, Tafel 2.

c) 2. Allergiepunkt:
Dieser Punkt liegt auf der dorsalen-ulnaren Seite der Grundphalanx des Mittelfingers über dem Knochenwinkel des Überganges vom Schaft zur Basis. Siehe B I, Tafel 26. Er ist zuständig für alle allergischen Belastungen der Organe des Thorax und des Halses sowie der Haut über der Brust, der oberen Rückenpartie, dem Hals, dem Nacken und den oberen Extremitäten.

Im einzelnen kann hier diagnostiziert werden:

Allergie der Atemorgane
Allergische Myokarditis
Allergie der Haut des Oberkörpers, des Halses und des Nackens sowie der oberen Extremitäten.

Hier sind es vor allem Luftallergene, die eingeatmet werden, und zu beachten sind wie:
Tierische Haare und Federn
Pflanzenhaare und Pollen
Schimmelpilze, besonders in feuchten Wohnungen
Gasförmige Substanzen wie Terpentine und Insektizide
Holzimprägnierungsmittel (Xylamon)
Arzneimittel, die inhaliert werden etc.

d) 3. Allergiepunkt:

Er liegt auf der dorsal-ulnaren Seite des Metacarpalknochens des Mittelfingers am Übergang vom Schaft zum Köpfchen in dem entsprechenden Knochenwinkel. Siehe B I, Tafel 26.

Dieser Meßpunkt umfaßt alle allergischen Belastungen der Organe des Kopfes sowie der Haut des Gesichtes und des Schädels einschließlich der Haare.

Insbesondere kann hier diagnostiziert werden:
Rhinitis allergica – Heuschnupfen
Allergische Migräne
Allergische Erkrankungen der Augen
Allergische Erkrankungen der Mundhöhle
Allergie der Gesichts- und Kopfhaut
An diesem Allergiemeßpunkt ist vor allem an die sogenannten Kopfallergene zu denken wie:
Kosmetika
Haarfärbemittel und Haarwaschmittel
Haarwasser und Haarspray
Farbstifte
Wimperntusche
Gesichtscreme
Nagellack
Rasierwasser etc.
Zahnärztliche Materialien wie:
Amalgam
Plomben
Acrylate
Polyester etc.
Arzneimittel, die intravenös oder intramuskulär gegeben werden, zeigen – wenn sie allergische Reaktionen auslösen – an allen drei Allergiepunkten entsprechende Abweichungen.
Entzündliche Phasen im Mundbereich, die etwa durch engen Kontakt zwischen allergisierenden Zahnverarbeitungsmaterialien und der Mundschleimhaut entstehen können, bewirken nicht nur am 3. Allergiepunkt abnormale Reaktionen, sondern auch an dem zuständigen Zahnmeßpunkt einen Zeigerhochstand bis 90 oder 92 ohne Zeigerabfall an den Kiefermeßpunkten.

Allergisierende Kosmetika oder Haarmittel, die am Kopf Verwendung finden, können die Ursache von Zeigerhochstand oder sogar Zeigerabfall am proximalen Allergiemeßpunkt Nr. 3 sein.
Bei länger bestehenden Allergien zeigt sich der Zeigerabfall nicht nur an allen drei Allergiemeßpunkten, sondern auch am Lymphmeridian, dem Herzen und dem Kreislauf, an der Leber und evtl. auch an Milz und Niere.
Die Hypothalamuswerte sind erhöht.
Aus dem Gesamtbild der Zeigerabfälle können Rückschlüsse auf das Alter und die Schwere einer Allergie gezogen werden. Leichte und nur kurz bestehende Allergien – etwa eine übermäßige Sonnenbestrahlung im Frühjahr – zeigen lediglich am 3. Allergiemeridianmeßpunkt einen Zeigerabfall, wenn nur der Kopf die Sonnenbestrahlung erhalten hat.
Stärkere Schübe beeinträchtigen auch schon die Meßwerte an Herz, Kreislauf und Lymphgefäß.

Die am häufigsten vorkommenden Allergien sind:

1. Schweinefleisch-Allergie
2. Ei-Allergie
3. Fisch-Allergie
4. Fleischextrakt-Allergie
5. Insektizid-, Wasch- und Spülmittel-Allergie
6. Milch-Allergie
7. Kunstdünger-Allergie bei der Landbevölkerung
8. Pollen- und Staub-Allergie (Asthma)

Erworbenen Allergien geht meist eine Schädigung der Leber voran. Eine Testung und eine Mitbehandlung der Leber sind daher bei der Behandlung einer Allergie unbedingt erforderlich. Siehe Seite 210-213.

Nr. 61

Parenchymatöse und epitheliale Degeneration
Es handelt sich hier nicht um klassische Akupunkturpunkte, sondern um Elektroakupunkturpunkte, die von *Voll* gefunden wurden.
1+1a+1b+1c+2+3 Parenchymatöser und epithelialer Deg.-Meßpunkt –
––––
––––
r+l

a) 1. Meßpunkt – Parenchymatöse-epitheliale Degeneration (PD) – dieses, von *Voll* beschriebenen Degenerationsgefäßes, liegt am radialen Nagelfalzrand des Ringfingers, genau gegenüber vom ersten Meßpunkt des Dreifacherwärmermeridianes. Siehe B II, Tafel 31.
Er ist zuständig für die parenchymatösen degenerativen Veränderungen aller Organe im Bauch und Becken.

b) 1b. = Kontrollmeßpunkt – Parenchymatöse-epitheliale Degeneration:
Dieser Punkt liegt im proximalen Winkel zwischen Schaft und Basis des Ringfingermittelgliedes an der radialen Seite. Er gilt als Kontrollmeßpunkt für das

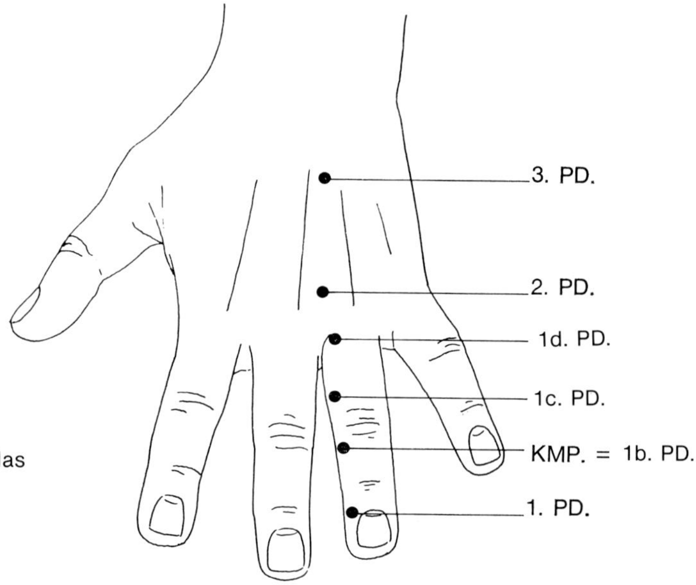

Abb. 88: Parenchymatöse und epitheliale Degeneration = Meßpunkte PD

gesamte Organdegenerationsgeschehen im Körper. Bei Zeigerabfall an diesem Punkt ist man verpflichtet, die r + l Degeneration des betroffenen Organs in der entsprechenden Körperhöhle zu testen.

c) 1c. Meßpunkt – Parenchymatöse-epitheliale Degeneration:
Dieser Punkt liegt im distalen Winkel zwischen Knochenschaft und Köpfchen der Grundphalanx des Ringfingers auf der dorsoradialen Seite. Er ist zuständig für das Degenerationsgeschehen des gesamten Peritoneums.

d) 1d. Meßpunkt Parenchymatöse-epitheliale Degeneration:
Dieser Punkt liegt im proximalen Winkel zwischen Schaft und Basis des Grundgliedes des Ringfingers an seiner dorso-radialen Seite. Er ist zuständig für das Degenerationsgeschehen im Pleuragebiet.

e) 2. Meßpunkt – Parenchymatöse-epitheliale Degeneration:
Dieser Punkt liegt über dem distalen Winkel zwischen Knochenschaft und Köpfchen des Metakarpale 4 am dorso-radialen Rand.
Er ist zuständig für die Organe im Brustkorb und im Hals.

f) 3. Meßpunkt – Parenchymatöse-epitheliale Degeneration:
Dieser Punkt liegt über dem proximalen Winkel des Metacarpalknochens des Ringfingers und seinem kranialen Köpfchen auf der dorso-radialen Seite und ist zuständig für das parenchymatöse-epitheliale Degenerationsgeschehen im Kopfbereich.

Nr. 62

Dreifacherwärmerpunkte – Hormonaler Haushalt
Der Dreifacherwärmermeridian wird in der Elektroakupunktur nach *Voll* auch „Endokriner Meridian" genannt.

1+1a+2+3 Dreifacherwärmerpunkt

411 – 405 403

r+l

a) 1. Dreifacherwärmerpunkt (Summationsmeßpunkt):
Er liegt über der Tuberositas unguicularis der ulnaren Seite des Nagelfalzes des Ringfingers, etwa 2 mm vom ulnaren Nagelfalzwinkel entfernt. Siehe B I, Tafel 1.
Dieser Punkt betrifft die Keimdrüse und die Nebenniere der gleichen Seite.

b) 1c. Dreifacherwärmerpunkt:
Der Punkt liegt im distalen Winkel zwischen Knochenschaft und Köpfchen des 4. Fingergrundgelenkknochens auf der dorso-ulnaren Seite.
Er ist auf der rechten Seite für die endokrine Funktion des Pankreaskopfes und Pankreaskörpers und auf der linken Seite für den Pankreasschwanz zuständig. Siehe B II, Tafel 23. Diese Punkte wurden von *Palfner* gefunden.

c) 2. Dreifacherwärmerpunkt (Summationsmeßpunkt):
Dieser Punkt liegt auf der ulnaren Seite des Metakarpale des Ringfingers

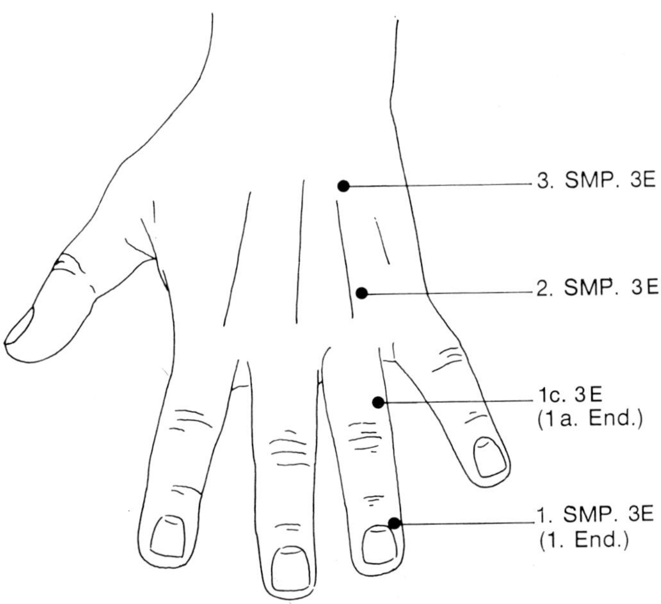

Abb. 89: Dreifacherwärmer = endokrines System (3E oder Endokriner Meridian), Summationsmeßpunkte (SMP) 1, 2, 3

über dem Knochenwinkel des Überganges vom Schaft zum Köpfchen des Knochens auf dem Handrücken. Siehe B II, Tafel 23.

Er ist für die Schilddrüse, die Nebenschilddrüse und den Thymus zuständig.

d) 3. Dreifacherwärmerpunkt (Summationsmeßpunkt):

Der Punkt befindet sich am Handrücken an der ulnaren Seite des Metakarpale des Ringfingers über dem Knochenwinkel des Überganges vom Schaft zur Basis dieses Knochens. Siehe B II, Tafel 23.

Hier kann die Funktion der Hypophyse und der Epiphyse gemessen und überprüft werden.

Nr. 63

Herz – Cor

9+8a+8+7+6 Herzpunkt

622 621 419 418 415

oder

410

r+l

a) 1. Herzmeßpunkt = 9. Herzpunkt:

Der Meßpunkt liegt über der Tuberositas unguicularis des Nagelgliedes des kleinen Fingers, 2 mm vom radialen Nagelfalzwinkel entfernt. Siehe B II, Tafel 1.

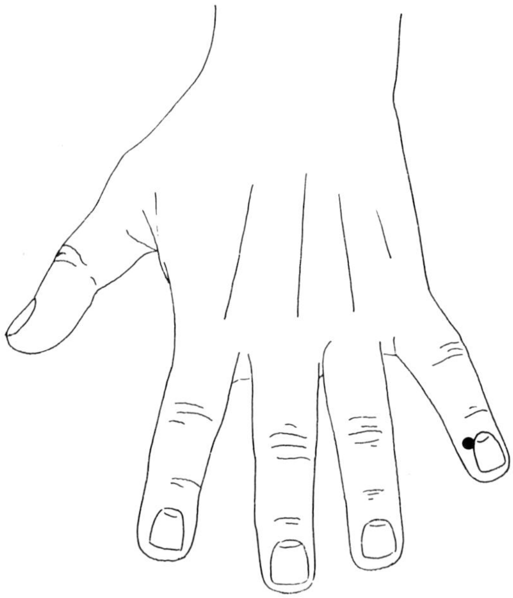

Abb. 90: Herzmeridianpunkt auf der dorsalen Hand = 9. Herz

Am kleinen Finger der rechten Hand kann die Funktion vom Endokard der rechten Kammer mit den Klappen der Valva trunci pulmonalis gemessen werden.
Am kleinen Finger der linken Hand wird die Funktion vom Endokard der linken Herzkammer mit den Klappen der Valva aortae gemessen.

b) 2. Herzmeßpunkt = 8a. Herzpunkt:
Dieser, nur in der Elektroakupunktur bekannte Punkt (von *Voll* angegeben) liegt auf der volaren Seite der Hand auf der distalen Handlinie über dem distalen Winkel zwischen Schaft und distalem Köpfchen des Metakarpalknochens des kleinen Fingers an der radialen Seite. Siehe B II, Tafel 1a und 1b.
An ihm kann der Zustand des Herzbeutels gemessen werden.

c) 3. Herzmeßpunkt = 8. Herzpunkt:
Er liegt am Metakarpale des kleinen Fingers über dem Knochenwinkel des Überganges vom Schaft zur Basis desselben in der oberen Furche der Innenhand. Siehe B I, Tafel 2.
Hier wird an der rechten Hand die Funktion von Endokard des rechten Vorhofes mit der Segelklappe, der Valva tricuspidalis mit den Musculi papillares und der Chorda tendineae gemessen, während der Meßpunkt der linken Innenhand Aufschluß über den Zustand des Endokards des linken Vorhofes mit der Segelklappe, der Valva mitralis mit den Musculi papillares und der Chorda tendineae gibt.

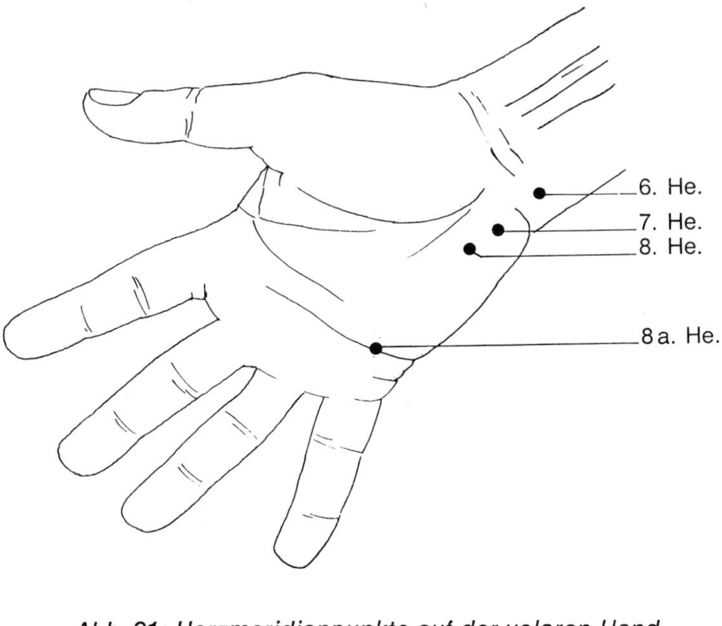

Abb. 91: Herzmeridianpunkte auf der volaren Hand

d) 4. Herzmeßpunkt = 7. Herzpunkt:
Der Punkt liegt auf der volaren Seite des Handgelenkes über den Handwurzelknochen, etwa ½ Querfinger breit von der ulnaren Kante entfernt, kurz hinter der distalen Hautfalte, die quer über das Handgelenk zieht.
Voll gibt die Lage wie folgt an:
Über der Articulatio intercarpea proximal bzw. unterhalb des Hamalus ossis hamati in der Mitte der Eminentia carpi ulnaris, die vom Os pisiforme und Hamulus ossi hamati gebildet wird. Siehe B I, Tafel 2.
Er ist für das seitengleiche Reizleitungssystem des Herzens zuständig.

e) 5. Herzmeßpunkt = 6. Herzpunkt:
Er liegt in der distalen Hautfalte über dem Handgelenk auf der volaren und ulnaren Seite desselben. Siehe B I, Tafel 2.
Er ist rechts für das rechte Myokard
und links für das linke Myokard
zuständig.
Die Kranzgefäßversorgung wird am 7. Kreislaufmeridianmeßpunkt (siehe 59e, Seite 182) gemessen, und zwar
rechts die Arteria coronaria dextra und
links die Arteria coronaria sinistra.
Die Lymphgefäßversorgung des Epikards, des Myokards und unter dem Endokard wird am 5. Lymphgefäßpunkt rechts und links getestet. Lymphstauungen am Herzen, die auch Herzschmerz verursachen, werden dort gemessen.
Der 5. Lymphgefäßpunkt liegt im Winkel zwischen dem Schaft und dem distalen Teil des Radius 1 Querfinger breit oberhalb der Höhe der 2. Handgelenkslinie (proximal). Siehe Seite 173.
Durch Vergleich der Größe des Zeigerabfalles an den drei Herzmeßpunkten links und rechts kann auf Links- oder Rechtsbelastung des Herzens geschlossen werden.
Zeigerabfälle auf beiden Seiten des Herzmuskelmeßpunktes mit deutlichen schnelleren Abfällen zeigt eine Entwicklung zur Myokardose dann an, wenn der Maximalwert zwischen 70 und 80 lag und unter 50 endet.
Zeigerabfall am rechten Herzen und an der Leber deuten auf eine Leberstauung hin.
Durch Vergleich aller Herzmeßwerte miteinander kann man leicht die genaue Lokalisation der maximalen Erkrankung im Herzbereich feststellen.

Nr. 64

Dünndarm – Intestinum
1+1a+2+3+4 Dünndarmpunkte

409 408 407 401

404

r+l

a) 1. Dünndarmmeßpunkt:
Er liegt über der Tuberositas unguicularis des Nagelgliedes des kleinen Fingers, 2 mm von dem ulnaren Eck des Nagelfalzes dieses Fingers entfernt. Siehe B I, Tafel 1.
Am Meßpunkt der linken Hand kann das Gebiet Ileum und auf der rechten Seite jenes des kaudalen Endes des Ileums einschließlich der Valva ileocoecalis erfaßt werden.

b) P. Dünndarmmeßpunkt:
Der Punkt liegt über dem distalen Winkel zwischen Knochenschaft und Köpf-

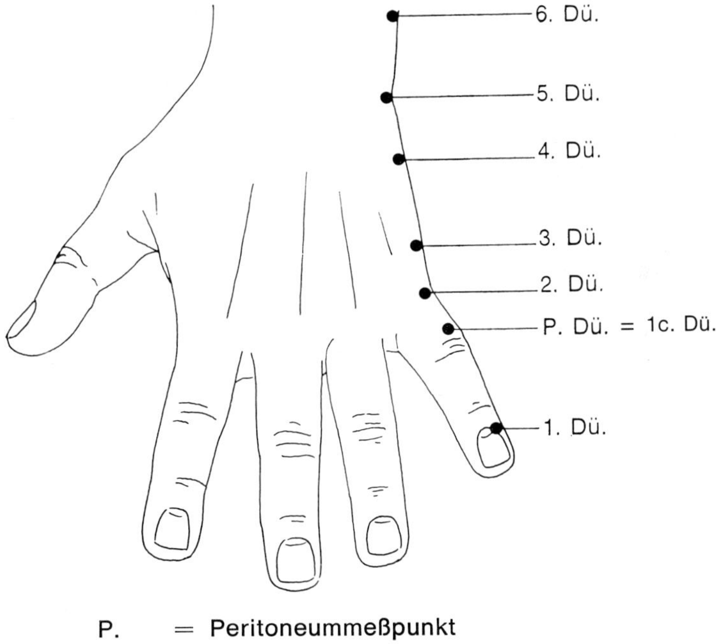

P. = Peritoneummeßpunkt
5. Dü. = 2. MP. proximales Handgelenk
Diskus articularis Abschnitt
6. Dü. = MP. Halswirbelsäule

Abb. 92: Dünndarmmeßpunkte

chen der Grundphalanx der Kleinfingerknochen auf der dorso-ulnaren Seite. Siehe B II, Tafel 14a. Er ist für das Bauchfell im Dünndarmgebiet zuständig.

c) 2. Dünndarmmeßpunkt:
Er liegt an der ulnaren Kante der Grundphalanx des kleinen Fingers über dem Knochenwinkel des Überganges vom Schaft zur Basis auf der dorsalen Seite.
Dieser Punkt ist links für das Jejunum und rechts für die Pars horizontalis inferior des Duodenums, die unter bzw. hinter dem Pankreaskopf gelegen ist, zuständig.

d) 3. Dünndarmmeßpunkt:
Dieser Punkt liegt am Metakarpale des kleinen Fingers auf der dorso-ulnaren Seite (am Handrücken) über dem Knochenwinkel des kaudalen Überganges vom Schaft zum Köpfchen.
Hier wird auf der linken Seite die Flexura duodenojejunalis und auf der rechten Seite die Pars descendens des Duodenums mit der Vaterschen Papille und die Flexura duodeni inferior gemessen.

e) 4. Dünndarmmeßpunkt:
Dieser Punkt liegt an der dorso-ulnaren Seite des Metakarpale des kleinen Fingers über dem Knochenwinkel des Überganges vom Schaft zur Basis auf dem Handrücken.
Hier ist der linke Meßpunkt für die Pars ascendens duodeni und der rechte für die Pars horizontalis superior duodeni einschließlich der medialen, vor der Gallenblase gelegenen Flexura duodeni superior zuständig.
Die Diagnose „Appendizitis" wurde in der EAV früher aus den Meßergebnissen des ersten rechten Dünndarmmeridianmeßpunktes (terminales Ende des Ileums) und dem 4. Dickdarmmeridianmeßpunkt rechts (Zökum) geschlossen.
Bei chronischer Appendizitis findet sich ferner am vierten rechten Dickdarmmeridianmeßpunkt ein Zeigerabfall. Heute mißt die EAV die Appendizitis am 4a. Dickdarmmeßpunkt rechts (siehe Nr. 57 f auf Seite 178).

f) 5. Dünndarmmeßpunkt:
Liegt unter der Grube von Processus styloideus ulnae und dem Os triquetrum. Es ist der 2. MP. für das proximale Handgelenk für den ulnaren Gelenkabschnitt. Siehe B I, Tafel 1.

g) 6. Dünndarmmeßpunkt:
Über dem Ansatz des Processus styloideus ulnae am Knochenwinkel zwischen Schaft und Processus. Es ist der Meßpunkt für die Halswirbelsäule. Siehe B I, Tafel 1.
Funktionsstörungen im Gebiet des Dünndarmes wirken sich meist auch auf das zentrale Nervensystem aus. Zeigerabfälle an den rechten Meßpunkten betreffen das Duodenum und das rechte Ileum. Sind sie mit hohen Werten oder Zeigerabfall am rechten Magenmeridianmeßpunkt verbunden, so deuten sie auf ein „Ulcus duodeni" hin, auf eine Gastro-Duodenitis mit Ulcus duodeni,

Narbenulkus, Narbenzug oder sonstige Folgen einer Erkrankung in diesem Gebiet.
Bei einer allgemeinen schweren Dysfermentie oder Dysbakterie finden sich Zeigerabfälle auf beiden Seiten der Dünn- und Dickdarmmeridianmeßpunkte sowie am Pankreas (nur rechts).

Bei Zeigerabfall am rechten Dünn- und Dickdarm ist zu denken an:

a) chronische Appendizitis

b) Erkrankung der ileozökalen Lymphdrüsen z. B. nach durchgeführter Appendektomie.
(bei tuberkulösen Drüsen findet sich meist auch an den Lungen ein Zeigerabfall sowie auch am 4. Lymphgefäßmeßpunkt, der für die Hilusdrüsen zuständig ist)

c) Narbenverwachsungen nach Operationen sind meist an den Peritoneummeßpunkten von Dick- und Dünndarm zu diagnostizieren.

d) Bei Zeigerabfall nur an MP. Ileum links bedeutet dies meist das Vorhandensein eines Meckelschen Divertikels, was Funktionsstörungen auslöst, welche meist vergesellschaftet sind mit nur linksseitigen Schultergelenksschmerzen auf Rückenseite.

Nr. 65

Venen der oberen Extremität – Armvenen
8. Lungenpunkt (8. Lu)

613 und 109
r+l

Dieser Meßpunkt liegt auf der volaren Seite des Unterarmes über der Arteria radialis im Winkel zwischen dem Schaft und dem distalen Teil des Radius am Übergang vom Schaft zum distalen breiten und dicken Ende des Processus styloideus radii 1 Querfinger cranial von der 2. Handgelenkslinie. Siehe B I, Tafel 2 und 11.

Dieser Punkt kann gelegentlich bei Lymphstauungen am Arm — etwa nach Mammaoperationen — eine Rolle spielen. Die Lymphstauung am Arm kann durch Messung des 6. Lymphgefäßpunktes (Abb. 80, Seite 174) meßtechnisch erfaßt und therapiert werden.

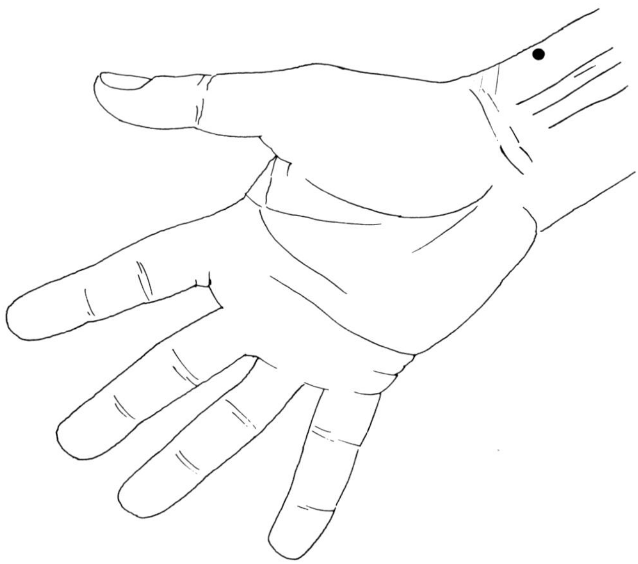

Abb. 93: Venen – obere Extremität = 8. Lunge

Nr. 66

Arterien der oberen Extremität – Armarterien
7. Lungenpunkt (7. Lu)

108
r+l

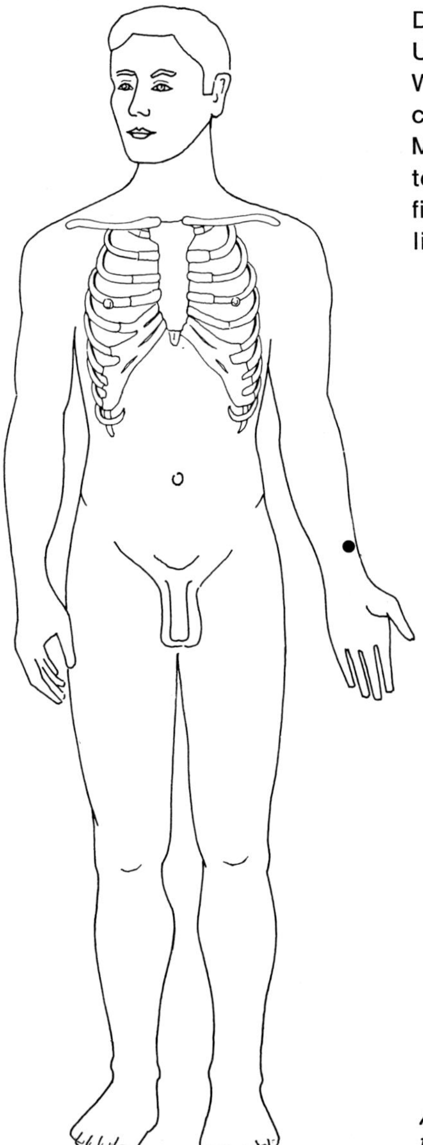

Der Punkt liegt auf der volaren Seite des Unterarmes, über der Arteria radialis im Winkel zwischen der Endsehne des Musculus brachioradialis und des radialen Muskelrandes des Musculus flexor digitorum sublimis superficialis etwa 2 Querfinger kranial von der 2. Handgelenkslinie entfernt. Siehe B I, Tafel 11.

Abb. 94: Arterien der oberen Extremität = 7. Lunge

Nr. 67

Nerven der oberen Extremität
7. Dünndarmpunkt (7. Dü)

309
r+l

Der Meßpunkt liegt in Höhe des Endes des oberen Drittels am Unterarm ganz seitlich über dem Muskelwinkel des Musculus extensor carpi ulnaris und der Insertion des Musculus anconaeus, ca. 3 Querfinger unterhalb des Processus coronoideus.
Zur Auffindung des Punktes gibt *Voll* an: Man suche den stark gewulsteten Processus coronoideus ulnae am unteren Ende der stark ausgehöhlten Gelenkfläche der Incisura semilunaris auf, gehe dann auf der Verbindungslinie Processus coronoideus und Processus styloideus ulnae 3 Querfinger herab. Siehe B I, Tafel 25.

Hier kann die neurale Funktion der oberen Extremitäten überprüft werden. Bei der differentialdiagnostischen Entscheidung, ob es sich bei einer Irritation im Gebiet des Armes um ein ossales, muskuläres oder neurales Geschehen handelt, werden die Punkte 7. Dünndarm für Nerven, 9. Dünndarm für Muskeln und Sehnen und 11. Blase für das Knochensystem gemessen.

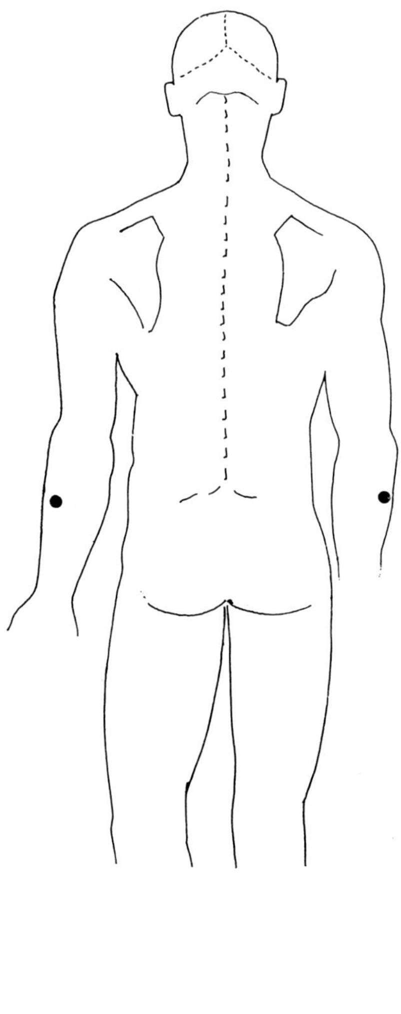

Abb. 95: Nerven der oberen Extremität = 7. Dünndarm

Nr. 68

Ellenbogengelenk – Articulatio cubiti
8. Dünndarmpunkt (8. Dü)
3. Kreislaufpunkt (3. Kr)
11. Dickdarmpunkt (11. Di)

308 107 106
r+l

Vorbemerkung:

Das Ellenbogengelenk setzt sich aus 3 Gelenken zusammen, die in einer gemeinsamen umschließenden Kapsel untergebracht sind. Daher gibt es auch für jede Komponente dieses Gelenkes je einen gesonderten Meßpunkt. Die einzelnen Gelenksabschnitte sind:

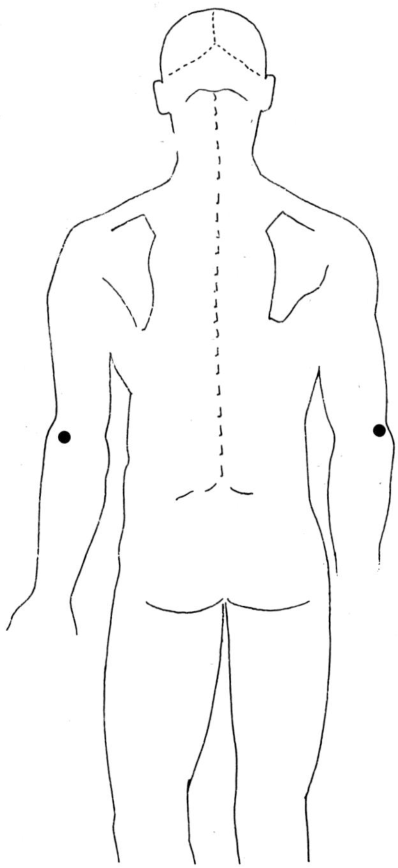

Abb. 96: Ellenbogengelenk 1. Meßpunkt = 8. Dünndarm

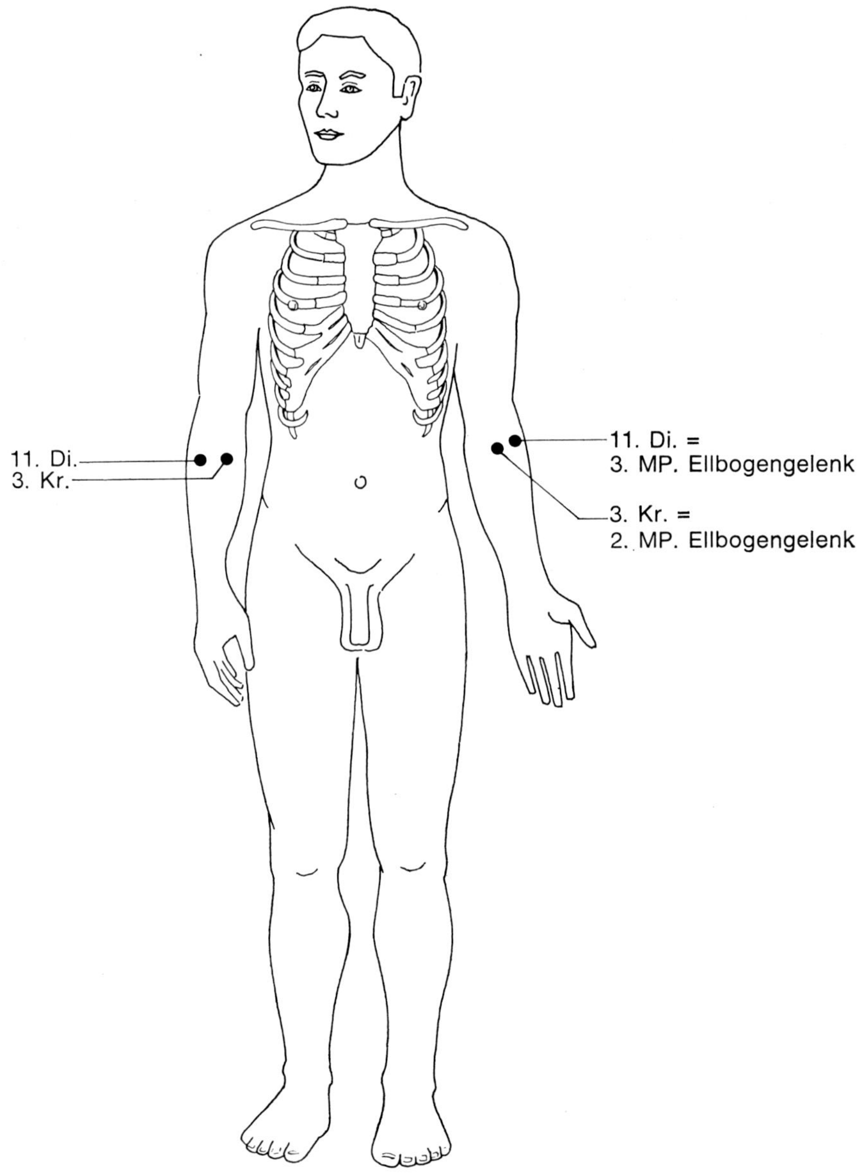

Abb. 97: Ellbogengelenk 2. Meßpunkt = 3. Kreislauf,
3. Meßpunkt = 11. Dickdarm

1. Articulatio humero-ulnaris
2. Articulatio radio-ulnaris proximalis und
3. Articulatio humero-radialis

1. Articulatio humero-ulnaris — 8. Dü — r+l
   Der 8. Dünndarmpunkt liegt in der Regio cubiti dorsalis (posterior) über dem Knochenwinkel von Epicondylus medialis (ulnaris) und Olekranon bzw. über dem medialen Rand der Sehne des Musculus triceps in einer Rinne medial vom Nervus ulnaris über der Einschnürung der Außenfläche der Incisura semilunaris des Olekranon. Siehe B I, Tafel 25.
   Über diesen Punkt können Belastungen des Ellenbogengelenkes, wie sie beim sogenannten Tennisarm bekannt sind, diagnostiziert und beeinflußt werden.
2. Articulatio radio-ulnaris proximalis — 3. Kr — r+l
   Der Meßpunkt für diesen Gelenksanteil ist der 3. Kreislaufpunkt, der in der Regio cubiti volaris (anterior), in der Ellenbogenhautbeugefalte liegt, über dem inneren Rand der Sehne des Musculus biceps brachii. Siehe B I, Tafel 11.
   Beim sogenannten Tennisarm spielt auch dieser Gelenksabschnitt eine gewisse Rolle.
3. Articulatio humero-radialis — 11. Di — r+l
   Der 11. Dickdarmpunkt liegt in der Regio cubiti volaris am äußersten Ende der Ellenbogenhautbeugefalte, die am besten bei etwas gebeugtem Ellenbogen- und Handgelenk hervortritt. Siehe B I, Tafel 11.
   Dieser Punkt gibt Auskunft über die Funktion der Articulatio humero-radialis.

Nr. 69

Muskulatur der oberen Extremität — Armmuskulatur
9. Dünndarmpunkt (9. Dü) (Summationsmeßpunkt)

307
r+l

Dieser Punkt liegt auf der dorsalen Seite des Oberarmes über dem hinteren Rande des Musculus deltoideus am Schnittpunkt mit dem Muskelrand des Caput laterale radiale des Musculus triceps brachii.

Dieser Winkel läßt sich leicht palpieren, wenn der rechtwinkelig abgebeugte Arm in die Horizontale gehoben wird und man mit der Punktelektrode am Hinterrand des Musculus deltoideus entlang fährt, bis man auf den Muskelwinkel stößt, der von Caput laterale des Trizeps und des Musculus deltoideus gebildet wird. Da dieser Summationspunkt nicht nur für die Muskulatur und die Sehnen des Ober-, sondern auch die des Unterarmes und der Hand mit zuständig ist, kommt es etwa bei einer Tendomyositis oder Tendovaginitis des Unterarmes auch an diesem Punkt zu entzündlichen Werten mit Zeigerabfall.

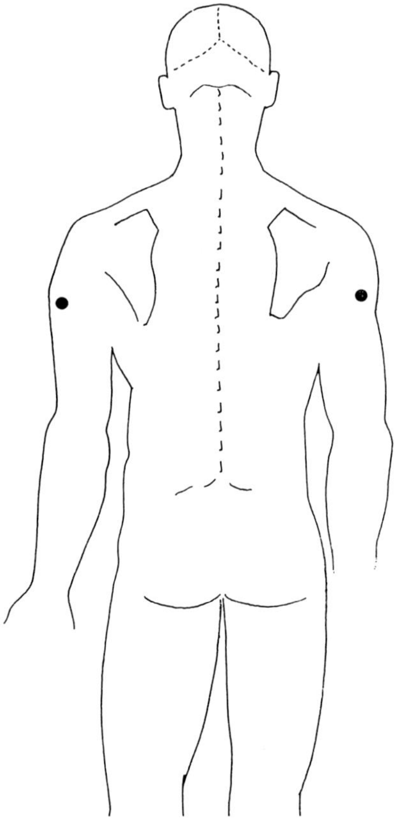

Abb. 98: Muskulatur der oberen Extremität = 9. Dünndarm

Nr. 70

Schultergelenk – Articulatio humeri
15. Dickdarmpunkt (15. Di) auf Vorderseite
2. Kreislaufpunkt (2. Kr)
10. Dünndarmpunkt (10. Dü) auf Hinterseite

105 118 306
r+l

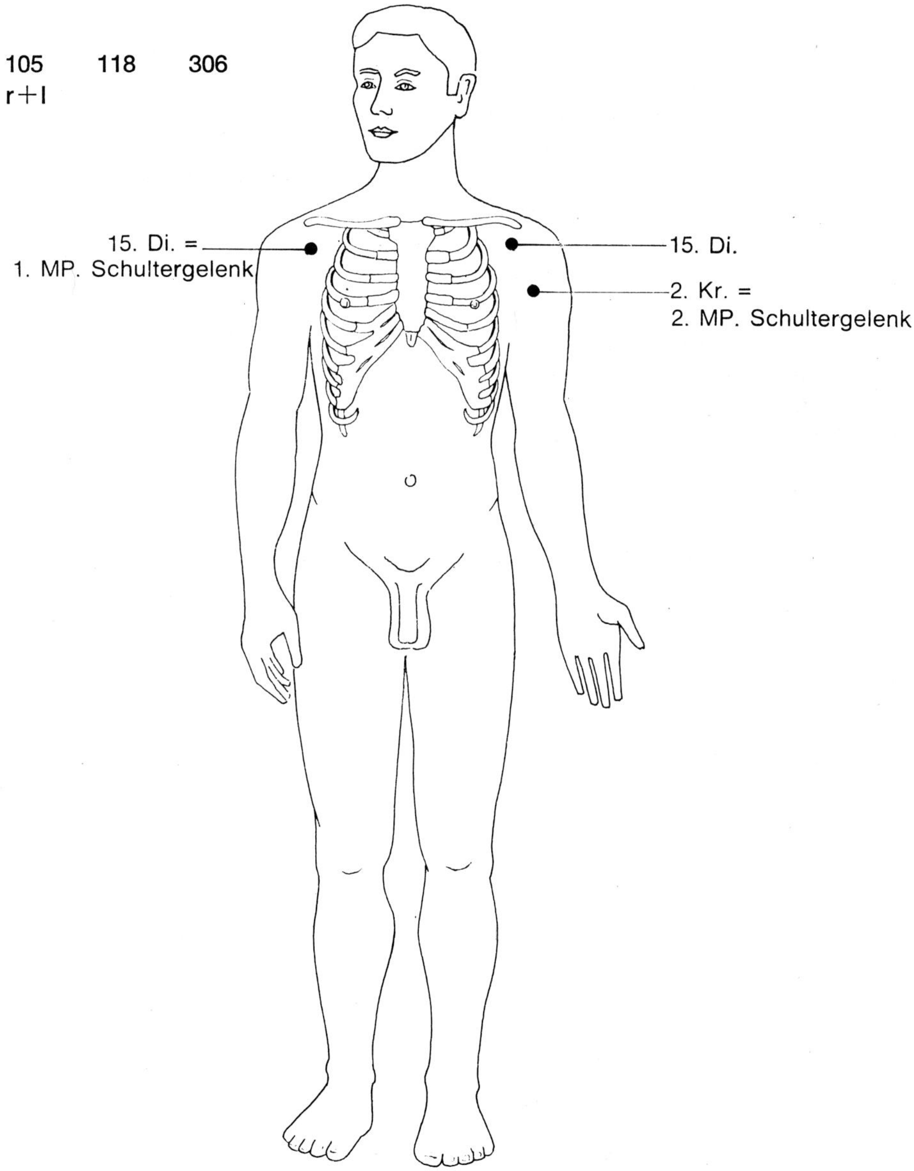

Abb. 99: Schultergelenk 1. Meßpunkt = 15. Dickdarm, 2. Meßpunkt = 2. Kreislauf

Vorbemerkung:

Dieses große Gelenk kann in drei Abschnitten von drei verschiedenen Meßpunkten aus gemessen und seine Funktion überprüft werden.

1. Vorderer Abschnitt des Schultergelenkes – 15. Di:

   Der 15. Dickdarmpunkt liegt in der Regio infraclavicularis über dem abgerundeten Ende des rechtwinkelig nach lateral und vorwärts gebogenen Processus coracoideus. Zur Auffindung des Punktes gibt *Voll* folgende Technik an: „Man suche bei horizontal erhobenem Arm des Patienten die kleine Mulde unterhalb des Schlüsselbeines auf, die vor dem Processus coracoideus liegt. Sie liegt im Trigonum deltoideopectorale, das durch Erheben des Armes darstellbar wird und auch den Namen ‚Mohrenheimsche Grube' trägt. Nach *Bachmann* handelt es sich hier um einen zusätzlichen Zustimmungspunkt der Schultermitte." Siehe B I, Tafel 7 und 18.

   Er ist zuständig für den vorderen Abschnitt des Schultergelenkes.

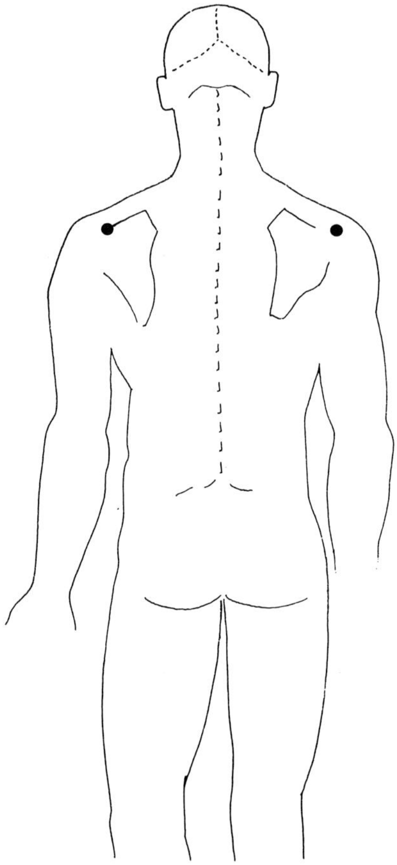

Abb. 100: Schultergelenk 3. Meßpunkt = 10. Dünndarm

2. Innerer Abschnitt des Schultergelenkes — 2. Kr:
   Der 2. Kreislaufpunkt liegt auf der Innenseite des Oberarmes über dem Muskelwinkel, der vom medialen Rand des Musculus biceps brachii und dem lateralen Rand des Musculus coracobrachialis gebildet wird.
   Zur Suchtechnik gibt *Voll* an: „Etwa 2 Querfinger breit unterhalb der vorderen Achselfalte bei horizontal erhobenem rechtwinkelig gebeugtem Arm." Siehe B I, Bild 15a.
   Dieser Punkt bezieht sich auf die inneren Abschnitte des Schultergelenkes oder das Labrum glenoidale und die Cavitas glenoidalis scapulae.

3. Hinterer Abschnitt des Schultergelenkes — 10. Dü:
   Der 10. Dünndarmpunkt liegt in der Regio scapularis der Schulter am Beginn des Akromions über dem unteren Rand der Spina scapulae in einem Knochenwinkel, der am Ende des unteren Randes der Spina scapulae und dem Ansatz des Akromions liegt. Siehe B I, Tafel 21 und 22.
   Nach *Bachmann* handelt es sich hier um einen zusätzlichen Zustimmungspunkt der Arme und des Schultergelenkes.
   Dieser Punkt ist für den hinteren Abschnitt des Schultergelenkes zuständig.

Die Lokalisation des Schultergelenkschmerzes kann in vielen Fällen einen Hinweis für die Ätiologie der Beschwerden geben. Bei Vorderschmerz des Schultergelenkes (siehe Dickdarmmeridianverlauf) ist eine Störung eines Teilabschnittes am Dickdarm vorhanden z. B. bei rechtsseitigem Schultergelenkschmerz bei chronischer Appendizitis.
Der Schultergelenkschmerz hinten bassiert auf einer Funktionsstörung des Duodenums bzw. Dünndarms. Es muß darauf hingewiesen werden, daß Schultergelenkschmerz links hinten häufig verursacht wird durch einen bisher nicht bekannten entzündlichen Meckelschen Divertikel.

Nr. 71

Schulter-Schlüsselbeingelenk – Articulatio acromioclavicularis
14. Dreifacherwärmerpunkt – 14. 3. E
(Endokrines System) (14. End)

305
r+l

Der 14. Dreifacherwärmerpunkt – Endokrines System liegt über der Mitte der Articulatio acromioclavicularis in der Regio deltoidea am Schultergelenk.
Das Akromion des Schlüsselbeines liegt hier dicht unter der Haut und ist als flache Stelle leicht zu erkennen. Siehe B I, Tafel 18.
Nach *Voll* findet man den Punkt, indem man das Ende der Klavikula palpiert und das Akromioklavikulargelenk ertastet. Mittels Strichtechnik fährt man den Gelenkspalt ab und findet den Meßpunkt an der Stelle des höchsten Zeigerstandes. Dieser Punkt gibt Auskunft über den Zustand des Schulter-Schlüsselbeingelenkes.

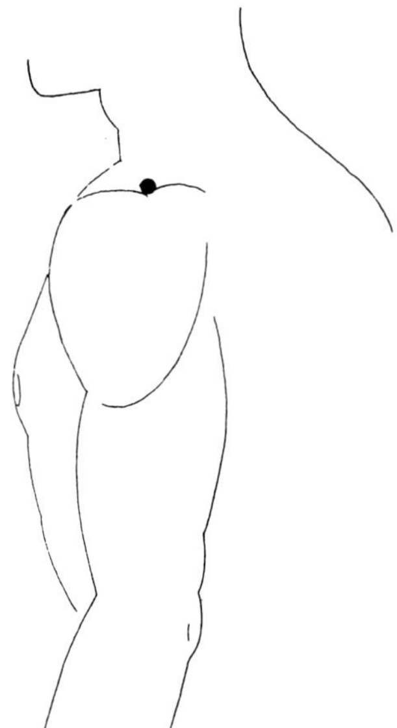

Abb. 101: Schulter-Schlüsselbeingelenk = 14. Dreifacherwärmer

E) Meßpunkte am Fuß, dem Unter- und Oberschenkel:

Nr. 72

Pankreas – Bauchspeicheldrüse
1+1a+2+3+4 Pankreaspunkt =
1+1a+2+3+4 Pa

530 – 527 524 522
nur rechts

a) 1. Pankreasmeßpunkt = 1. Milz-Pankreaspunkt:
Der Punkt liegt über der Tuberositas unguicularis des Nagelgliedes der rechten großen Zehe, 2 mm dorso-lateral vom Nagelfalz entfernt. Siehe B I, Tafel 3.
Dieser Meßpunkt gibt Auskunft über die Eiweißfermentbildung der Bauchspeicheldrüse und den Eiweißstoffwechsel; das sind Trypsin, Chymotrypsin und Pankreaserepsin sowie die Proteasen.

b) P. Pankreasmeßpunkt: = 1b. Pankreas.
(nur rechts – kein klassischer Akupunkturpunkt – wurde von *Voll* gefunden).
Der P. Pankreasmeßpunkt liegt auf der dorsomedialen Seite der Grund-

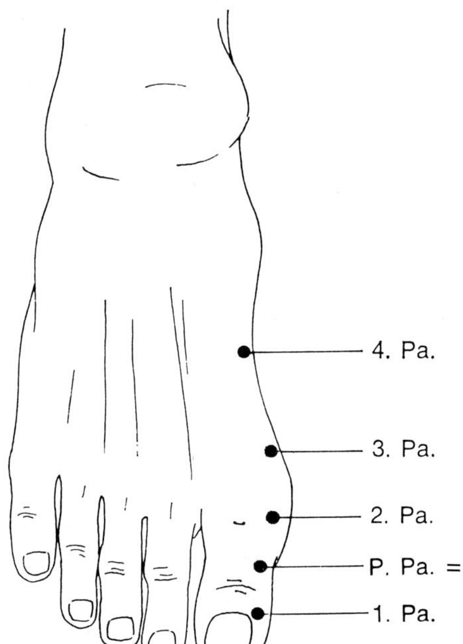

P. = Peritoneummeßpunkt

Abb. 102: Meßpunkte Pankreas – nur rechts

phalanx der rechten Zehe im distalen Winkel zwischen Schaft und Köpfchen. Siehe B II, Tafel 14b.
Er ist für den Bauchfellabschnitt im Pankreasgebiet zuständig.

c) 2. Pankreasmeßpunkt = 2. Milz-Pankreaspunkt:
Er befindet sich über der Grundphalanx der rechten großen Zehe auf der dorso-medialen Seite im Knochenwinkel des Überganges vom Schaft zur Basis. Er ist für die Leistung der Nukleasenfermentbildung und des Nukleoproteinstoffwechsels zuständig.

d) 3. Pankreasmeßpunkt = 3. Milz-Pankreaspunkt:
Er liegt über dem Metatarsus der rechten großen Zehe im dorso-medialen Knochenwinkel des Überganges vom Schaft zum Köpfchen.
Hier können die Fermentbildung, Amylasen und Maltasen, für den Kohlenhydratabbau und die Funktion des Inselapparates gemessen werden. Der Inselapparat setzt sich aus 80 Prozent B-Zellen, den eigentlichen Insulinbildnern, und 20 Prozent A-Zellen, den Glukonbildnern, zusammen.

e) 4. Pankreasmeßpunkt = 4. Milz-Pankreaspunkt:
Dieser Punkt liegt über dem Metatarsus der rechten großen Zehe am dorsomedialen Knochenwinkel des Überganges vom Schaft zur Basis.
Hier wird vor allem die Fermentbildung für den Fettstoffwechsel (Esterasen und Lipasen) zusammen mit Gallen- und Fettstoffwechselmeßpunkt getestet. Das Steapsin bzw. die Lipase des Pankreas wird durch die Galle aktiviert, so daß hier enge Beziehungen zwischen den beiden Organen bestehen und etwa bei einem diagnostizierten Leber-Gallen-Schaden auch stets der Pankreas zu beachten ist.
Langsamer Zeigerabfall an den Meßpunkten des Pankreasmeridianes deutet eine Fermentschwäche an.
Ein schnellerer und stärkerer Zeigerabfall bis auf 40 am 2. Pankreasmeßpunkt begründet den Verdacht auf einen akuten Diabetes — Zeigerabfall bis 44—46 auf einen latenten Diabetes und verpflichtet zur Blutzuckerbelastungsprobe.
Siehe auch 62b auf Seite 187 Meßpunkt für die innere Sekretion des Pankreas, der sowohl rechts wie links vorhanden ist.

Nr. 73

Milz
1+1a+2+3+4 Milzpunkt = Milz-Pankreasmeridian

530 — 527 524 522
nur links

In gleicher Weise wie an den beiden Händen gelten auch hier die beschriebenen Meßpunkte jeweils für die rechte und linke Seite bzw. den rechten und linken Fuß.
Eine Ausnahme davon bilden die Meßpunkte des Milz-Pankreasmeridianes, die getrennt für jedes Organ lediglich auf einer Seite zu messen sind.
Demnach wird die Funktion der Milz nur am linken, die Funktion des Pankreas nur am rechten Fuß gemessen.

a) 1. Milzmeßpunkt = 1. Milz-Pankreaspunkt:
   Der Punkt liegt über der Tuberositas unguicularis des Nagelgliedes, 2 mm lateral vom Nagelfalz der großen Zehe auf der linken Seite. Siehe B II, Tafel 4. Dieser Meßpunkt betrifft die weiße Pulpa der Milz, die Milzknötchen

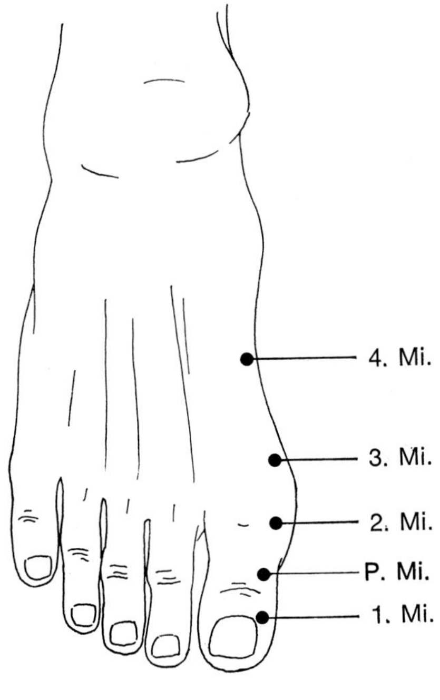

P. = Peritoneummeßpunkt

Abb. 103: Meßpunkte Milz — nur links

oder Lymphfollikel, bestehend aus den Keim- und Reaktionszentren, denen als Aufgabe die Abwehrfunktionen durch Bildung von Lymphozyten und Antikörpern zufällt.
Es können daher an diesem Punkt (siehe *Voll,* 1. Ergänzungsband, Seiten 25—27)

a) eine Nekrose der Milzknötchen, wie sie sich bei Diphtherie findet,
b) ein Schwund der Milzknötchen und Umwandlung derselben in fibröse Körperchen, wie sie etwa als Folge von Röntgenbestrahlung zu finden sind,
c) eine fibröse Umwandlung der Milzfollikel bei einer Fibroadenie der Milz, die mit einer Vermehrung von nicht leistungsfähigen Gitterfasern vergesellschaftet ist und sich beim Morbus Banti findet, und
d) eine Ablagerung von Amyloid in den Follikeln und zum Teil auch in den Retikulumzellen

festgestellt werden.
Darüber hinaus wirken sich auch Erkrankungen einer oder beider Tonsillen sowie der Drüsen des lymphatischen Rachenringes auf die Meßergebnisse des 1. Meßpunktes der Milz (weiße Pulpa) aus.

b) P. Milzmeßpunkt:
Dieser Meßpunkt — von *Voll* gefunden — liegt auf der dorso-medialen Seite der Grundphalanx der linken großen Zehe im distalen Winkel zwischen Schaft und Köpfchen dieses Knochens. Er ist für das Bauchfell im Abschnitt der Milz zuständig. Siehe B II, Tafel 4.
An ihm können ferner gemessen werden Erkrankungen des Ligamentum phrenicolienale und in Fortsetzung zur großen Magenkurvatur das Ligamentum gastrolienale.

c) 2. Milzmeßpunkt = 2. Milz-Pankreaspunkt:
Er liegt über der Grundphalanx der linken großen Zehe auf der dorso-medialen Seite am kranialen Knochenwinkel des Überganges vom Schaft zur Basis. Belastungen der weißen Pulpa, die durch Irritationen im unteren Körperabschnitt (Bauchraum und kleines Becken) entstehen, können hier festgestellt werden.

d) 3. Milzmeßpunkt = 3. Milz-Pankreaspunkt:
Der Punkt liegt über dem Metatarsus der linken großen Zehe auf der dorsomedialen Seite im Knochenwinkel des Überganges vom Schaft zum Köpfchen. Hier wird die Funktion der roten Pulpa gemessen mit der entsprechenden Endarterie, dem Venensinus und den Pulpenvenen, denen die Aufgabe der Blutzellenmauserung, der Qualitätskontrolle der roten Blutkörperchen, zukommt.
Im einzelnen kann hier diagnostiziert werden:

a) eine Hypertrophie der Milz, wie sie
bei Infektionskrankheiten und
bei Herzfehlern, die eine Stauungsmilz bewirken, zu finden ist;

b) Verlegung eines Astes der Milzarterie, ein anämischer Milzinfarkt;
c) Verlegung der Milzvenen bei Pfortaderthrombose ferner Polyzythämie und Werlhof.

Zusätzlich haben odontogene Herde eine belastende Wirkung sowohl auf die weiße als auch auf die rote Pulpa der Milz, die auch in den Meßwerten des 1. und 3. Milzmeßpunktes zum Ausdruck kommen.

e) 4. Milzmeßpunkt = 4. Milz-Pankreaspunkt:
Er liegt auf dem Metatarsalknochen der linken großen Zehe auf der dorsolateralen Seite im kaudalen Knochenwinkel des Überganges vom Schaft zur Basis.
Er ist für das Milzretikulum, jenem Zellschwamm des retikulären Bindegewebes, das die Grundsubstanz, das Grundgewebe, der Milz darstellt, zuständig.
Diesem Gewebe fällt die Aufgabe zu, anormale Stoffwechselprodukte, Fett- und Eiweißreste sowie Bakterien etc. aufzufangen und zu neutralisieren.
In diesem Gewebe werden auch die Monozyten und Makrophagen gebildet.
Es lassen sich nach *Voll* an diesem Punkt feststellen:

1. Infektionskrankheiten, die, durch Bakterien hervorgerufen, zu einer Milzschwellung führen;
2. Anhäufung anormaler Stoffwechselstoffe, wie Fett-Eiweiß-Tröpfchen, wie bei
   a) der Hämosiderie bei einem Überangebot von Eisen, das bei einem stärkeren Blutkörperchenzerfall entsteht;
   b) der Amyloidose-Eiweißkörpereinlagerungen mit Fettstoffbeimengungen
   c) der Zerebrosidspeicherkrankheit (Morbus Gaucker)
   d) der Sphingomyelinose (Morbus Niemann-Pick).

Grundsätzlich also gibt dieser Punkt Auskunft über die retikuloendotheliale Abwehrleistung des Organismus.
Auf die Zeigerbewegung des Röhrenvoltmeters übertragen, bedeutet ein Zeigerabfall von den Werten 88 an abwärts an den Milzmeßpunkten zunächst eine Störfeld- oder Fokalbelastung im Organismus.
Bei Zeigerabfall von 90 und mehr ist neben einem Störfeldgeschehen auch an eine Infektbelastung zu denken.

Nr. 74

Leber – Hepar
1+1a+2+2a+3 Leberpunkt
529 – 526 – 521
r+l

a) 1. Lebermeßpunkt = 1. Leberpunkt:
Er liegt über der Tuberositas unguicularis des Nagelgliedes der großen Zehe, 2 mm vom Nagelfalz auf der dorso-medialen Seite, gegenüber vom Milz-Pankreaspunkt. Siehe B II, Tafel 12.
Er gibt Auskunft über das Zentralvenensystem der Leber, über die Venae centrales mit den Sammelvenen als abführende Venen in die Vena hepatica. Hier können auch Stauungen in den Zentralvenen festgestellt werden, wie sie sich bei Herzfehlern und bei Stauung im kleinen Kreislauf finden.
Die Folgen solcher Stauungen sind schließlich:
1. ein langsames Zugrundegehen der Leberzellen;
2. eine Vermehrung des Bindegewebes in der Wand der Zentral- und Sammelvenen.

Das Endstadium dieser Entwicklung ist eine Stauungsinduration, eine Stauungsatrophie oder die sogenannte „Muskatnußleber". Bei stark pathologischen Meßergebnissen an den Leberpunkten ist ein besonderes Augenmerk auch auf die Herzmeßwerte zu richten.
Die Verlangsamung eines Zeigerabfalles wird durch den Druck des Zwischengewebes und durch die Vermehrung des Bindegewebes in den Wänden der Zentralvenen bewirkt.

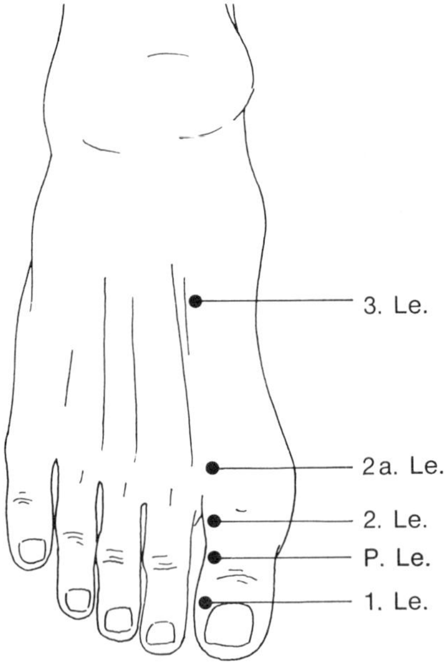

P. = Peritoneummeßpunkt

Abb. 104: Lebermeßpunkte

Eine bindegewebige Degeneration der Leber zeigt am ersten Lebermeridianmeßpunkt keine auffälligen Besonderheiten, wohl aber am dritten Lebermeßpunkt.
Der erste Lebermeridianmeßpunkt betrifft also grundsätzlich nur das Zentralvenensystem der Leber, das beeinträchtigt werden kann vor allem durch:
1. Veränderungen in der Leber selbst;
2. Insuffizienz des Herzens – vor allem des rechten Herzens;
3. Intoxikationen, die sich auf das Zentralvenensystem der Leber auswirken;
4. pathologische Veränderungen im Gefäßsystem selber.

b) P. Lebermeßpunkt – von *Voll* gefunden:
Dieser Meßpunkt liegt an der dorso-lateralen Seite der Grundphalanx der großen Zehe im kaudalen Winkel zwischen Schaft und Köpfchen dieses Knochens.
Er gibt Auskunft über den Zustand des Bauchfelles in der Lebergegend und des Aufhängeapparates der Leber.

c) 2. Lebermeßpunkt = 2. Leberpunkt:
Dieser Punkt liegt über der Grundphalanx der großen Zehe auf der dorsomedialen Seite im Knochenwinkel des Überganges vom Schaft zur Basis.
Er ist für das Leberläppchensystem, die Lobuli hepatis, zuständig. Alle viral- und bakteriellen toxischen Belastungen der Leberzelle werden an diesem Punkt diagnostiziert.
Hier können (siehe *Voll*, 1. Ergänzungsband, Seiten 33-37; leider vergriffen) diagnostiziert werden:
1. eine Teilnekrose der Leber, und zwar:
   a) eine zentrale Leberläppchennekrose, verursacht etwa durch Bakterien- und Virustoxine;
   b) eine periphere Läppchennekrose, etwa bei der Eklampsie durch Thrombose und Blutungen;
   c) eine Nekrose der mittleren Läppchenabschnitte, wie sie bei der Leptospirosis icterohaemorrhagica zu finden ist;
2. eine Totalnekrose der akuten gelben Leberatrophie oder einer Virushepatitis;
3. eine Anhäufung von Lymphozyten in Knötchenform in den Leberzellen, wie sie sich bei Typhus oder Paratyphus finden.

Ein schneller Zeigerabfall zeigt sich an diesem Punkt infolge der rasch fortschreitenden Druckatrophie der Leberzellen.
Langsamer Zeigerabfall zeigt eine Ablagerung von Fett in den Leberzellen an, die zunächst im azinus-peripheren Gebiet einsetzt.

d) 2a. Lebermeßpunkt = 2a. Leberpunkt:
Dieser von *Voll* gefundene Meßpunkt liegt an der dorso-lateralen Seite des Metakarpale der großen Zehe im kaudalen Winkel zwischen Schaft und Köpfchen dieses Knochens. Er ist für den Anfangsabschnitt der Gallenkapillaren, die Ductuli interlobulares, an den Leberzellen zuständig.

e) 3. Lebermeßpunkt = 3. Leberpunkt:

Der Punkt liegt über dem kranialen Metakarpalwinkel zwischen Metakarpale 1 und 2 auf der dorsalen Seite des Fußes.

Hier kann der Zustand der Capsula fibrosa und des perivaskulären Systems gemessen werden. Es handelt sich hier um die „Glissonkapsel" oder Scheide, das periportale Feld, das sich zusammensetzt aus:

1. den Arteriae interlobulares als Äste der Arteria hepatica propria, die als Kapillaren das Leberstroma versorgen und dann ihr Blut in die Sinuskapillaren abgeben;
2. den Venae interlobulares als Pfortaderäste, die mit einem präkapillaren Gefäßnetz das Leberläppchen überziehen und das Blut in die Sinuskapillaren zum Stoffaustausch schicken;
3. dem die Lebergefäße und Gallengänge bis in ihre Endäste begleitenden Bindegewebe.

Als Differentialdiagnose der Meßwerte an diesem dritten Leberpunkt sind in Erwägung zu ziehen:

1. Bezüglich der Arteriae interlobulares:
   a) ein partieller Verschluß einzelner Äste kann bei Herzschwäche zu einem anämischen Infarkt führen;
   b) kommt es zu einem Verschluß des Stammes der Arteria hepatica, so ist die Folge davon eine Nekrose der Leber;
   c) eine Embolie in den Leberarterienästen zieht im Verlaufe einer daran anschließenden Pyämie einen Leberabszeß nach sich.
2. Bezüglich der Venae interlobares:
   a) bei einem Verschluß der Pfortaderäste infolge einer Kreislaufschwäche kann es zu den „roten Infarkten" kommen, die durch das Rückströmen des Blutes aus der Leberzentralvene in das anämisch gewordene Lebergewebe entstehen;
   b) bei Infektion dieses Vorganges entsteht u. U. eine eitrige Thrombophlebitis in den Verzweigungen der Pfortader, die wiederum zu einer Pyelophlebitis bzw. einem pyelophlebitischen Abszeß führen kann.
3. Bezüglich der Ductuli interlobulares kann es:
   a) zu einer Entzündung kommen, die ihren Ausgang von cholangitischen Abszessen in den Gallengängen nimmt oder
   b) zu einer von einer Cholangitis fortgeleiteten aufsteigenden Entzündung kommen.

   In diesem Falle zeigen auch die drei Meßpunkte des biliären Gallenblasensystems abnorme Ergebnisse.

   Chronische Lebererkrankungen, die in den Meßwerten der vier Leberpunkte ihren Niederschlag finden, können sein:

   1. Leberzirrhose bei größtem Zeigerabfall am 3. Lebermeridianmeßpunkt.
      Hier handelt es sich um eine Entzündung des Zwischengewebes mit

partiellem Verlust des Leberazinus. Eine Regeneration von noch erhaltenen Organteilen durch Bildung von Pseudoazini mit vermehrtem, entzündlich infiltriertem Bindegewebe ist möglich.
Folgen des Vorganges der Leberzirrhose sind Stauungen und Kreislaufstörungen im Pfortadersystem (Ösophagusvarizen).

2. Biliäre Zirrhose:
   Hier handelt es sich um eine von den gallenabführenden Wegen ausgehende interstitielle Bindegewebswucherung mit einer Leberzellschädigung:
   a) durch eine chronische Stauung, die zu einer cholostatischen Zirrhose oder
   b) durch eine chronische Entzündung, die schließlich ebenfalls mit einer Stauung vergesellschaftet ist und eine cholangitische Zirrhose charakterisiert, die sich vor allem durch einen deutlichen Zeigerabfall an den Meßpunkten für die Gallengänge manifestiert.
3. Bei abnormen Meßergebnissen an den Leberpunkten muß daher an folgende Möglichkeiten gedacht werden:
   a) Schädigung der Leber durch chemische Noxen, Gefäßerkrankungen in diesem Gebiet oder Gallenstauung.
   b) Zurückbleiben des Zeigers weit unter 50 an einigen oder allen Punkten der einen oder beider Seiten zeigt eine partielle oder – entsprechend den Meßergebnissen – mehr oder weniger fortgeschrittene Leberzirrhose an.
   c) Schneller Zeigerabfall oder Zeigerabfall bei niedrigem Zeigerstand am 3. Meßpunkt geben eine Entzündung des Zwischengewebes bzw. des portalen Gewebes an, die als Vorstadium einer Leberzirrhose zu werten ist.
   d) Langsamer Zeigerabfall am 2. Meßpunkt berechtigt zur Diagnose einer ernährungsbedingten Fettleber. Zur genaueren Beurteilung dieses Phänomens müssen auch die Meßergebnisse an den Punkten des Gefäßes für die fettige Degeneration (siehe Seite 224) beachtet werden, wo ebenfalls ein Zeigerabfall am 1. Meßpunkt nachweisbar sein muß. Außerdem muß der 4. Pankreaspunkt bei der Fettfermentbildung gemessen werden. Hier befindet sich ebenfalls ein Zeigerabfall.
   e) Einseitiger Zeigerabfall am 2. Meßpunkt bei normalen Werten auf der gegenüberliegenden Seite findet sich oft bei Defektheilungen der Leber nach Entzündungen, die auch nach schweren allgemeinen Infektionskrankheiten wie etwa schweren Kinderkrankheiten, Ausdruck einer Mitbeteiligung der Leber sein können.
   f) Zeigerabfall auf beiden Seiten des dritten Lebermeridianmeßpunktes zusammen mit einem solchen an der Milz deuten auf eine beginnende Leberzirrhose hin.
4. Zeigerabfall am 1. Lebermeridianmeßpunkt und am Rektum sind ein Hinweis für Hämorrhoiden, die durch eine Stauung im Pfortadergebiet bedingt sind.

Nr. 75

Artikuläre Degeneration
1+1a+2+3 Gelenkdegenerationsmeßpunkte – 1+1a+2+3 Ge
Das Gelenkdegenerationsgefäß wurde von *Voll* erarbeitet.
– –. – –
– – – –
r+l

a) 1. Meßpunkt = 1. Gelenkdegenerationspunkt:
Er liegt auf der Tuberositas unguicularis des Nagelgliedes der zweiten Zehe, 2 mm vom Nagelfalz auf der dorsalen, der großen Zehe zugekehrten Seite. Siehe B II, Tafel 32.
Dieser Punkt ist zuständig für die Gelenke der entsprechenden unteren Extremität, für die Articulatio sacro-iliaca und die lumbalen Wirbelgelenke.
b) Kontrollmeßpunkt – Gelenkdegeneration:
Dieser Punkt liegt auf der dorso-medialen proximalen Seite des Mittelgliedes der zweiten Zehe am Winkel von Schaft und Basis. Siehe B II, Tafel 32.
Hier kann ein degeneratives Geschehen im Bereiche aller Gelenke einschließlich der Wirbelsäule kontrolliert werden.

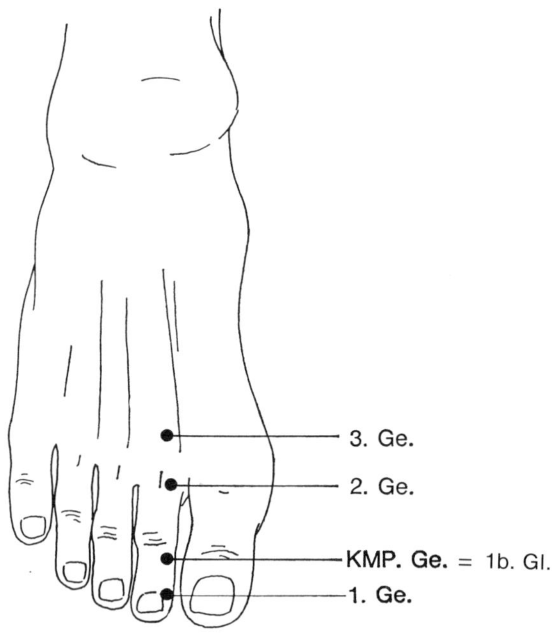

KMP. = Kontrollmeßpunkt

Abb. 105: Meßpunkte der Gelenkdegeneration

c) 2. Meßpunkt = 2. Gelenkdegenerationspunkt:
Er liegt über der Grundphalanx der zweiten Zehe auf der dorso-tibialen Seite im Knochenwinkel des Überganges vom Schaft zur Basis.
Er bezieht sich auf die unteren zervikalen und thorakalen Wirbelgelenke, die Gelenke des Schultergürtels und der oberen Extremität.

d) 3. Meßpunkt = 3. Gelenkdegenerationspunkt:
Er liegt über dem Metatarsus der zweiten Zehe am dorso-tibialen Rand im Knochenwinkel des Überganges vom Schaft zum Köpfchen.
Dieser Meßpunkt umfaßt von den oberen zervikalen Wirbelgelenken das Atlantookzipitalgelenk und die Articulatio atlantoaxialis sowie das Kiefergelenk.

Nr. 76

Magen — Ventriculas
45+45a+44+43a+43+42 Magenpunkt

515	—	525	528	523	520
r+l					

a) 1. Magenmeßpunkt = 45. Magenpunkt:
Der Punkt liegt über der Tuberositas unguicularis des Nagelgliedes der 2. Zehe, 2 mm vom Nagelfalz entfernt auf der dorso-fibularen (Kleinzehen)-Seite. Siehe B II, Tafel 8.
Er gibt rechts über den Canalis pyloricus und links über das Corpus ventriculi Auskunft.
Bei Anomalie dieses Punktes auf der linken Seite (Corpus ventriculi) ist auch der Meßpunkt für die untere Speiseröhre nachzumessen. Diese Meßpunkte können die Ursache eines Sodbrennens aufdecken, das durch eine Kardiainsuffizienz infolge ösophagogastrischer Hiatushernie — am Meßpunkt Zwerchfell (Nr. 111) ist linksseitig ein Zeigerabfall vorhanden — oder einer Reflexösophagitis bedingt sein kann.

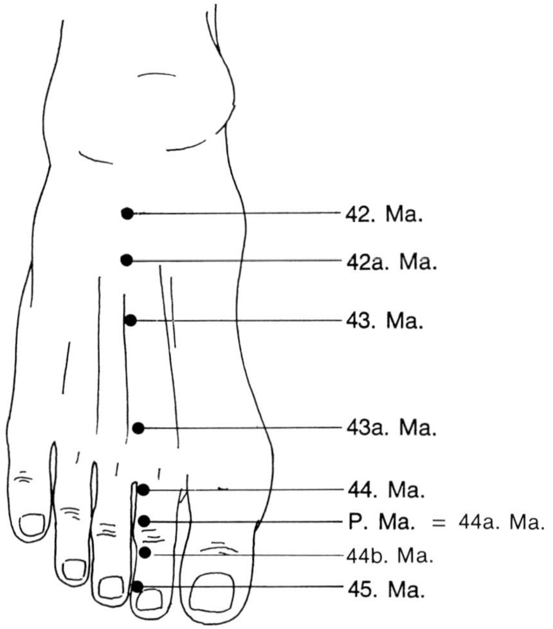

P. = Peritoneummeßpunkt

Abb. 106: Meßpunkte von Magen und Ösophagus

b) P. Meßpunkt des Magens – von *Voll* gefunden:

Der P-Punkt liegt auf der dorso-lateralen Seite der Grundphalanx der zweiten Zehe im kaudalen Winkel zwischen Schaft und Köpfchen dieses Knochens. Siehe B II, Tafel 8.
Er ist für das Bauchfell – Peritoneum – im Bereich des Magens sowie der vom Magen ausgehenden Bänder einschließlich Omentum minus zuständig.

c) 2. Magenmeßpunkt = 44. Magenpunkt:

Er liegt über der Grundphalanx der zweiten Zehe am dorso-fibularen Knochenwinkel des Überganges vom Schaft zur Basis desselben.
Dieser Meßpunkt gibt auf der rechten Seite über das Antrum pyloricum und auf der linken Seite über den Fundus ventriculi Auskunft.

d) 43a. Magenpunkt – von *Voll* gefunden:

Er liegt auf der dorso-lateralen Seite des Metatarsalknochens im kaudalen Winkel zwischen Schaft und Köpfchen desselben.
Er ist für den rechten bzw. linken Anteil der Magenstraße im aufsteigenden Abschnitt zuständig.

e) 3. Magenmeßpunkt = 43. Magenpunkt:

Er liegt über dem Metatarsalwinkel zwischen dem Metatarsus II und III auf der dorsofibularen Seite am Übergang vom Schaft zur Basis desselben.
Dieser Meßpunkt bezieht sich rechts auf das Corpus ventriculi im aufsteigenden Teil und links auf die Pars cardiaca des Magens.
Danach beziehen sich im einzelnen die besprochenen Meßpunkte des Magenmeridianes am linken Fuß auf den Mageneingang, den Fornix, den Magenkörper und den absteigenden Anteil der Magenstraße, während sich die Magenmeßpunkte am rechten Fuß auf das Antrum, die kleine Kurvatur im aufsteigenden Abschnitt, den Magenkörper im ansteigenden Teil und den Pylorus beziehen.

Zeigerabfall am linken 43. Magenmeßpunkt bedeutet:

a) asthenischer Hängemagen

b) Kaskadenmagen

c) ungenügende Magensaftbildung

d) Polyposis ventriculi

Zeigerabfall an den rechten Meßpunkten bedeuten:
a) Magenulkus – mitunter vergesellschaftet mit Zeigerabfall am Pankreas, wenn es sich um ein tiefes penetrierendes Ulkus handelt, und dem 4. rechten Dünndarmmeridianmeßpunkt als Meßpunkt für das Duodenum, Pars horizontalis superior, wenn es sich um eine Gastroduodenitis handelt,

b) ein entzündliches, präpylorisches Geschehen mit mehr oder weniger starkem Substanzverlust.

Insuffizienzstellung, d. h. Zurückbleiben des Zeigers unter 50 besagt:

1. stark fortgeschrittene Subazidität bis zur Anazidität, z. B. Magenpolyposis.
2. Narbenulkus
3. Karzinom, wenn der Wert unter 30 zurückbleibt.

f) 4. Magenmeßpunkt = 42a. Magenpunkt:

Er liegt in der Verlängerung vom 43. Magenmeßpunkt über den Fußwurzelknochen, etwa 1 Querfinger breit kranial von diesem, am distalen Rand des Os cuneiforme II. Siehe B II, Tafel 8.

Er ist für den unteren Anteil der Speiseröhre links bzw. rechts zuständig (siehe auch Nr. 107).

g) 5. Magenmeßpunkt = 42. Magenpunkt:

Er liegt auf dem Fußrücken in der Verlängerung vom 43. zum 42a. Magenmeßpunkt, etwa 1 Querfinger kranial von letzterem zwischen Os naviculare und Os cuneiforme II und III. Siehe B II, T 8.

Er ist für den oberen Anteil der Speiseröhre zuständig (siehe auch Nr. 108).

Nr. 77

Bindegewebige bzw. interstitielle Degeneration

1+1a+1b+2+3 Bindegewebige Degeneration

Kein klassisches Akupnkturgefäß. Die Meßpunkte für die bindegewebige Degeneration wurden von *Voll* erarbeitet.

– – –

––––

r+l

Unter dem Sammelbegriff „Bindegewebige Degeneration" können im einzelnen folgende pathologische Prozesse verstanden werden (siehe *Voll,* 1. Ergänzungsband, Seite 51):

Fibrose,

Zirrhose,

durch chronische Entzündungen ohne Kompressionen entstandene Stenosen;

Strikturen,

gutartige Geschwülste des Binde- und Stützgewebes,

Fibrome der Haut und der Schleimhäute, die als Polypen oder Papillome imponieren, sowie

krankhafte Veränderungen einzelner Organe, die als Organfibrose manifest werden.

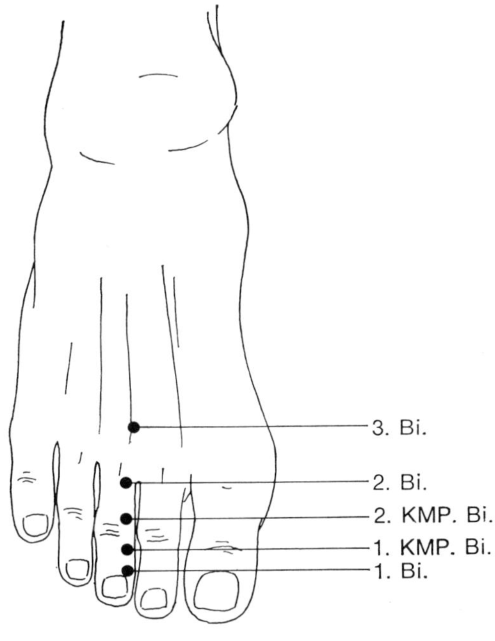

1. KMP. Bi. = 1. Kontrollmeßpunkt bei bindegewebiger Degeneration der Organe
2. KMP. Bi. = 2. Kontrollmeßpunkt bei bindegewebiger Degeneration der Schleimhäute

Abb. 107: Meßpunkte der bindegewebigen Degeneration

Die einzelnen Meßpunkte für diesen Krankheitskomplex liegen:

a) 1. Meßpunkt – Bindegewebige Degeneration:
Über der Tuberositas unguicularis des Nagelgliedes der dritten Zehe gelegen – 2 mm vom Nagelfalz entfernt auf der dorso-tibialen Seite. Siehe B II, Tafel 28.
Der Meßbereich dieses Punktes umfaßt die Organe im Bauchraum, im kleinen Becken und die äußeren Urogenitalorgane sowie die Venen der unteren Extremitäten.
Im einzelnen sind hier folgende Diagnosemöglichkeiten in Betracht zu ziehen:

1. Leberfibrom
   a) nach Kohlenmonoxydvergiftungen und
   b) nach einer akuten, schweren Anämie;
   c) als Folge einer akuten Insuffizienz des rechten Ventrikels.
2. Pankreasfibrose
3. Nephrozirrhose
4. Fibroadenie der Milz
5. Pylorus-Gallengang-Harnleiterstenose durch Narbengewebe
6. Harnröhrenstriktur
7. Darmpolyposis
8. Papillome der Harnwege
9. Zysten des Ovars, der Nieren oder der Leber
10. Phlebofibrose

b) 1. Kontrollmeßpunkt — r + l:
Der Kontrollmeßpunkt liegt auf der dorso-medialen Seite am proximalen Winkel von Schaft und Basis des Mittelgliedes der dritten Zehe.
Hier kann die bindegewebige Degeneration der Organe im Körper kontrolliert werden.

c) 2. Kontrollmeßpunkt – r + l:
Dieser Meßpunkt liegt auf der dorso-medialen Seite der Grundphalanx der dritten Zehe im kaudalen Winkel zwischen Schaft und Köpfchen.
Er erlaubt eine Kontrolle für das bindegewebige Degenerationsgeschehen im Gesamtgebiet der Schleimhäute. Dieser Meßpunkt entspricht der Lage nach den Peritoneummeßpunkten.

d) 2. Meßpunkt – Bindegewebige Degeneration:
Er liegt über der Grundphalanx der dritten Zehe am dorso-tibialen Knochenwinkel des Überganges vom Schaft zur Basis.
Dieser Punkt ist für die Organe im Brustraum, dem Hals und die sekundären Geschlechtsorgane äußerlich zuständig.

Bei Zeigerabfall an diesem Punkt kann man einen Hinweis bekommen, ob folgende Erkrankungen vorliegen:

1. Ösophagusstenose
2. Stenose der Herzklappen
3. Fibroadenom der Mamma
4. Zysten der Mamma und der Schilddrüse

e) 3. Meßpunkt – Bindegewebige Degeneration:
Er liegt über dem Metatarsus der dritten Zehe am dorso-tibialen Knochenwinkel des Überganges vom Schaft zum Köpfchen.
Seine Zuständigkeit umfaßt die Schleimhäute des Mund-, Nasen-, Mittelohr- und Rachenraumes sowie die Knochen des Gesichtes und des Schädels.
Als Diagnose bei abnormalen Meßergebnissen an diesem 3. Meßpunkt der bindegewebigen Degeneration kommen in Frage:

1. Osteofibrose am Kieferknochen
2. Fibrome des Nasenrachenraumes
3. Polyposis nasi
4. Ohrpolypen
5. Mundpapillom

Nr. 78

Haut
1+1a+2+3 Hautmeßpunkt
Kein klassisches Akupunkturgefäß – von *Voll* erarbeitet.

514 – 510 504
r+l

a) 1. Meßpunkt – Haut:
Er liegt über der Tuberositas unguicularis des Nagelgliedes der dritten Zehe, 2 mm vom dorso-fibularen Eck des Nagelfalzes entfernt. Siehe B II, Tafel 20. Dieser Meßpunkt ist für die Hautpartien des Bauches, des unteren Rückens, des Gesäßes und der unteren Extremitäten zuständig.

b) 1a. Hautgefäßmeßpunkt:
Dieser Punkt liegt auf der dorso-fibularen Seite der Grundphalanx der dritten Zehe im distalen Winkel beim Übergang des Knochenschaftes in das Köpfchen. Siehe B II, Tafel 20.
Er ist für alle Hautnarben zuständig.

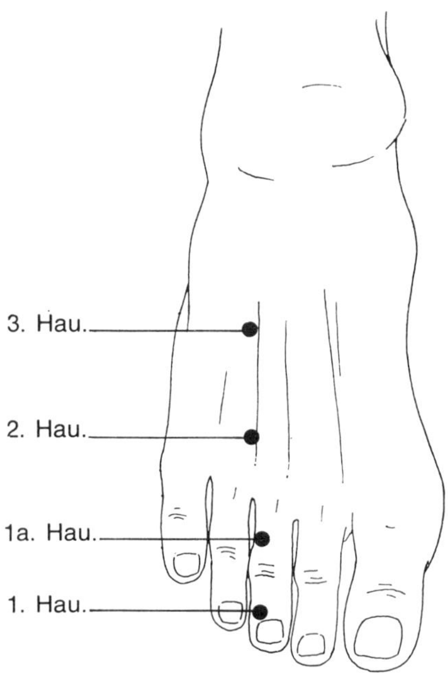

Abb. 108: Meßpunkte der Haut

Voll weist bei seinen Ausbildungskursen darauf hin, daß bei Zeigerabfall von den Werten 88 bis 82 ein aktives Störfeld in der Haut vorhanden ist. Durch Messung der drei Hautpunkte kann man sofort feststellen, in welchem Körperbezirk die störende Narbe sitzt. Der Zeigerabfall am entsprechenden Hautmeßpunkt gibt den Hinweis. Hat der 1. Hautmeßpunkt einen Zeigerabfall, dann ist das Hautstörfeld im unteren Körperabschnitt und an den unteren Extremitäten zu suchen.
Durch Abfahren der angefeuchteten Narben läßt sich die genaue Ausdehnung des Störfeldes in der Narbe bestimmen, denn nur im Störfeld liegen die Werte über 80. Nur in diesem Bezirk ist einzuspritzen. Nach genügender Einspritzung in das Störfeld verschwindet sofort der Zeigerabfall und stellt sich der Wert auf 50 am Meßpunkt Hautnarbe dann ein, wenn nicht noch ein zweites Hautstörfeld vorhanden ist.
Dieses zielsichere Verfahren erspart dem Neuraltherapeuten viel Zeit und dem Patienten einen großen Teil der sonst verwendeten Einspritzungen.

c) 2. Meßpunkt – Haut:
Dieser Punkt liegt über dem distalen Winkel des Metatarsus III im dorsofibularen Knochenwinkel des Überganges vom Schaft zum Köpfchen.
Hier können die Hautgebiete des Brustkorbes, des oberen Rückens, des Halses und des Nackens sowie der oberen Extremitäten erfaßt werden.

d) 3. Meßpunkt – Haut:
Der Punkt liegt über dem Metatarsalwinkel zwischen dem III. und IV. Metatarsale auf der dorsalen Seite des Fußes.
Er ist für die Haut des Gesichtes und des Kopfes einschließlich der Kopfhaare zuständig.
Um die Diagnose dieser Meßpunkte abzusichern, sind auch die Allergiepunkte nachzumessen (siehe Nr. 60, Seite 182). Umgekehrt kann durch diese Meßpunktkombination geklärt werden, ob es sich bei einer bestehenden Allergie um den Einfluß hautwirksamer Allergene oder um inkorporierte Störfaktoren handelt.

Nr. 79

Fettstoffwechsel — Fettige Degeneration
1+1a+2+3 Punkt für fettige Degeneration
Kein klassisches Akupunkturgefäß. Die Meßpunkte für fettige Degeneration wurden von *Voll* erarbeitet.

— — — —

r+l

Vorbemerkung

Bei einer fettigen Degeneration kann es sich nach *Voll* grundsätzlich um folgende pathologische Veränderungen handeln:

1. Degenerative kleintropfige Verfettung der Herzmuskulatur etwa nach Phosphor- oder Arsenvergiftungen,
   bei Autointoxikation,
   bei Diphtherie,
   anämischen Infarkten oder durch
   Verlegung der Koronararterien (kleintropfige Verfettung);
2. großtropfige Verfettung in den azinusperipheren Leberzellen infolge einer Darmtuberkulose, bei Phosphor- oder akuter Pilzvergiftung;

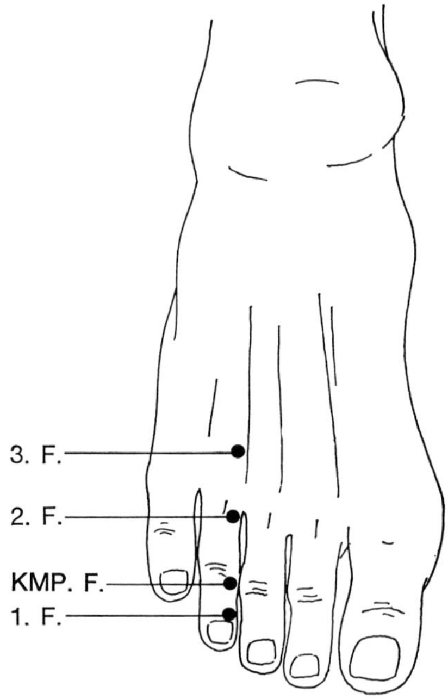

KMP. = Kontrollmeßpunkt

Abb. 109: Meßpunkte der fettigen Degeneration

3. kleintropfige Verfettung im Zentrum der Leberläppchen, wie sie sich bei chronischer Anämie findet;

4. feintropfige Verfettung der Aortenintima in sternförmiger Anordnung als Vorstufe der Atheromathose und

5. basale Lage der feintropfigen Verfettung in den Nierenepithelien bei einer Hypoxämie,
bei einer chronischen Anämie oder
einer toxischen Schädigung der Epithelien.

Als Fachbezeichnung werden dabei vor allem die Ausdrücke „Lipomatose und Hyalinose" verwendet. Darunter versteht man:
Lipomatose: Eine organbezogene Fettsucht, die gekennzeichnet ist durch eine Fettdurchwachsung des parenchymatösen Gewebes, wie sie sich etwa bei allgemeiner Fettsucht findet. Für die Arteriosklerose gilt als charakteristisch das Vorhandensein einer Hyalinose, einer Lipoidose und einer Kalzinose.
Lipoidose bedeutet eine Störung im Stoffwechsel der Neutralfette und der Lipide mit Ablagerungen in der Intima.
Hyalinose bedeutet Umwandlung von Gewebe in glasige, homogene Massen bei kolloidaler Entartung und Nekrose.

a) 1. Meßpunkt – fettige Degeneration:
Der Punkt liegt über der Tuberositas unguicularis des Nagelgliedes der vierten Zehe, 2 mm vom Nagelfalz entfernt auf der dorso-tibialen Seite. Siehe B II, Tafel 29.
Er umfaßt die Organe und Gefäße des Bauchraumes, des kleinen Beckens und der unteren Extremitäten.
Hier können Fettleber, Lipoidnephrose, Lipomatose des Pankreas etc. diagnostiziert werden.

b) Kontrollmeßpunkt – fettige Degeneration:
Der Punkt liegt auf der dorso-tibialen Seite am proximalen Winkel von Schaft zur Basis des mittleren Zehengliedes der vierten Zehe. Er bildet den Kontrollmeßpunkt für die fettige Degeneration im gesamten Körper. Er gibt sofort eine Hinweisdiagnose.

c) 2. Meßpunkt – fettige Degeneration:
Der Punkt liegt über der Grundphalanx der vierten Zehe im proximalen Knochenwinkel des Überganges vom Schaft zur Basis.
Er ist für die Organe und Gefäße des Brustraumes und der oberen Extremitäten zuständig und zeigt abnorme Werte etwa bei einer Verfettung des Herzmuskels, der Herzkranzgefäße oder der Aorta etc. an.

d) 3. Meßpunkt – fettige Degeneration:
Der Punkt liegt über dem distalen Knochenwinkel des Metatarsus der vierten Zehe am Übergang vom Schaft zum Köpfchen.
Hier können die fettigen Degenerationserscheinungen im Bereiche des Kieferknochens und der Gehirngefäße erfaßt werden.

Nr. 80

Gallenblase – Vesica fellae
44+44a+43+42+41 Gallenblasenpunkt

513 r+l	–	509	506	503

a) 1. Gallenblasenmeßpunkt = 44. Gallenblasenpunkt:
Er liegt über der Tuberositas unguicularis des Nagelgliedes der vierten Zehe, 2 mm vom Nagelfalz entfernt auf der dorso-fibularen Seite derselben. Siehe B II, Tafel 13.
An diesem Punkt wird auf der rechten Seite der Ductus choledochus und auf der linken Seite der Ductus hepaticus communis gemessen.

b) P-Punkt = 44a. Gallenblasenpunkt – nur rechts – von *Voll* gefunden:
Dieser Sonderpunkt liegt an der dorso-fibularen Seite der Grundphalanx der vierten Zehe im distalen Winkel zwischen Schaft und Köpfchen des Knochens. Siehe B II, Tafel 13a.
Er ist der Meßpunkt für das Bauchfell in der Region der Gallenblase. Die

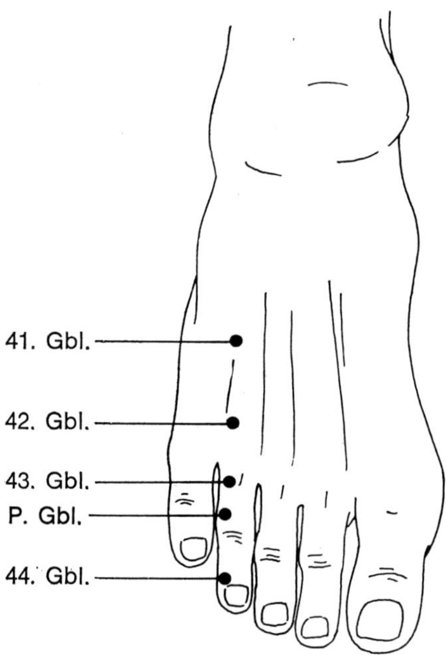

P. = Peritoneummeßpunkt

Abb. 110: Meßpunkte der Gallenblase und Gallenwege

hintere Wand und der Fundus der Gallenblase sind vom Peritoneum überzogen.

c) 2. Gallenblasenmeßpunkt = 43. Gallenblasenpunkt:
Der Punkt liegt über der Grundphalanx der vierten Zehe am dorso-fibularen Knochenwinkel des Überganges vom Schaft zur Basis.
Hier wird auf der rechten Seite der Ductus cysticus und auf der linken Seite der Ductus hepaticus dexter gemessen.

d) 3. Gallenblasenmeßpunkt = 42. Gallenblasenpunkt:
Dieser Punkt liegt über dem Metatarsus der vierten Zehe im dorso-fibularen Knochenwinkel des Überganges vom Schaft zum Knochenköpfchen.
Er ist auf der rechten Seite für die Gallenblase und auf der linken Seite für den Ductus hepaticus sinister zuständig.

Zeigerabfall an der Gallenblase rechts mit gleichzeitigem Zeigerabfall am Dünndarm rechts geben eine Gallenblasen- und Gallengangsaffektion mit Reizung der dazugehörigen Vaterschen Papillen an.
Zeigerabfälle mit hohen Werten sowohl auf der rechten als auch auf der linken Seite geben eine Cholangitis an, bei längerem Anhalten auch Zeigerabfall an der Leber rechts und links.
Zeigerabfälle mit niedrigen Werten an den Gallenblasen- und an den Lebermeßpunkten auf beiden Seiten und auch an der Milz deuten auf eine beginnende biliäre Leberzirrhose hin.
Insuffizienzstellung des Zeigers sowohl an der Gallenblase als auch an der Leber zeigen eine ausgeprägte biliäre Zirrhose an.

e) 41. Gallenblasenpunkt:
Dieser Meßpunkt liegt auf der dorso-fibularen Seite des Metatarsalknochens der vierten Zehe im kranialen Winkel zwischen Schaft und Basis des Knochens.
Er ist rechts für die Ductuli biliferi im rechten Leberlappen und links für die Ductuli biliferi im linken Leberlappen zuständig. Ergänzend sei hingewiesen auf den Meßpunkt 2a. Leber (siehe 74d, Seite 211) für die Ductuli interlobulares.

Nr. 81

Niere — Ren

1+1.1+1.2+1a+2+2a+3 Nierenpunkt

512	—	—	507	519	—	516
r+l						

a) 1. Nierenmeßpunkt:
Kein klassischer Akupunkturpunkt — wurde von *Voll* erarbeitet.
Der Punkt liegt auf der Tuberositas unguicularis des Nagelgliedes der kleinen Zehe, 2 mm vom Nagelfalz entfernt auf der dorso-tibialen Seite. Siehe B I, Tafel 3.
Er ist für die energetische Situation im Nierenbecken zuständig.

b) 1.—2 Nierenmeßpunkt:
Kein klassischer Akupunkturpunkt — wurde von *Voll* erarbeitet.
Dieser Punkt liegt am proximalen Winkel zwischen Schaft und Basis des mittleren Zehengliedes der Kleinzehe auf der dorso-tibialen Seite.

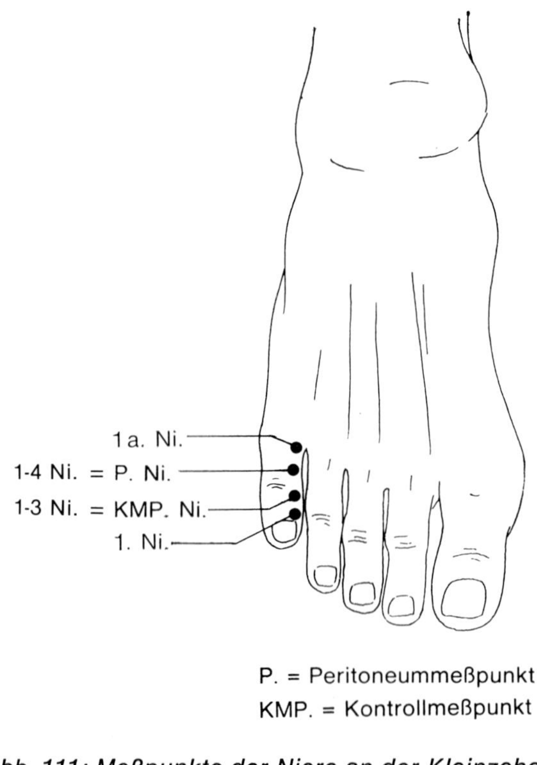

Abb. 111: Meßpunkte der Niere an der Kleinzehen-Innenseite

Er dient als Kontrollmeßpunkt für das energetische Geschehen im Gebiet der Nieren und des Harnleiters, oberer Abschnitt.

c) P. Nierenmeßpunkt: = 1.–4 Niere
Kein klassischer Akupunkturpunkt – wurde von *Voll* gefunden.
Dieser Meßpunkt liegt noch auf der dorso-tibialen Seite der Grundphalanx der kleinen Zehe im distalen Winkel zwischen Schaft und Köpfchen des Knochens. Siehe B II, Tafel 14.
Er ist für das die Niere überdeckende Bauchfell (Peritoneum) zuständig. Das Bauchfell bedeckt im Nierenbereich nur den lateralen und oberen Anteil der Niere. Dabei hat die linke Niere weniger Anteile vom Bauchfell als die rechte.

d) 1a. Niere
Kein klassischer Akupunkturpunkt – wurde von *Voll* erarbeitet.
Der Punkt liegt schon zwischen der vierten und der kleinen Zehe auf der tibialen Seite im proximalen Winkel zwischen Schaft und Basis der Grundphalanx der kleinen Zehe. Siehe B II, Tafel 18.
Hier kann der energetische Zustand des Harnleiters in seinem Bauchhöhlenabschnitt kontrolliert werden. In diesem Punkt verläßt der Nierenmeridian die dorsale Fußseite und verläuft schräg unter der Fußsohle zur Innenseite des Fußes weiter.

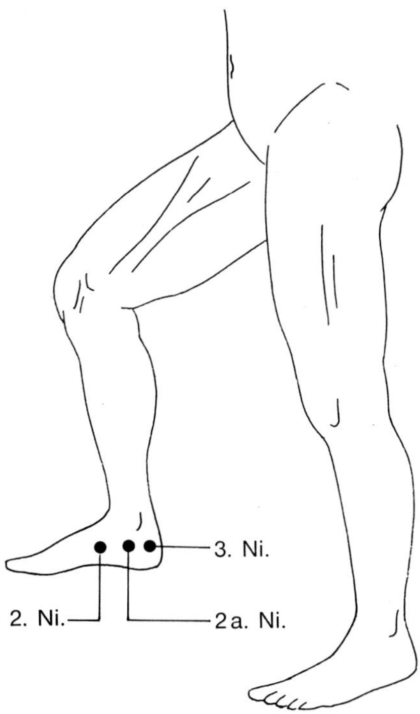

Abb. 112: Meßpunkte der Niere an der inneren Fußseite
2. und 3. Nierenpunkt sind klassische Akupunkturpunkte

e) 2. Nierenmeßpunkt = klassischer 2. Nierenpunkt:
Er liegt auf der Innenseite des Fußes unterhalb der Tuberositas des Os naviculare. Siehe B I, Tafel 14 und 29.
Er gibt Auskunft über das pyelorenale Gebiet, das die papillennahen Regionen der Markzone, die abgerundeten Spitzen der Nierenpyramiden, der Papillen mit den Sammelröhrchen, den Neben- und Hauptkelchen umfaßt.

f) 2a. Nierenmeßpunkt – kein klassischer Akupunkturpunkt, von *Voll* gefunden:
Der Punkt liegt ca. 1½ Querfinger unterhalb der Spitze des Malleolus medialis. Siehe B II, Tafel 18.
Dieser Punkt ist für das Nierenmark, für das Gebiet der geraden Nierenkanälchen und Sammelröhrchen zuständig.
Zeigerabfälle an den Nierenmeßpunkten auf der einen Seite lassen an ein Störfeld denken oder an eine Fokaltoxikose, die von den Mandeln (Tonsillen) der gleichen Seite ausgeht und die Niere belastet.
Beidseitiger Zeigerabfall mit hohen Werten gibt ein entzündlich akutes Geschehen im betreffenden Gebiet mit Funktionsstörung oder Einschränkung an.
Bei Werten zwischen 60 bis 70 mit Zeigerabfall muß an Ausscheidungsstörungen nach überstandenen Erkrankungen gedacht werden.
Insuffizienzstellung des Zeigers deutet auf einen degenerativen Prozeß oder eine Nephrozirrhose hin.
Bei alleinigem Zeigerabfall am 2. Nierenpunkt ist an ein Steingeschehen bzw. Nierengrieß zu denken.

g) 3. Nierenmeßpunkt = klassischer 3. Nierenpunkt:
Der Punkt liegt auf der Innenseite des Kalkaneus in der Mitte über der Fossa calcanea. Siehe B I, Tafel 14.
Er ist für das Nierenparenchym, d. h. die Glomeruli und alle Tubuli contorti zuständig.

Nr. 82

Blase – Vesica urinaria
67+67a+66+65+64 Blasenpunkt

511	–	508	505	502
r+l				

a) 1. Blasenmeßpunkt = 67. Blasenpunkt:
   Der Punkt liegt über der Tuberositas unguicularis des Nagelgliedes der kleinen Zehe, 2 mm vom Nagelfalz entfernt auf der dorso-fibularen Seite. Siehe B I, Tafel 3.
   Dieser Punkt ist für das Corpus vesicae urinariae zuständig.

b) P-Blasenmeßpunkt
   Kein klassischer Akupunkturpunkt – wurde von *Voll* gefunden.
   Dieser P-Punkt liegt auf der dorso-fibularen Seite im distalen Winkel zwischen Schaft und Köpfchen des Grundgliedes der kleinen Zehe. Siehe B II, Tafel 14.
   Er ist für das Bauchfell in der Blasenregion zuständig.

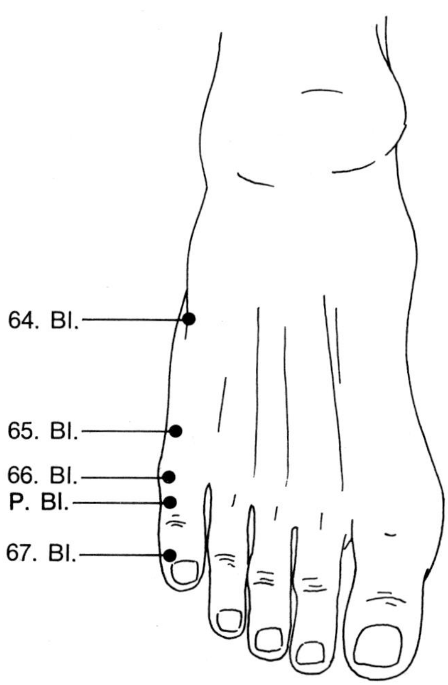

P. = Peritoneummeßpunkt

Abb. 113: Meßpunkte der Blase und der Urogenitalorgane

Beim Manne bedeckt der rechte Anteil des Bauchfelles auch die Samenblase.

Bei der Frau wird Blase, Uterus, Ovar, Ligamentum ovarium proprium und die Tuba uterina mit Ausnahme des Ostium abdominale tubae vom Bauchfell überdeckt; ferner auch noch die Excavatio vesicouterina und die Excavatio rectouterina.

c) 2. Blasenmeßpunkt = 66. Blasenpunkt:
Er liegt über der Grundphalanx der kleinen Zehe im dorso-fibularen Knochenwinkel zwischen Schaft und Basis. Siehe B I, Tafel 3.
Dieser Punkt ist für das Trigonum vesicae mit den Harnleitereintritten und dem Beginn der Harnröhre zuständig.

d) 3. Blasenmeßpunkt = 65. Blasenpunkt:
Er liegt über dem Metatarsus der kleinen Zehe im dorso-fibularen Knochenwinkel des Überganges vom Schaft zum Köpfchen.
Der Punkt ist zuständig:
1. bei Frauen
für die Urethra, die Vagina, die Bartholinsche Drüse, den Uterus, die Pars interstitialis tubae uterinae und die Parametrien;
2. bei Männern
für die Urethra, den Penis, die Cowpersche Drüse, den Colliculus seminalis, die Prostata und die Vesiculae seminalis.

e) 4. Blasenmeßpunkt = 64. Blasenmeßpunkt:
Dieser Punkt liegt über dem Metatarsus der kleinen Zehe in dem dorsofibularen Knochenwinkel des Überganges vom Schaft zur Basis. Siehe B I, Tafel 3.
Seine Meßwerte beziehen sich
1. bei der Frau
auf die Ampulla tubae, das Ostium abdominale tubae uterinae;
2. beim Manne
auf den Ductus deferens und die Epididymis.
Zur Differentialdiagnostik des Urogenitalgebietes sind noch weiter unten angeführte 8 differenzierte Meßpunkte auszutesten, von denen die Elektroakupunktur allein 6 zusätzliche Punkte erarbeitet hat (siehe Nr. 95, 96, 97, 98, 99, 100, 101, 102 und 103).

Der Blasenmeridian ist mit seinen 67 Akupunkturmeßpunkten der längste Meridian des menschlichen Körpers, der im inneren Augenwinkel beginnt und über den Kopf und Nacken, zu beiden Seiten der Wirbelsäule, dann an der Rückseite des Beines verläuft, um schließlich an der Außenseite der kleinen Zehe zu enden.

Da dieser Meridian in seinem ausgedehnten Verlauf zahlreiche Sekundärgefäße besitzt, ist es verständlich, daß die Diagnosemöglichkeiten an den 4 Endmeßpunkten ein weites Feld umspannen.

Zeigerabfall mit hohen Werten auf beiden Seiten des 66. und 67. Blasenpunktes zeigen eine akute Zystitis an.
Langsame Zeigerabfälle, beginnend bei Werten unter 80, an allen 3 Meßpunkten und auf beiden Seiten sprechen für eine durchgemachte Prostataoperation bzw. eine Blasenoperation.
Einseitiger Zeigerabfall zeigt eine Reizung der Blase an, die von der Umgebung her auf die Blase übertragen wurde. Beim Manne kann dabei der Ausgangspunkt die Prostata, die Samenblase oder auch der Ductus deferens sein.
Einseitiger Zeigerabfall am Blasenmeßpunkt deutet bei der Frau auf ein akutes Entzündungsgeschehen im Gebiet des Uterus, der Adnexe oder der Parametrien hin.
Die Testung der potenzierten Organpräparate Uterus, Tuba uterina und Parametrien können hier Klarheit bringen.
Zeigerabfälle an der Blase und am Rektum auf beiden Seiten läßt die Diagnose „Uterusprolaps“ zu.
Einseitig verminderte Zeigerausschläge am 3. Blasenmeßpunkt, beginnend bei unter 80, deuten auf eine einseitige Prostatahypertrophie hin.
Im übrigen wecken Insuffizienzstellung des Zeigers an den Blasenmeßpunkten stets den Verdacht auf:

1. Sphinktersklerose
2. Verminderte Kapazitätsleistung der Blase wie bei einer Schrumpf- oder Balkenblase
3. Divertikelblase mit einem Restharn
4. Blasenpapillom
5. Blasenkarzinom bei Werten unter 30.

Ea) Unterschenkel

Nr. 83

Rektum
Meßpunkt Rektum = 6. Nierenpunkt

517
r+l

Der 6. Nierenpunkt liegt an der medialen Seite des Fußes unterhalb des unteren Winkels der Facies malleolaris medialis und der Trochlea tali über dem Ligamentum deltoideum, Pars tibeocalcanearis; 1/2 Querfinger unter und 1/2 Querfinger seitlich von der untersten Spitze des Malleolus medialis in einer kleinen Mulde. Bei einer Enddarmverstopfung ist diese Gegend meist auch lymphatisch angeschwollen und auf Druck schmerzhaft. Siehe B I, Tafel 14, 15 und 29.

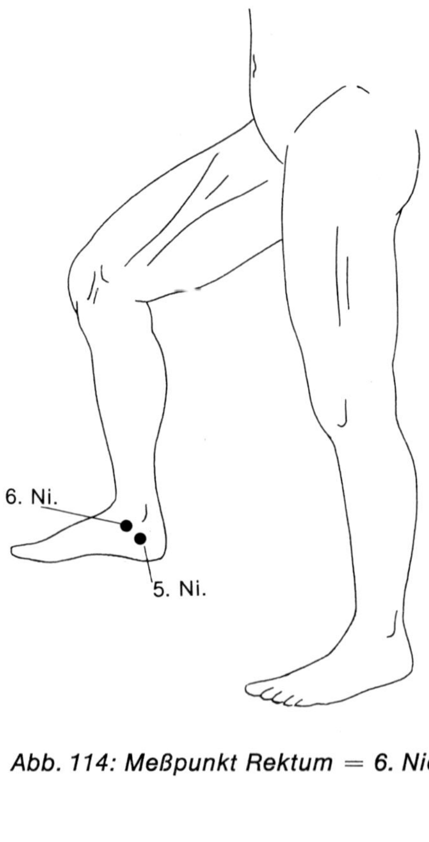

Abb. 114: Meßpunkt Rektum = 6. Niere

Nr. 84

Knochenmark
Knochenmarkmeßpunkt = 39. Gallenblasenpunkt
– – – –
– – – –
r+l

Der 39. Gallenblasenpunkt liegt auf der lateralen fibularen Seite des Unterschenkels, 3 Querfinger kranial vom Beginn des Malleolus lateralis fibulae im Muskelwinkel vom Musculus peroneus fibularis brevis und Musculus extensor digitorum longus. Siehe B I, Tafel 23.
Dieser Punkt muß immer auch in Zusammenhang gebracht werden mit den Meßwerten von Milz und Leber.

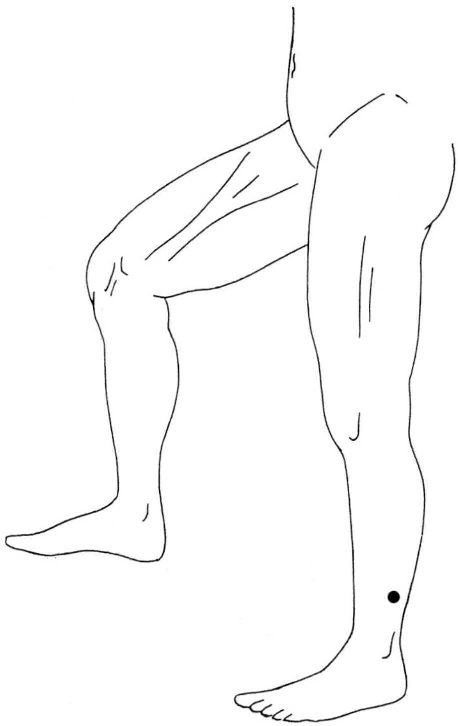

Abb. 115: Meßpunkt Knochenmark = 39. Gallenblase

Nr. 85

Blut – Sanguis

129
r+l

Der Meßpunkt für Blut entspricht dem tangentialen Berührungspunkt der drei Meridiane Leber, Milz-Pankreas und Niere, und zwar vom 5. Leber-, 6. Milz-Pankreas- und 8. Nierenmeridianmeßpunkt an der Innenseite des Unterschenkels 4 Querfinger oberhalb des Endes des Malleolus medialis-tibialis über der hinteren Tibiakante.

Voll weist darauf hin, daß dieser Meßpunkt eine Größe bis zu 10 mm Breite und bis zu 30 mm Länge aufweisen kann.
Die Bedeutung dieses Punktes liegt darin, daß bei Zeigerabfall eine makroskopische oder mikroskopische Blutung auf der gleichen Körperseite vorhanden ist. Näheres siehe Textband I, 2. und 3. Auflage, auf Seite 63 des Werkes „Topographische Lage der Meßpunkte der Elektroakupunktur".

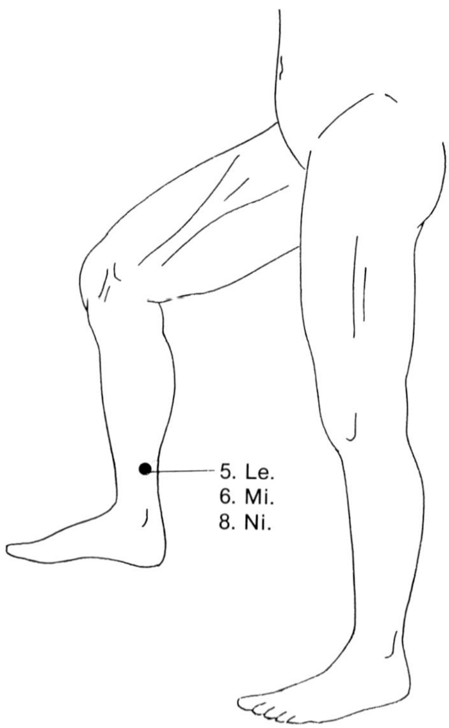

Abb. 116: Meßpunkt Blut = 5. Leber, 6. Milz-Pankreas, 8. Niere

Nr. 86

Diaphragma pelvis
7. Milz-Pankreaspunkt – 7. Pa/Mi

115
r+l

Der Punkt liegt auf der tibialen Seite des Unterschenkels über dem hinteren Rand der Tibia 2 Handbreit oberhalb der höchsten Erhebung des Malleolus medialis tibiae. Er wird am besten mit Hilfe der Strichtechnik gemessen. Veränderungen an diesem Punkt deuten einen Uterusprolaps an und eine Schwäche im bindegewebigen Abschluß des kleinen Beckens. Siehe B I, Tafel 17.

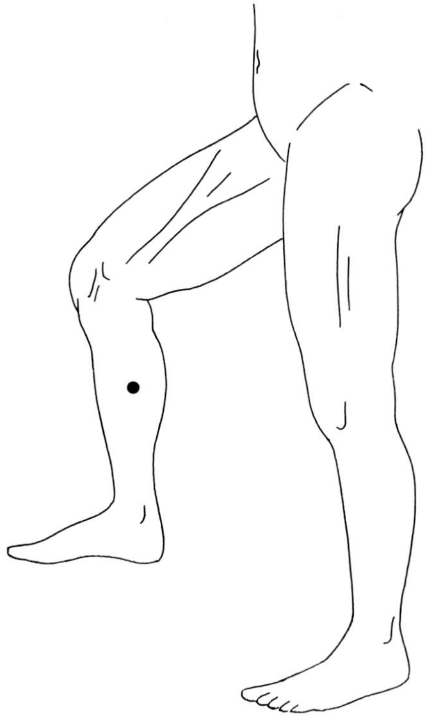

Abb. 117: Meßpunkt Diaphragma pelvis = 7. Milz-Pankreas

Nr. 87

Diaphragma urogenitale – Vorderer Abschnitt der Beckenausgangsplatte
8. Milz-Pankreaspunkt – 8. Mi/Pa

114
r+l

Der Punkt liegt auf der tibialen Seite des Unterschenkels 3 Handbreit – die Gesamtlänge der Tibia beträgt 4½ Handbreiten – über der höchsten Erhebung des Malleolus medialis tibiae am hinteren Rand der Tibia. Er wird am sichersten mit Hilfe der Strichtechnik gefunden. Siehe B I, Tafel 17.
Bei der Frau wird diese bindegewebige Abschlußplatte des kleinen Beckens durch den Durchtritt von Urethra und Vagina geschwächt. Senkungs- und Prolapserscheinungen bei der Frau sind daher an diesem Punkt schon frühzeitig zu diagnostizieren.
Außerdem liegt in diesem Bereich auch der Musculus sphincter urethrae externus. Bei Sphinkterschwächen der weiblichen Blase kann zusätzlich über den 8. Mi/Pa-Punkt therapiert werden.

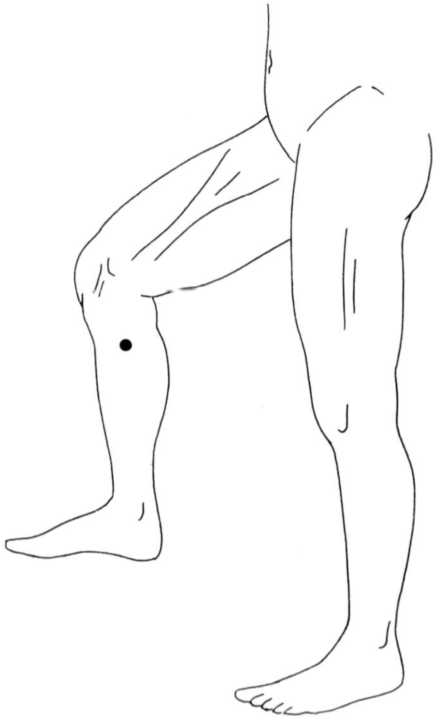

Abb. 118: Meßpunkt Diaphragma urogenitale = 8. Milz-Pankreas

Nr. 88

Muskulatur der unteren Extremität
Muskulaturmeßpunkt = 34. Gallenblasenpunkt

112
r+l

Der 34. Gallenblasenpunkt liegt auf der Lateralseite des Unterschenkels senkrecht unterhalb des Capitulum fibulae in der Seitenlinie der unteren Extremitäten am Ansatz des Musculus peronaeus longus. Siehe B I, Tafel 23.

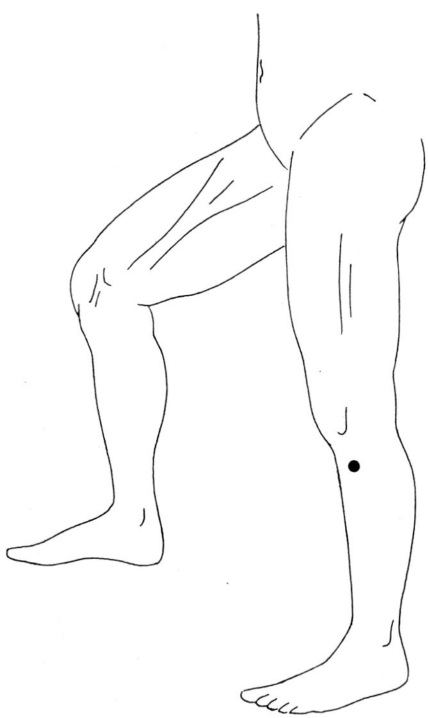

Abb. 119: Meßpunkt Muskulatur – untere Extremität = 34. Gallenblase

Nr. 89

Venen der unteren Extremität
Venenmeßpunkt = 7. Leberpunkt – 7. Le

127
r+l

Der 7. Leberpunkt liegt an der Innenseite des Tibiakopfes über der Tuberositas tibiae am oberen, medialen Winkel zwischen dem fast horizontalen und dem senkrechten abfallenden Ansatz der Tuberositas, 1 Querfinger lateral vom 9. Milz-Pankreaspunkt für die Lymphgefäße der unteren Extremitäten. Siehe B I, Tafel 17.

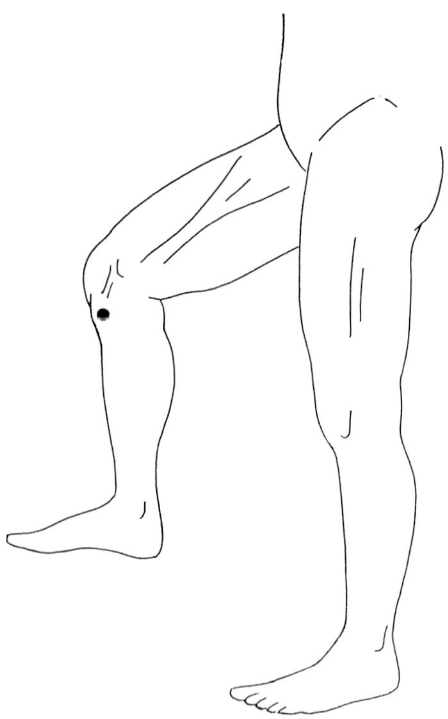

Abb. 120: Meßpunkt Venen der unteren Extremität = 7. Leber

Eb) Grenze Unterschenkel – Oberschenkel

Nr. 90

Kniegelenk
a) 54. Blasenpunkt – 54. Bl
b) 35. Magenpunkt – 35. Ma
c) 8. Leberpunkt – 8. Le

315 111 128
r+l

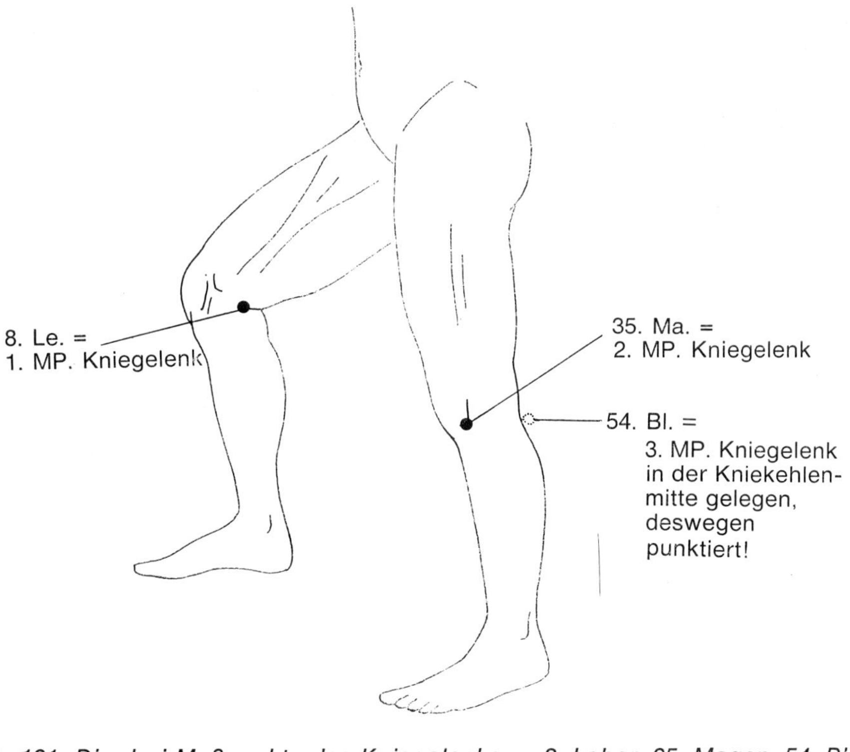

Abb. 121: Die drei Meßpunkte des Kniegelenks = 8. Leber, 35. Magen, 54. Blase

Als großes Gelenk besitzt das Kniegelenk 3 Meßpunkte, über die die einzelnen Abschnitte genau ausgetestet werden können. Zwei der Meßpunkte, nämlich MP 1 = 8. Le und MP 2 = 35. Ma, liegen auf der Vorderseite des Beines und nur der Meßpunkt 3, der 54. Blasenpunkt, liegt an der hinteren Seite des Beines in der Kniekehle.

a) Kniegelenk – MP 1 = 8. Le
Der Punkt liegt auf der Vorderseite des Kniegelenkes am Rande der Sehne des Musculus sartorius in der Höhe des medialen Kniegelenkspaltes ziemlich weit hinten. Der Sehnenrand des Musculus sartorius zieht etwa 1/2 Querfinger vom Ende des Gelenkspaltes und etwa 1/2 Querfinger vom Ende der medialen Kniegelenkhautfurche, die sich bei abgewinkeltem Knie gut darstellen läßt, vorbei. Siehe B I, Bild 7.
Dieser Punkt ist für den medialen Anteil des Kniegelenkes zuständig.

b) Kniegelenk – MP 2 = 35. Ma
Dieser Punkt liegt auf der Vorderseite des Kniegelenkes in der Höhe des lateralen Kniegelenkspaltes, etwa 3/4 querfingerbreit vom Seitenrand des Ligamentum patellae entfernt vor dem Vorderrand des Retinaculum patellae laterale. Siehe B I, Tafel 23.
Er ist für den lateralen Abschnitt des Kniegelenkes zuständig.

c) Kniegelenk – MP 3 = 54. Bl
Der Punkt liegt auf der hinteren Seite des Beines in der Mitte der Kniekehle über dem Gefäß- und Nervenstrang, der hier durchzieht. Siehe B I, Tafel 16.
Er ist für den hinteren Abschnitt des Kniegelenkes zuständig.

Eb) Untere Extremität – Oberschenkel vorne

Nr. 91

Venen des Beckens – Beckenvenen
Beckenvenenmeßpunkt = 10. Milz-Pankreaspunkt – 10. Mi/Pa

126
r+l

Der 10. Milz-Pankreaspunkt liegt auf der medialen Innenseite des unteren Abschnittes des Oberschenkels über dem Muskelwinkel zwischen dem Außenrand des Musculus sartorius und dem medialen Rand des Musculus vastus medialis 1 Querfinger oberhalb und 3 Querfinger seitlich vom medialen Patellarrand entfernt bei gebeugtem Knie. Siehe B I, Tafel 12.

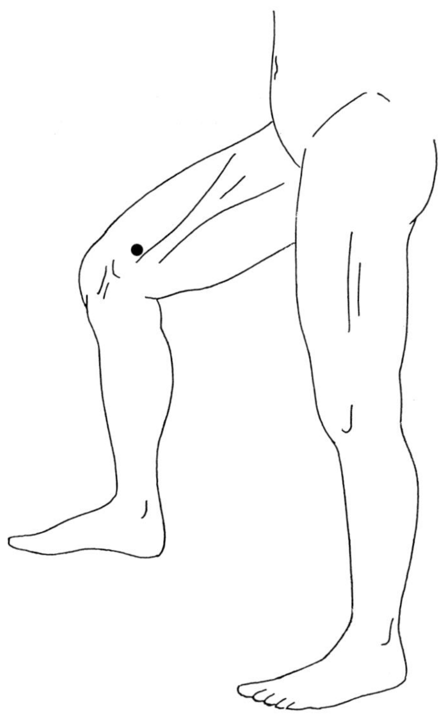

Abb. 122: Meßpunkt Venen des Beckens = 10. Milz-Pankreas

Nr. 92

Venen des Bauchraumes – Bauchvenen
Bauchvenenmeßpunkt = 33. Magenpunkt – 33. Ma

125
r+l

Der 33. Magenpunkt liegt an der Vorderseite des Oberschenkels an dem lateralen Rand der Endsehne des Musculus rectus femoris und über dem Musculus vastus lateralis fibularis zwischen dem Ende der Muskelfasern und dem Beginn der Endsehne des Musculus vastus lateralis 2 Querfinger oberhalb des kranialen Patellarrandes in der Verlängerung des Seitenrandes der Patella. Bei gestrecktem Knie beträgt diese Distanz etwa 3 Querfinger. Siehe B I, Tafel 12.

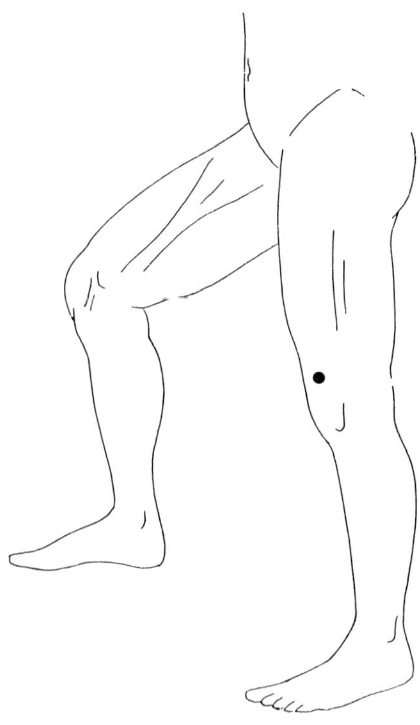

Abb. 123: Meßpunkt Venen des Bauchraumes = 33. Magen

Nr. 93

Arterien der unteren Extremität – Beinarterien

Arterienmeßpunkt = 32. Magenpunkt – 32. Ma

124
r+l

Der Arterienmeßpunkt der unteren Extremitäten ist der 32. Magenpunkt. Er liegt in der Mitte der Vorderseite des Oberschenkels in der Muskelfurche zwischen dem Musculus vastus lateralis und dem Musculus rectus femoris.
Bei gestrecktem Knie 7 Querfinger, bei gebeugtem Knie 8 Querfinger oberhalb des kranialen Patellarrandes in der Mitte der Vorderseite des Oberschenkels. Siehe B I, Tafel 32.

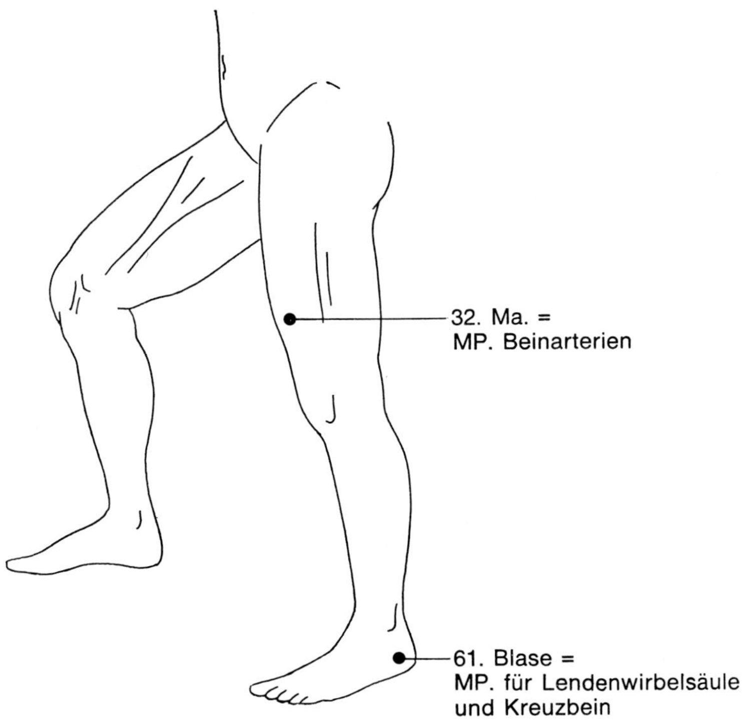

Abb. 124: Meßpunkt Beinarterien = 32. Magen und Meßpunkt Lendenwirbelsäule und Kreuzbein = 61. Blase

Nr. 94

Keimdrüsen – Eierstöcke – Hoden

Keimdrüsenmeßpunkt = Schnittpunkt von den 3 Meridianen Milz/Pankreas, Leber und Magen, und zwar

11. Milz-Pankreaspunkt – 11. Mi/Pa

12.Leberpunkt – 12. Le

31. Magenpunkt – 31. Ma

123

r+l

Der Keimdrüsenmeßpunkt liegt an der Oberschenkelinnenseite im unteren Winkel des Scarpaschen Dreieckes, das seitlich vom Musculus sartorius, medial vom Musculus adductor longus und kranial vom Ligamentum inguinale begrenzt wird. Siehe B I, Tafel 12.

Das Scarpasche Dreieck kann leicht dargestellt werden, indem bei Abduktion und Außenrotation des Beines die Haut über dem Scarpaschen Dreieck leicht dellenartig einsinkt.

(Die getrennten Meßpunkte der einzelnen Abschnitte des Urogenitalapparates sind bei *Voll* „Topographische Lage der Meßpunkte der Elektroakupunktur – Textband I/S. 66–68 nachzulesen.)

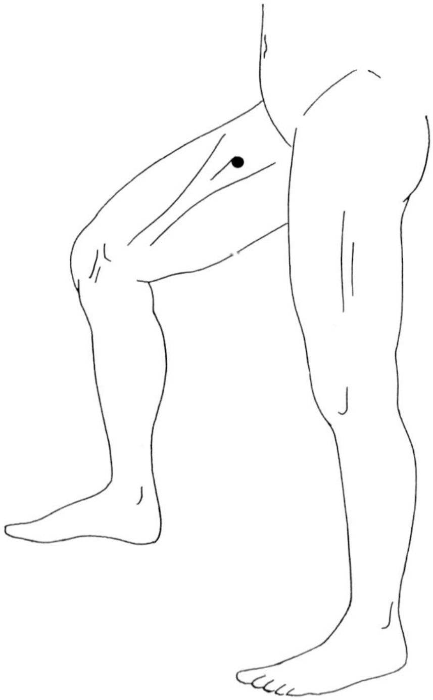

Abb. 125: Meßpunkt Keimdrüse = 11. Milz-Pankreas, 12. Leber, 31. Magen

Ed) Untere Extremität – Oberschenkel hinten

Nr. 95

Vordere Harnröhre
52. Blasenpunkt – 52. Bl

333
r+l

Der 52. Blasenpunkt liegt über dem Muskelwinkel zwischen dem medialen Rand des Caput longum des Musculus biceps femoris und dem lateralen Rand des Musculus semimembranosus. Siehe B I, Tafel 16.
Er ist für den vorderen Anteil der Harnröhre zuständig und kann besonders bei Veränderungen der Harnröhrenöffnung bei der Frau z. B. bei Ektropium der Schleimhaut oder einem Harnröhrenpolyp sowohl diagnostisch als auch therapeutisch zum Einsatz kommen.

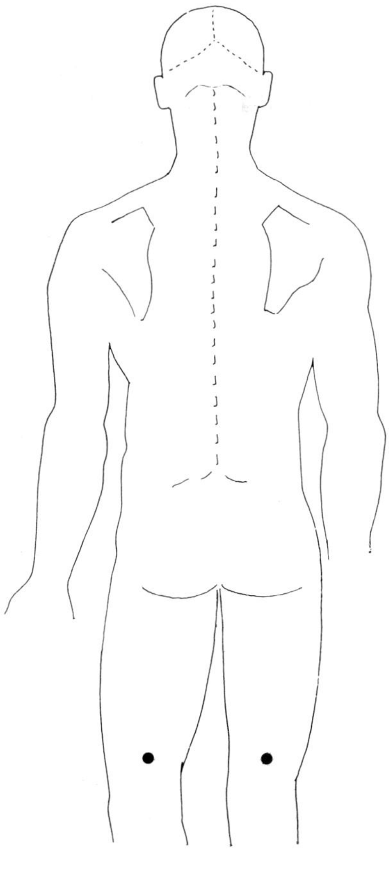

Abb. 126: Meßpunkt vordere Harnröhre = 52. Blase

Nr. 96

Hintere Harnröhre
51a. Blasenpunkt – 51a. Bl
Kein klassischer Akupunkturpunkt – von *Voll* gefunden.

332
r+l

Der Meßpunkt liegt zwischen dem 51. und 52. Blasenpunkt etwa 1 Querfinger breit über dem für den vorderen Anteil der Harnröhre zuständigen und unter Nr. 95 schon beschriebenen 52. Blasenpunkt. Siehe B I, Tafel 16.
In diesem Abschnitt der Harnröhre wird von ihr das Diaphragma urogenitale passiert.
Eine Trigonumzystitis wird sich auch an diesem Punkt neben dem 66. Blasenpunkt manifestieren.

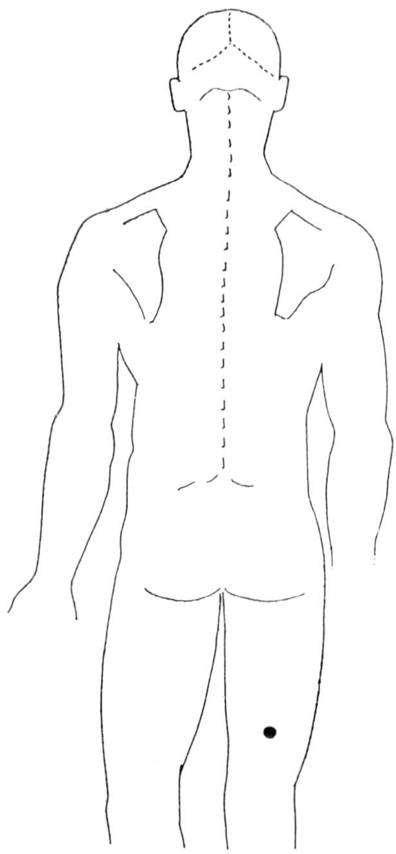

Abb. 127: Meßpunkt hintere Harnröhre = 51 a. Blase

Nr. 97

Penis bzw. Vagina
51. Blasenpunkt – 51. Bl

314
r+l

Der Punkt liegt auf der Rückseite des Oberschenkels über dem Muskelwinkel, der vom lateralen Rand des Musculus semitendinosus und dem medialen Rand des Caput longum des Musculus biceps femoris gebildet wird. Siehe B I, Tafel 16.

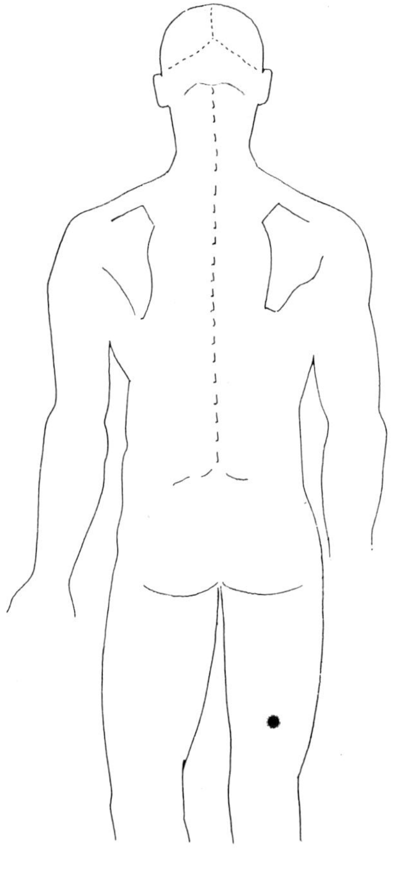

Abb. 128: Meßpunkt Penis-Vagina = 51. Blase

Nr. 98

Cowpersche bzw. Bartholinsche Drüse
50b. Blasenpunkt – 50b. Bl
Kein klassischer Akupunkturpunkt, von *Voll* gefunden.
– – – –
– – – –
r+l

Der von der Elektroakupunktur erarbeitete 50b. Blasenpunkt für die genannten Drüsen liegt auf der hinteren Seite des Oberschenkels, etwa in seiner Mitte über dem medialen Rand des Caput longum des Musculus biceps femoris, etwa 6 Querfinger breit unter dem 50. Blasenpunkt. Der Punkt liegt zwischen dem 50. und 51. Blasenpunkt ungefähr in der Mitte. Siehe B II, Tafel 19.
Zur Auffindung des Punktes wird die Strichtechnik empfohlen.

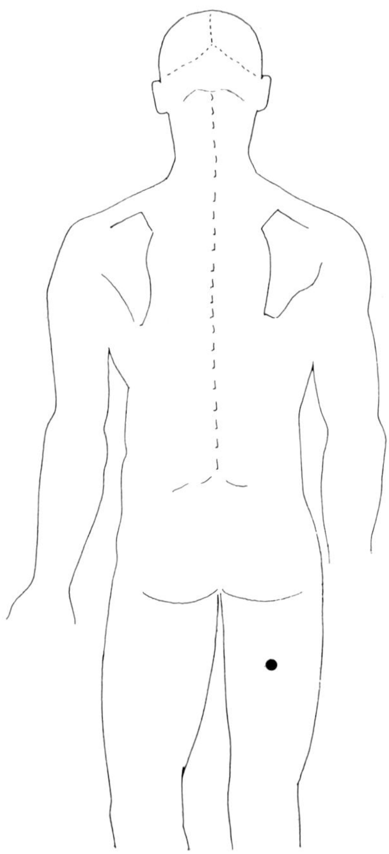

Abb. 129: Meßpunkt Cowpersche-Bartholinsche Drüsen = 50 b. Blase

Nr. 99

Samenhügel bzw. Ligamentum latum mit Parametrien
50a. Blasenpunkt – 50a. Bl
Kein klassischer Akupunkturpunkt – von *Voll* gefunden.

331
r+l

Der Punkt liegt etwa 3 Querfiinger breit unterhalb des 50. Blasenpunktes über dem lateralen Rande des Musculus semitendinosus. Auch hier wird zur Auffindung die Strichtechnik entlang des lateralen Randes des Musculus semitendinosus empfohlen. Siehe B II, Tafel 19.

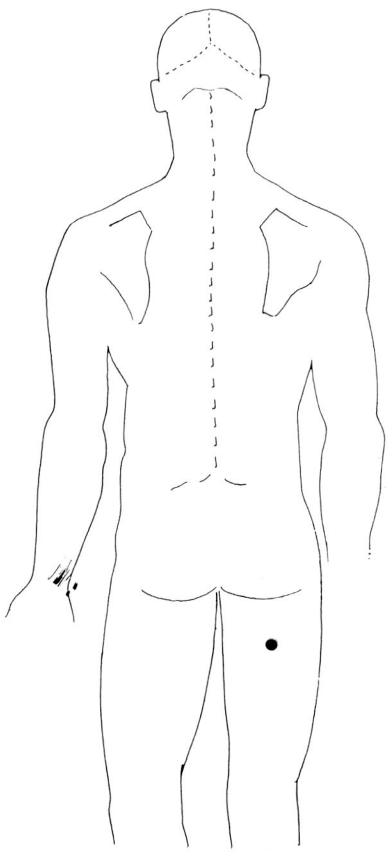

Abb. 130: Meßpunkt Samenhügel – Ligamentum latum mit Parametrien = 50 a. Blase

Nr. 100

Prostata bzw. Uterus
50. Blasenpunkt – 50. Bl

313
r+l

Der Punkt liegt etwa 3 Querfinger breit unterhalb des 50. Blasenpunktes über dem Winkel, der vom unteren Rand des Musculus glutaeus maximus und dem lateralen Rand des Musculus semitendinosus gebildet wird. Siehe B I, Tafel 16.

Veränderungen im Gebiet der Prostata bzw. des Uterus wie Prostatahypertrophie bzw. Uterus myomatosus können hier diagnostiziert und auch beeinflußt werden.

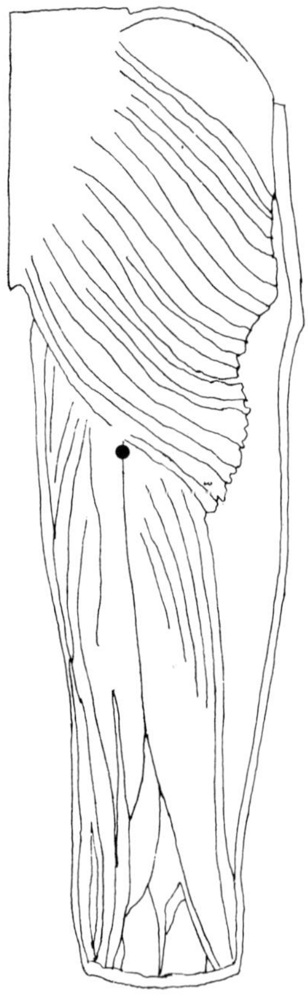

Abb. 131: Meßpunkt Prostata – Uterus = 50. Blase

Nr. 101

Samenblase – Vesicula seminalis bzw. Pars interstitialis uteri der Ampulla tubae
49c. Blasenpunkt – 49c. Bl
Kein klassischer Akupunkturpunkt – EAV

312
r+l

Der Punkt liegt über dem oberen Rand des unteren Drittels des Musculus glutaeus maximus, der an der Tuberositas glutaea femoris inseriert, zwischen dem 49. und 50. Blasenpunkt. Die Lage entspricht höhenmäßig dem unteren Ende des Trochanterwulstes. Siehe B II, Tafel 19.
Zur Auffindung des Punktes wird die Strichtechnik empfohlen.

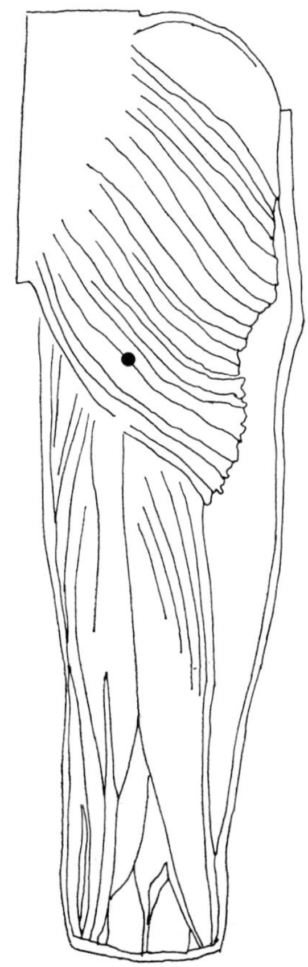

Abb. 132: Meßpunkt Samenblase – Pars interstitialis uteri = 49 c. Blase

Nr. 102

Samenstrang – Ductus deferens bzw. Ampulla tubae uterinae
49b. Blasenpunkt – 49b. Bl
Kein klassischer Akupunkturpunkt – von *Voll* gefunden.

311
r+l

Der Punkt liegt etwa in der Mitte des Musculus glutaeus maximus, 3 Querfinger breit oberhalb des Punktes 49c für die Samenblase zwischen diesem und dem Meßpunkt 49a, genau in der Mitte der Distanz zwischen dem klassischen Akupunkturpunkt 49. und 50. Blasenpunkt. Siehe B II, Tafel 19.

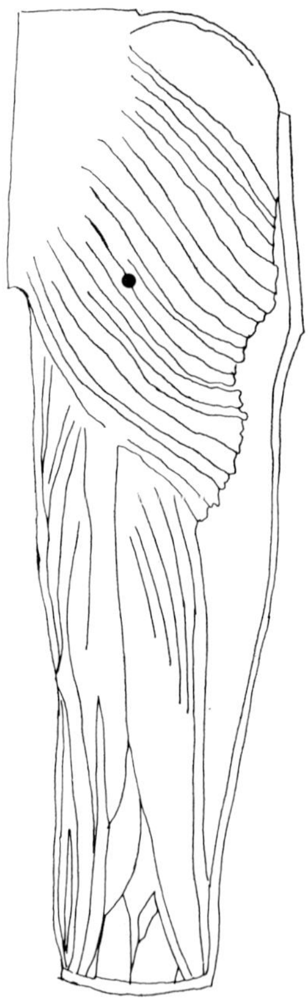

Abb. 133: Meßpunkt Samenstrang – Ampulla tubae = 49 b. Blase

Nr. 103

Nebenhoden – Epididymis bzw. Ostium abdominale tubae
49a. Blasenpunkt – 49a. Bl
Kein klassischer Akupunkturpunkt – von *Voll* gefunden.

310
r+l

Der Punkt liegt zwischen den klassischen Akupunkturpunkten 49. und 50. Blase am Ende des oberen Drittels des Musculus glutaeus maximus etwa 4 Querfinger breit unterhalb des 49. Blasenpunktes, vom oberen Rand des Musculus glutaeus maximus gemessen. Siehe B II, Tafel 19.

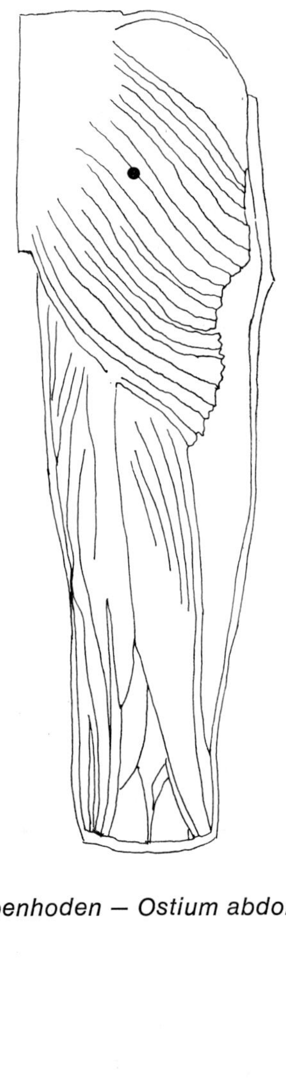

Abb. 134: Meßpunkt Nebenhoden – Ostium abdominale tubae = 49. Blase

F) Meßpunkte am Körper — Vorderseite

Nr. 104

Kehlkopf — Larynx
21. Konzeptionsgefäßpunkt — 21 KG

211
Der Punkt liegt in der vorderen Mittellinie unter dem unteren freien Rand des Ligamentum interclaviculare oberhalb der Incisura jugularis. Siehe B I, Tafel 13. Der Kehlkopf hat ferner einen symmetrischen Meßpunkt = 8b. Lunge. (Siehe B II, Tafel 17).

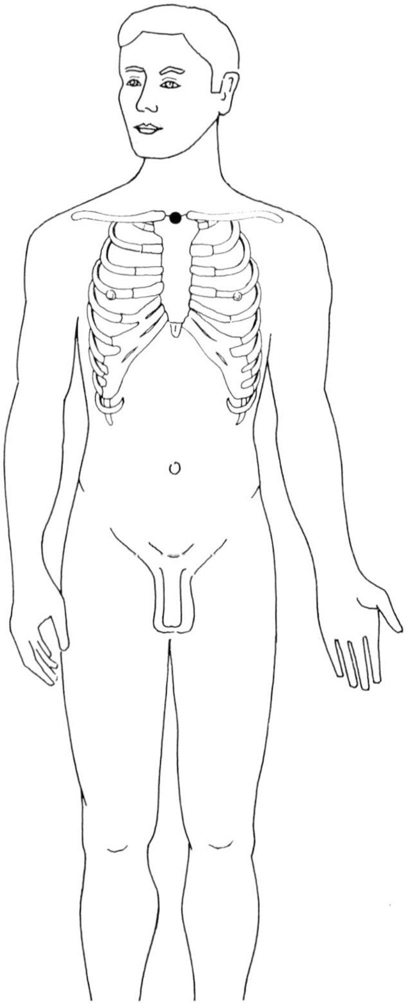

Abb. 135: Meßpunkt Kehlkopf = 21. Konzeptionsgefäßpunkt

Nr. 105

Luftröhre – Trachea
19. Konzeptionsgefäßpunkt – 19. KG
– – – –
– – – –

Der Punkt liegt in der Mitte des Angulus sternalis im Übergang von Manubrium zum Corpus sterni. Siehe B I, Tafel 13.
Dieser Meßpunkt ist zu wählen, wenn eine Diagnose der Luftröhrenerkrankung über den 9. Lungenpunkt etwa wegen Fehlen der Hand oder des Armes nicht möglich ist.
Die Luftröhre hat ferner einen symmetrischen Meßpunkt = 9. Lunge. (Siehe B II, Tafel 12) und Abb. 23a.

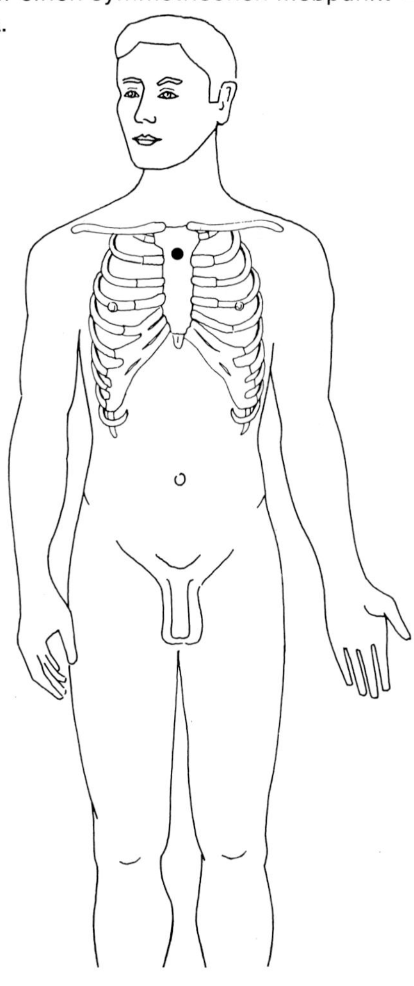

Abb. 136: Meßpunkt Luftröhre = 19. Konzeptionsgefäßpunkt

Nr. 106

Bronchien
17. Konzeptionsgefäßpunkt – 17. KG

Der Meßpunkt liegt auf dem Sternum in der Höhe der zweiten Querleiste des Corpus sterni, die von der Mitte der 4. Incisura costalis abgeht. Es ist die zweite Querleiste vom kranialen Ende des Sternums aus gezählt. Siehe B I, Tafel 13. Bei Daumen-, Hand- oder Unterarmamputation kann dieser Meßpunkt als Ausweichpunkt gemessen werden, wenn der 10. Lungenpunkt nicht gemessen werden kann.

Die Bronchien haben ferner einen symmetrischen Meßpunkt = 10. Lunge (siehe Abb. 23a).

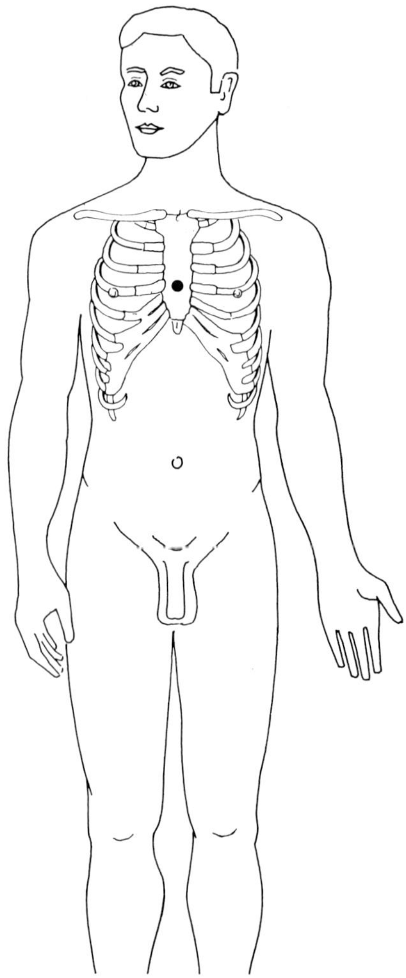

Abb. 137: Meßpunkt Bronchien = 17. Konzeptionsgefäßpunkt

Nr. 107

Speiseröhre — Ösophagus — unterer Anteil
14. Magenpunkt — 14. Ma
—
—
r+l

Der Punkt liegt im 2. Interkostalraum auf einer Verbindungslinie, die vom lateralen Ansatzpunkt des Musculus sternocleidomastoideus zur Mamille zieht, vor dem Vorderrand des Musculus intercostalis externus des 2. Interkostalraumes. Zur Auffindung des Punktes wird die Strichtechnik empfohlen. Siehe B I, Tafel 13. Abnormale Meßwerte an diesem Punkt lassen auf eine Insuffizienz des Kardiaverschlusses und in deren Folge auf eine sogenannte Refluxösophagitis schließen.
Dieser Punkt ist zu nehmen bei Beinamputierten. Sonst Meßpunkt unterer Anteil Speiseröhre 42a. Magen unter Nr. 76 f und Abb. 106.

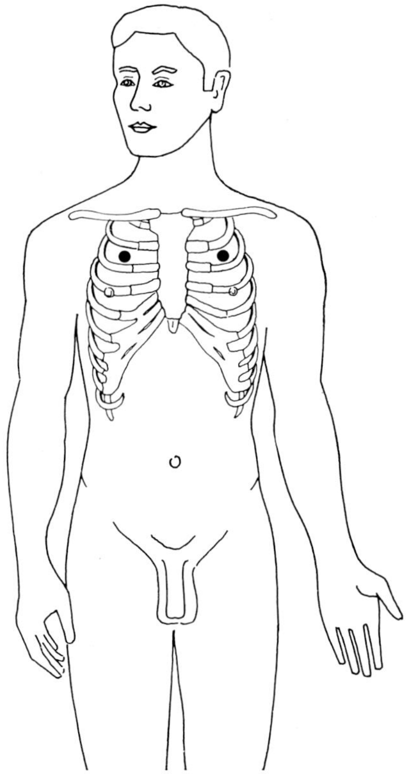

Abb. 138: Meßpunkt Speiseröhre — unterer Anteil = 14. Magen

Nr. 108
Speiseröhre — Ösophagus — oberer Anteil
13. Magenpunkt — 13. Ma
—
—
r+l

Der Punkt liegt über dem 1. Interkostalraum auf einer Verbindungslinie vom lateralen Ansatzpunkt des Musculus sternocleidomastoideus zur Mamille. Anatomisch liegt er am Vorderrand des medial-kaudalwärts verlaufenden Musculus intercostalis externus des 1. Interkostalraumes. Siehe B I, Tafel 13.
Zur Auffindung des Punktes wird die Strichtechnik empfohlen. Aus den Meßergebnissen aller 4 Ösophagusmeßpunkte — oberer und unterer Anteil rechts und links — können Störungen in der peristaltischen Weiterbeförderung von Nahrungsmitteln (Achalasie) diagnostiziert und durch die Elektroakupunktur günstig beeinflußt werden.
Die Ösophaguspunkte erlangen eine erhöhte Bedeutung bei beinamputierten Patienten, wo eine genaue Messung der Magenwerte nicht mehr möglich ist.
Sonst Meßpunkt oberer Anteil der Speiseröhre 42. Magen, siehe unter Nr. 76g und Abb. 106.

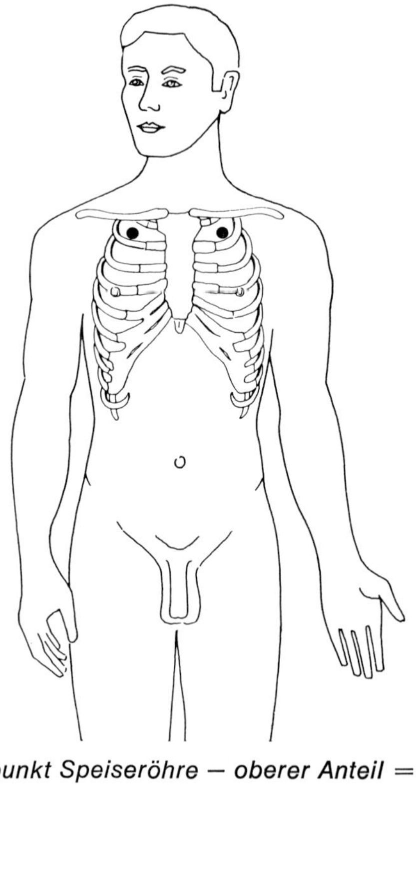

Abb. 139: Meßpunkt Speiseröhre — oberer Anteil = 13. Magen

Fa) Meßpunkte am Körper – Rückseite

Nr. 109

Wirbelsäule – Columna vertebralis = Summationsmeßpunkt
11. Blasenpunkt – 11. Bl

325
r+l

Der Punkt liegt über der unteren Kante des Querfortsatzes des 1. Brustwirbels, etwa 1½ Querfinger breit rechts und links seitlich der Mittellinie.
Zur Auffindung des Punktes geht man vom Processus spinosus I entweder horizontal oder etwas schräg nach oben und sucht in dem etwa 1½ Querfinger breit

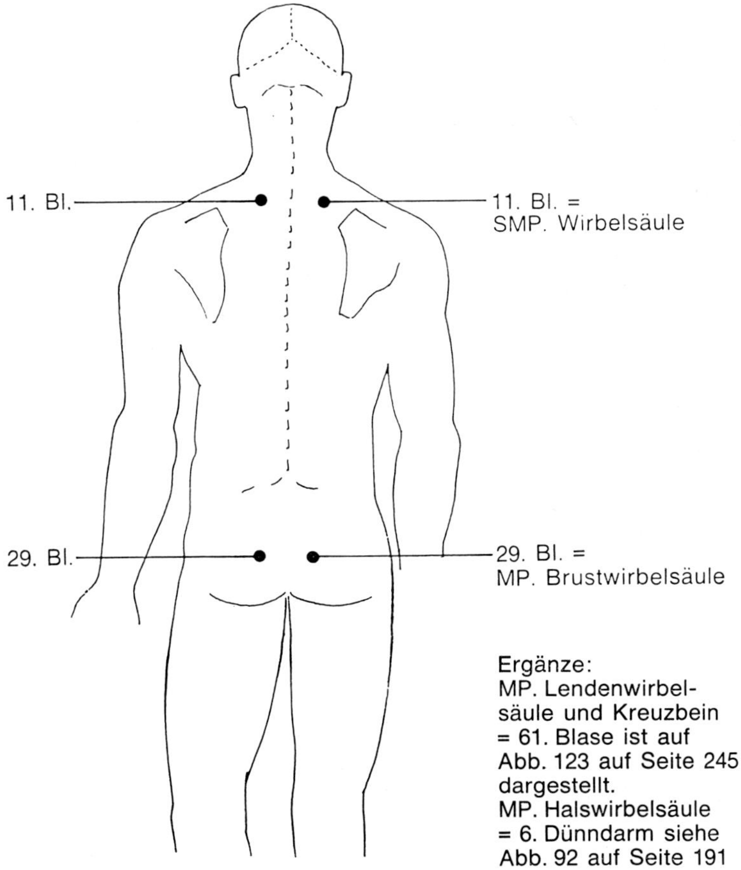

*Abb. 140: Summationsmeßpunkt Wirbelsäule = 11. Blase
Meßpunkt Brustwirbelsäule = 29. Blase*

von der Mittellinie entfernten Hautstreifen mittels der Strichtechnik den höchsten Meßwert. Siehe B I, Tafel 20.
Die Lymphgefäße der Wirbelsäule können darüber hinaus auch über den 12. Lymphgefäßpunkt diagnostiziert und beeinflußt werden.
Bei dem beschriebenen Meßpunkt handelt es sich um einen sogenannten Summationspunkt, an dem die energetische Situation der gesamten Wirbelsäule gemessen wird. Um die eigentliche Stelle einer Störung genau austesten zu können, hat *Voll* folgendes Verfahren entwickelt:
Es werden zunächst zwei Radelektroden an das Elektroakupunkturgerät (Diatherapuncteur oder Dermatron) angeschlossen. „Indem man dann gleichzeitig mit einer Radelektrode links und rechts der Wirbelsäule nach vorher angefeuchteter Haut herunterfährt, zeigen sich die Störungen durch erhöhte Meßwerte, und zwar ansteigend vom Beginn der erkrankten Stelle zum Maximum der Erkrankung aus höchste und dann wieder zurückgehende Werte danach.“
Bei dieser Radelektrodenmessung findet man allerdings neben der eigentlich erkrankten Stelle noch etwas erhöhte Meßwerte an Punkten der Wirbelsäule, die auch normalerweise stärker belastet werden, wie etwa in der Gegend vom 6. bis 7. Halswirbel, 1., 4. bis 5. und 12. Brustwirbel sowie dem 1. und dem 4. bis 5. Lendenwirbel.

Differenzierte Meßpunkte der Wirbelsäule:

Meßpunkt Halswirbelsäule ist der 6. Dünndarmpunkt, welcher über der Basis des Processus styloideus ulnae im Winkel von Ulnarschaft zum Processus styloideus liegt. Dargestellt auf Abb. 92 und siehe B I, Tafel 1.
Meßpunkt Brustwirbelsäule ist der 29. Blasenpunkt, der auf der Höhe des 3. Foramen sacrale, ca. $1/2$ Querfinger unterhalb des unteren Endes der Articulatio sacroiliaca am Außenrand des Os sacrum liegt. Siehe B I, Tafel 16.
Meßpunkt Lendenwirbelsäule und Kreuzbein ist der 61. Blasenpunkt. Seine Lage ist an der Außenseite des Fußes über dem seitlichen Vorsprung des Tuber calcanei. Bei Strichtechnik über der unteren Kante des Fersenbeins vom Mittelfuß zum Fersenbeinhöcker bleibt man in diesem Knochenwinkel hängen. Dargestellt auf Abb. 123 auf Seite 245, und siehe B I, Tafel 23.

Nr. 110

Knochensystem
12. Blasenpunkt – 12. Bl

326
r+l

Der 12. Blasenpunkt liegt über der Unterkante des Querfortsatzes des 2. Brustwirbels, etwa 1½ Querfinger breit seitlich der Mittellinie rechts und links.
Zur Auffindung des Punktes empfiehlt *Voll* die Strichtechnik, indem man vom Processus spinosus schräg nach oben, bis etwa 1½ Querfinger breit seitlich der Mittellinie den höchsten Meßwert erreicht. Siehe B I, Tafel 20.
Im Textband der topographischen Lage der Meßpunkte der Elektroakupunktur schreibt *Voll* zu diesem Kapitel:
„Dieser Meßpunkt ist differentialdiagnostisch wichtig bei der Entscheidung der Frage, ob bei einer Kontusion oder Distorsion zusätzlich ein Knochenriß vorliegt. Wenn dies der Fall ist, zeigt der Meßpunkt des Knochensystems auf der Seite des traumatischen Ereignisses einen Zeigerabfall als Ausdruck der durch die Fraktur zugrundegehenden Knochenzellen. Ausgenommen ist nur die Grünholzfraktur, die keinen Zeigerabfall setzt."

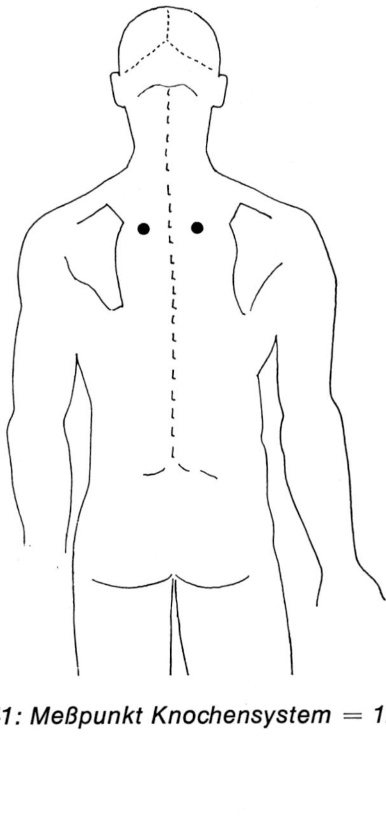

Abb. 141: Meßpunkt Knochensystem = 12. Blase

Nr. 111

Zwerchfell – Diaphragma
17. Blasenpunkt – 17. Bl

327
r+l
Der Punkt liegt über der unteren Kante des Querfortsatzes des 7. Brustwirbels etwa 1½ Querfinger breit seitlich der Mittellinie rechts oder links über dem Knochenwinkel des Ansatzes des Dornfortsatzes.
Zur Auffindung des Punktes gibt *Voll* in seinem Werk „Topographische Lage der Meßpunkte der Elektroakupunktur" – I. Teil – Textband – Seite 57 an: „Da die Dornfortsätze der mittleren Brustwirbel sehr lang sind und z. B. das Ende des 7. Dornfortsatzes den 8. Brustwirbel überdeckt, orientiere man sich beim Aufsuchen des 17. Blasenpunktes nach dem 7. Interkostalraum und gehe zur Mitte in 1½ querfingerbreitem Abstand von der Mittellinie oder man suche den 6. Processus spinosus auf, gehe schräg nach oben und erreicht den Punkt in einem Abstand von 1½ querfingerbreit seitlich der Mittellinie."
Schließlich kann man auch vom Angulus inferior (caudalis) der Skapula ausgehen, der in der Höhe der 7. Rippe liegt. Von hier fährt man mit der Strichtechnik in horizontaler Linie zur Mittellinie des Rückens zu und trifft in etwa 1½ querfingerbreitem Abstand vor derselben auf den Punkt. Siehe B I, Tafel 20.
Bei Zwerchfellhernien zeigt sich ein Zeigerabfall nur am linken Zwerchfellmeßpunkt.

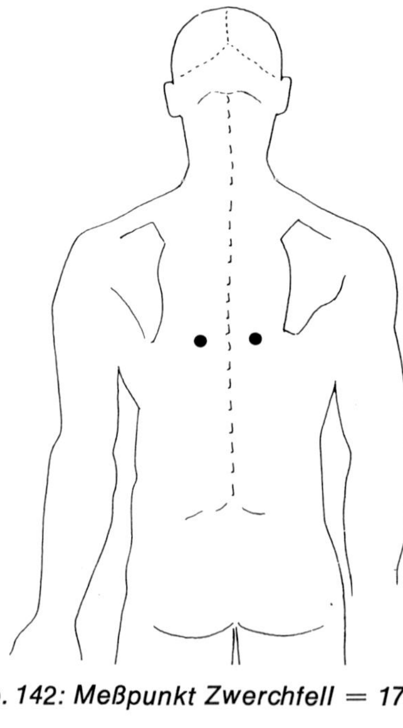

Abb. 142: Meßpunkt Zwerchfell = 17. Blase

Nr. 112

Nebennieren – Glandula suprarenalis
22. Blasenpunkt – 22. Bl
328
r+l

Der Nebennierenmeßpunkt liegt 1½ Querfinger breit seitlich der Rückenmittellinie über der unteren Kante des Querfortsatzes des 2. Lumbalwirbels.
Zu seiner Auffindung geht man von der Unterkante des mächtigen Dornfortsatzes des 1. Lumbalwirbels in horizontaler Linie nach lateral, bis man in einer Entfernung von etwa 1½ Querfingern auf den Punkt mit den höchsten Meßwerten stößt. Siehe B I, Tafel 20.
Siehe auch Nr. 62a auf Seite 187. Summationsmeßpunkt für Keimdrüse und Nebenniere. Wenn dieser Punkt einen Zeigerabfall aufweist, ist 22. Blase als Nebennierenmeßpunkt und Keimdrüsenmeßpunkt (siehe unter Nr. 94 auf Seite 246) zu messen.
Differenzierte Meßpunkte für Nebennierenrinde = 10b. Niere und für Nebennierenmark = 10a. Niere sind vorhanden. Siehe B II, Tafel A 12.

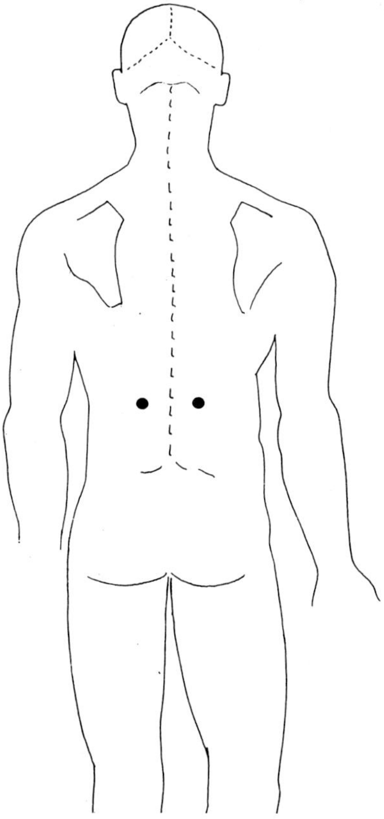

Abb. 143: Meßpunkt Nebenniere = 22. Blase

G. Alarmpunkte

Vorbemerkung: In der EAV-Diagnostik spielen die Alarmpunkte der Arm- und Beinamputierten eine wichtige Rolle, da man die Organinsuffizienz durch Zeigerabfall an den Alarmpunkten feststellen kann. Die Diferenzierung wie an den peripheren Meßpunkten ist nicht möglich.

Nr. 113

Dreifacherwärmer – endokriner Meridian

Alarmpunkt = 5. Konzeptionsgefäßpunkt – 5. KG

Der Meßpunkt für den Alarmpunkt des Dreifacherwärmers entspricht dem 5. Konzeptionsgefäßpunkt und liegt an der unteren Grenze des oberen Drittels der Verbindungslinie Symphyse – Nabel. Siehe B II, Tafel A 17.

Bei Zeigerabfall an diesem Punkt bei Handamputierten sind die speziellen Meßpunkte der endokrinen Drüsen zu messen.

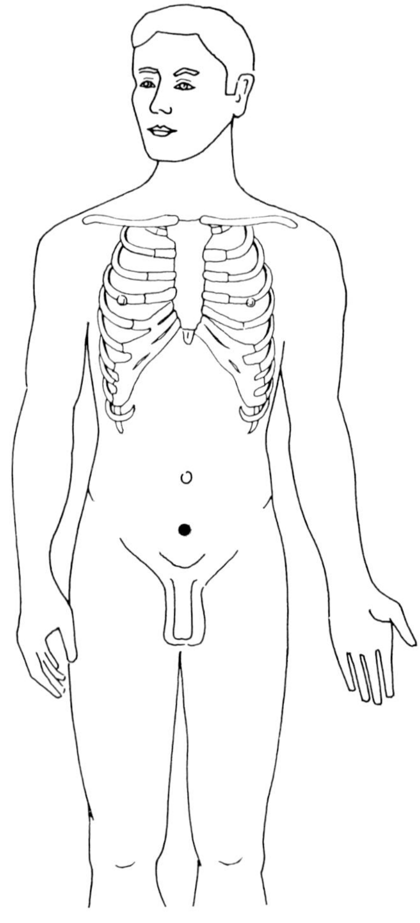

Abb. 144: Alarmpunkt Dreifacherwärmer = 5. Konzeptionsgefäßpunkt

Nr. 114

Lunge
Alarmpunkt = 1. Lungenpunkt – 1. Lu
– – – –
– – – –
r+l

Der Alarmpunkt für die Lunge ist der 1. Lungenpunkt und liegt 1½ Querfinger lateral der Linea medioclavicularis im 2. Interkostalraum ca. 6 Querfinger lateral der Körpermittellinie über dem unteren Rand der 2. Rippe. Siehe B II, Tafel A 18.

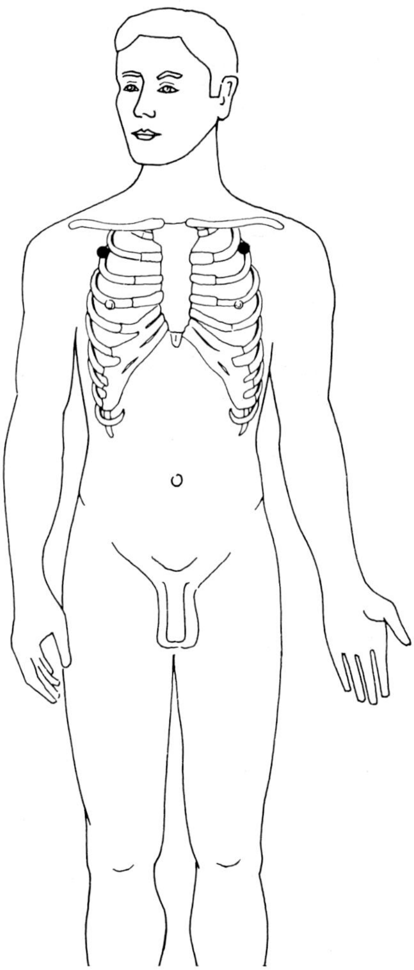

Abb. 145: Alarmpunkt Lunge = 1. Lunge

Nr. 115

Kreislauf – Sexus
Alarmpunkt = 1. Kreislaufpunkt – 1. Kr
– – – –
– – – –
r+l

Der Alarmpunkt für Kreislauf – Sexus – ist der 1. Kreislaufpunkt und liegt über dem 4. Interkostalraum in der Paramamillarlinie, die in der Mitte zwischen der Mamillarlinie und der Paraaxillarlinie, etwa 7 Querfinger lateral der Körpermittellinie, verläuft. Siehe B II, Tafel A 18.

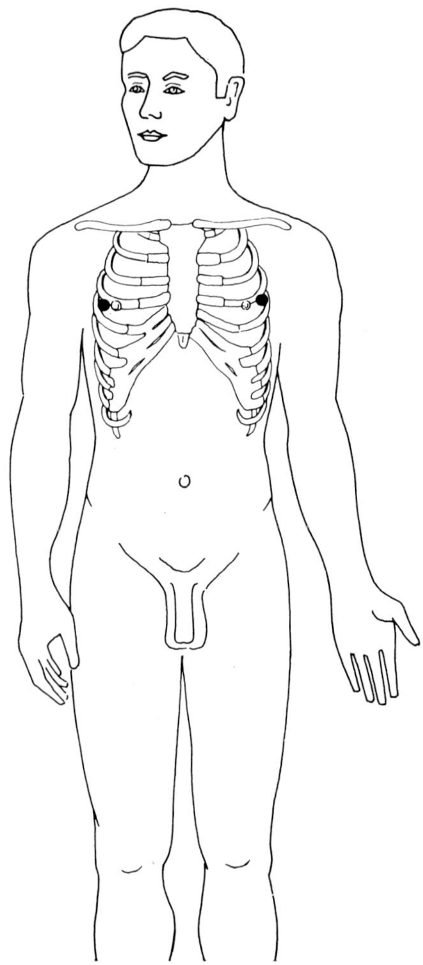

Abb. 146: Alarmpunkt Kreislauf = 1. Kreislauf

Nr. 116

Leber
Alarmpunkt = 14. Leberpunkt – 14. Le
– – – –
– – – –
r+l

Der Alarmpunkt für die Leber ist der 14. Leberpunkt und liegt am Endpunkt des Lebermeridians im 5. Interkostalraum 1 Querfinger lateral der Mamillarlinie. Siehe B II, Tafel A 18.

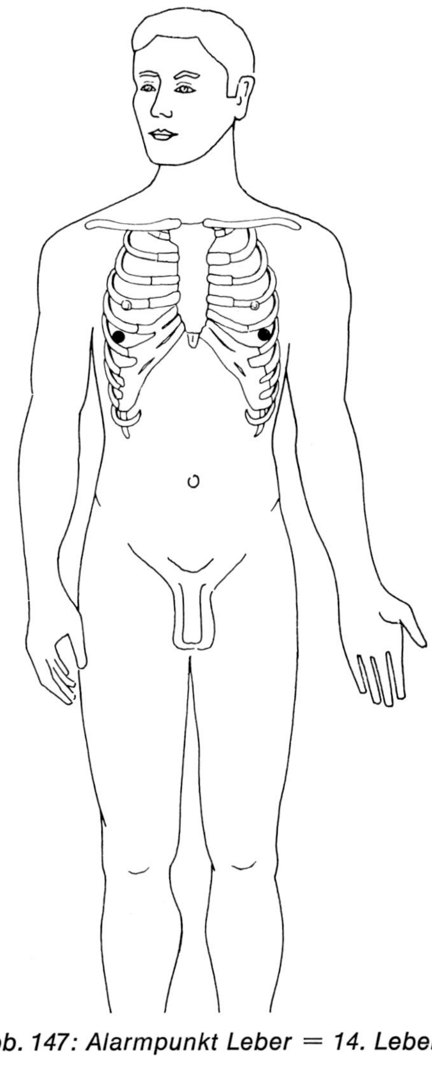

Abb. 147: Alarmpunkt Leber = 14. Leber

Nr. 117

Herz
Alarmpunkt = 14. Konzeptionspunkt – 14. KG
– – – –
– – – –

Der Alarmpunkt des Herzens ist der 14. Konzeptionsgefäßpunkt und liegt auf der Mittellinie der Vorderseite des Körpers 1 Querfinger unterhalb der Spitze des Xiphoids. Siehe B II, Tafel A 18.

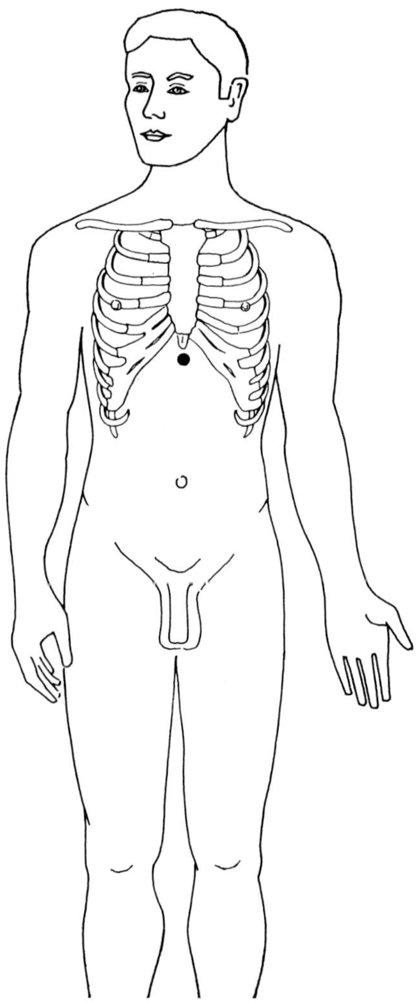

Abb. 148: Alarmpunkt Herz = 14. Konzeptionsgefäßpunkt

Nr. 118

Magen
Alarmpunkt = 12. Konzeptionspunkt – 12. KG
– – – –
– – – –

Der Alarmpunkt für den Magen ist der 12. Konzeptionsgefäßpunkt und liegt auf der vorderen Mittellinie des Körpers in der Mitte der Distanz zwischen dem Nabel und dem unteren Ende des Xiphoid auf der Verbindungslinie zwischen diesen beiden Punkten. Siehe B II, Tafel A 18.

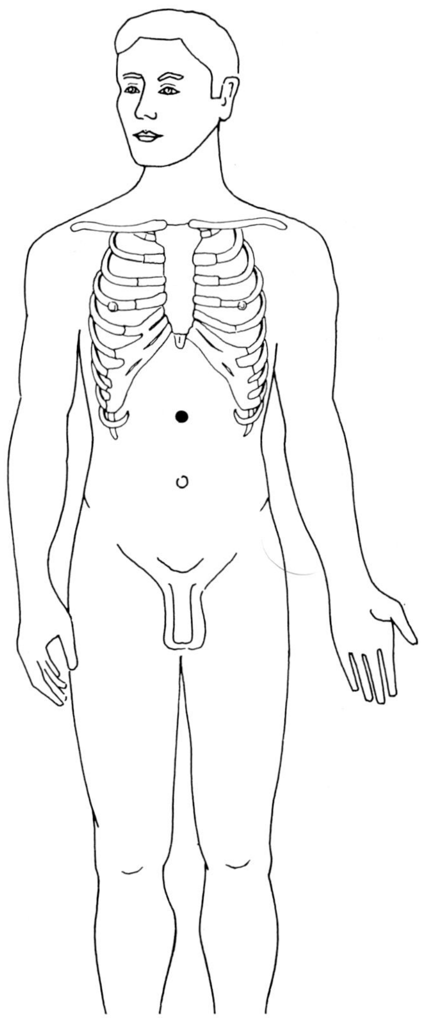

Abb. 149: Alarmpunkt Magen = 12. Konzeptionsgefäßpunkt

Nr. 119

Niere
Alarmpunkt = 25. Gallenblase – 25. Gbl
– – – –
– – – –
r+l

Der Alarmpunkt der Niere ist der 25. Gallenblasenpunkt und liegt über dem freien Ende der 12. Rippe rechts und links. Das Ende der 12. Rippe ist zu ertasten, da dieselbe in der Länge sehr variabel ist. Siehe B I, Tafel 20 und Bild 17.

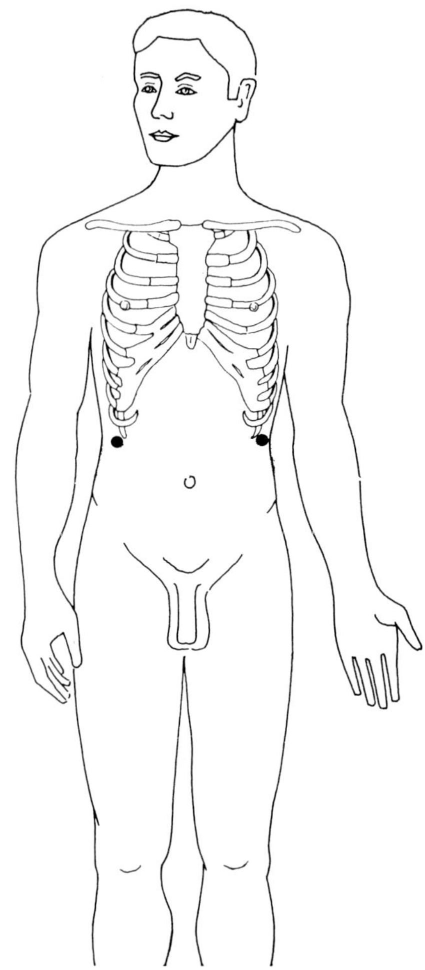

Abb. 150: Alarmpunkt Niere = 25. Gallenblase

Nr. 120

Pankreas
Alarmpunkt = 13. Leberpunkt – 13. Le
– – – –
– – – –
nur rechts
Der Alarmpunkt für das Pankreas ist der 13. Leberpunkt auf der rechten Körperhälfte und liegt über dem freien Ende der 11. Rippe auf der rechten Vorderseite des Körpers.

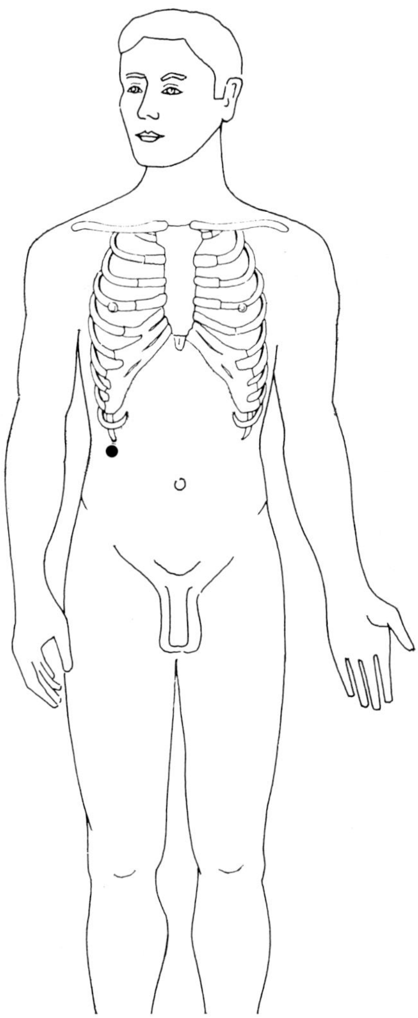

Abb. 151: Alarmpunkt Pankreas = 13. Leber rechts

Nr. 121

Milz

Alarmpunkt = 13. Leberpunkt – 13. Le

– – – –

– – – –

nur links

Der Alarmpunkt für die Milz ist der 13. Leberpunkt auf der linken Seite und liegt über dem freien Ende der 11. Rippe, das ertastet werden muß.

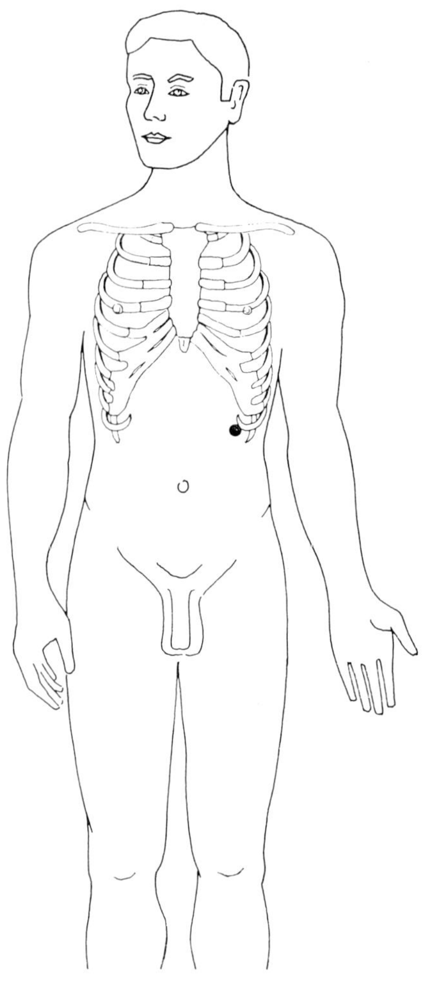

Abb. 152: Alarmpunkt Milz = 13. Leber links

Nr. 122

Dickdarm

Alarmpunkt = 25. Magenpunkt – 25. Ma

– – – –

– – – –

r+l

Der Alarmpunkt für den Dickdarm ist der 25. Magenpunkt und liegt an der lateralen Grenzfurche des Musculus rectus abdominis in gleicher Höhe mit dem Nabel, 2 Querfinger breit lateral von diesem, wenn es sich um einen flachen Bauch handelt.

Bei einer akuten Appendizitis werden zusätzlich die Alarmpunkte Dickdarm — rechts und Dünndarm — rechts behandelt. Die EAV-Diagnostik benutzt diese Punkte bei rechtsseitig Handamputierten zur Diagnose.

Siehe auch Appendixpunkt = Abb. 83 auf Seite 177.

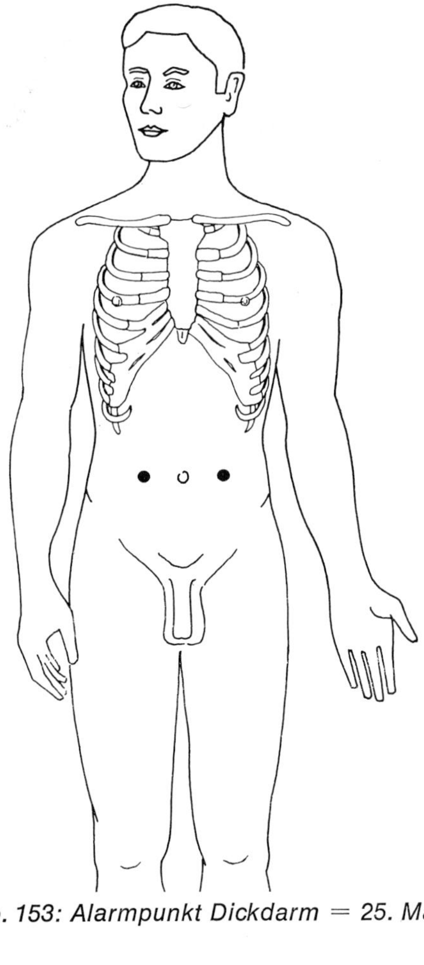

Abb. 153: Alarmpunkt Dickdarm = 25. Magen

Nr. 123

Dünndarm

Alarmpunkt = 4. Konzeptionsgefäßpunkt – 4. KG

– – – –

– – – –

Der Alarmpunkt für den Dünndarm ist der 4. Konzeptionsgefäßpunkt und liegt in der Mittellinie des Bauches an der oberen Grenze des unteren Drittels der Verbindungslinie zwischen der Symphyse und dem Nabel.
Diese Distanz kann je nach Umfang und Gestalt des Bauches etwas variieren, deswegen Aufsuchen durch Strichtechnik.

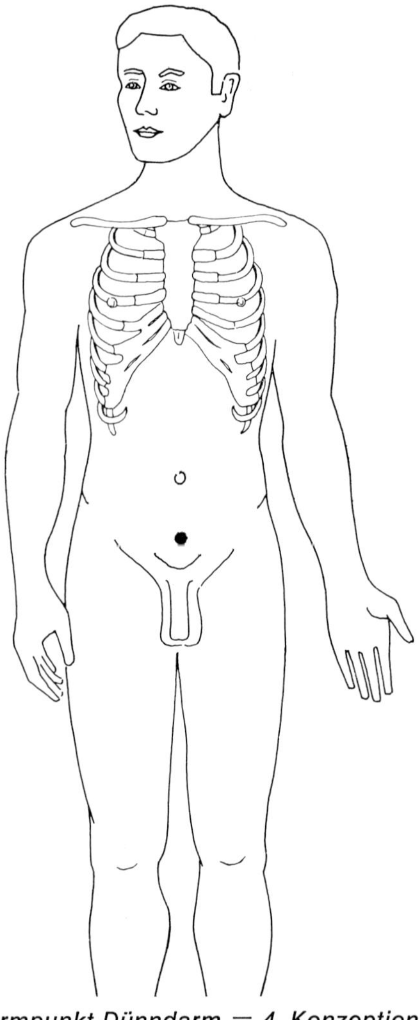

Abb. 154: Alarmpunkt Dünndarm = 4. Konzeptionsgefäßpunkt

Nr. 124

Blase
Alarmpunkt = 3. Konzeptionsgefäßpunkt – 3. KG
– – – –
– – – –
Der Alarmpunkt für die Blase ist der 3. Konzeptionsgefäßpunkt und liegt in der Mittellinie des Bauches etwa 2 Querfinger über der Symphyse.

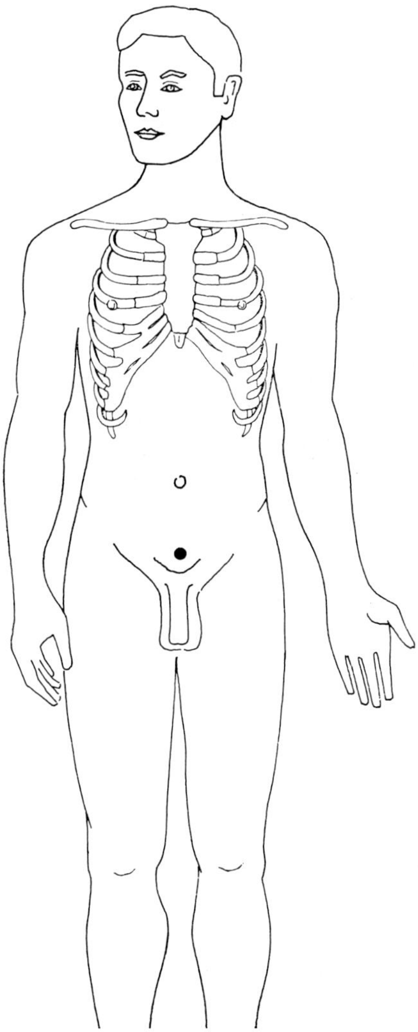

Abb. 155: Alarmpunkt Blase = 3. Konzeptionsgefäßpunkt

Alphabetische Reihenfolge der in diesem Bande besprochenen Elektroakupunkturpunkte mit Angabe der

Besprechungszahl (BZ)
des Meridianmeßpunktes (MP)

der Organometriezahl nach *Voll* (OgZ)
der Bemerkung: Klassischer Akupunkturpunkt (kl. AP)
Elektroakupunkturpunkt (EAV) rechts oder links

Meßpunkt		BZ	MP	OgZ	Bem
Allergie – mittlere Körperhälfte		60	1. Al	421	EAV
Allergie – Kopf		60	3. Al	415	EAV
Allergie – obere Körperhälfte		60	2. Al	417	EAV
Alveolen		56	11. Lu	419	kl. AP
Ampulla tubae uterinae		102	49b. Bl	311	EAV
Amylasen (Pankreas)		72	3. Pa	524	kl. AP
Antrum pyloricum		76	44. Ma	525	rechts
Anus		83	6. Ni	131	kl. AP
Aortenklappe		63	9. He	622	links
Appendix		57	4a. Di	413	EAV rechts
Armarterien		66	7. Lu	108	kl. AP
Armmuskulatur		69	9. Dü	307	kl. AP
Armvenen		65	8. Lu	109	kl. AP
Arteriae extremitatis inferioris		92	32. Ma	124	kl. AP
Arteriae extremitatis superioris		66	7. Lu	108	kl. AP
Arterien – Gesamtkreislauf		59	9. Kr	612	kl. AP
Articulatio acromioclavicularis		71	14. 3E	305	kl. AP
Articulatio cubiti	1. MP	68	8. Dü	308	
	2. MP		3. Kr	107	
	3. MP		11. Di	106	kl. AP
Articulatio genus	1. MP	90	8. Le	128	
	2. MP	90	35. Ma	111	
	3. MP	90	54. Bl	315	
Articulatio humeri	1. MP	70	15. Di	105	kl. AP
	2. MP	70	2. Kr	118	kl. AP
	3. MP	70	10. Dü	306	kl. AP

Meßpunkt	BZ	MP	OgZ	Bem
Articulatio mandibulae inferioris	33	2. Ma	206	kl. AP
Articulatio mandibulae superioris	32	23. 3E	205	kl. AP
Auge, hinterer Abschnitt	22	1. Gbl	202	kl. AP
Auge, vorderer Abschnitt	21	21. 3E	201	EAV
Bartholinsche Drüsen	98	50b. Bl	–	EAV
Bauchfell – Blasengeb.	82	67a. Bl	–	EAV
Bauchfell – Dünndarm	64	1a. Dü	–	EAV
Bauchfell – Gallenblasengebiet	80	44a. Gbl	–	rechts
Bauchfell – Lebergegend	74	1a. Le	–	EAV
Bauchfell – Magengegend	76	45a. Ma	–	EAV
Bauchfell – Milzgegend	73	1a. Mi	–	links
Bauchfell – Nierenbereich	81	1.3 Ni	–	EAV
Bauchfell – Pankreasgegend	72	1a. Pa	–	rechts
Bauchvenen	92	33. Ma	125	kl. AP
Beckenvenen	91	10. Mi/Pa	126	kl. AP
Beinarterien	93	32. Ma	124	kl. AP
Bindegeweb.-Degener. Brust – Hals	77	2. Bi	–	EAV
Bindegeweb.-Degener. Bauch u. kl. Becken	77	1. Bi	–	EAV
Bindegeweb.-Degener. Kopfbereich	77	3. Bi	–	EAV
Bindegeweb.-Degener. Kontrollpunkt	77	1a. Bi	–	EAV
Bindegeweb.-Degener. Schleimhäute	77	1b. Bi	–	AP
Blase	124	3. KG	–	kl. AP
Blasengrund	82	66. Bl	508	kl. AP
Blasenhals	82	66. Bl	508	kl. AP
Blase – Körper	82	67. Bl	511	kl. AP
Blasensphinkter	82	66. Bl	508	kl. AP

Meßpunkt	BZ	MP	OgZ	Bem
Blut	85	6. Pa/Mi		
		5. Le		
		8. Ni	129	kl. AP
Bronchien	56	10. Lu	606	kl. AP
Bronchien	113	17. KG	–	kl. AP
Brücke	16	9. Bl	321	kl. AP
Brustwirbelsäule Tegmentum	109	29. Bl		kl. AP
Cardia ventriculi	76	43. Ma	523	links
Cavum nasi tegmentum	19	23a. GG	212	kl. AP
Cavum nasi – pars medialis	27	–	–	EAV
Cavum nasi – pars lateralis	26	19. Di	–	kl. AP
Cellulae ethmoidales	24	20. Di	215	kl. AP
Cerebralsklerose	79	3. F	–	EAV
Cisterna chyli	59	8b. Kr	–	EAV
Coecum	57	4. Di	414	kl. AP
Cerebellum	18	19. GG	318	kl. AP
Colliculus seminalis	99	50a. Bl	331	EAV
Colon	122	25. Ma	–	kl. AP
Colon ascendens	57	3. Di	416	rechts
Colon descendens	57	2. Di	418	links
Colon – flexura coli dextra	57	2. Di	418	rechts
Colon – flexura coli sinistra	57	3. Di	416	links
Colon-Peritoneum	57	1a. Di	420	EAV
Colon sigmoideum	57	1. Di	422	links
Colon transversum pars dextra	57	1. Di	422	rechts
Colon transversum pars sinistra	57	4. Di	414	kl. AP
Columna vertebralis	109	11. Bl	325	kl. AP
Cor	117	14. KG	–	kl. AP
Cor-Fasciculus atrioventricularis	63	7. He	618	kl. AP
Cor-Myocardium	63	6. He		
			615	kl. AP
Cor-Pericardium	63	8a. He	612	rechts
			621	links

Meßpunkt	BZ	MP	OgZ	Bem
Corpora quadrigemina	18	17. GG	320	kl. AP
Cowpersche Drüse	98	50b. Bl	–	EAV
Cutis-Abdomen				
Extrem. infer.	78	1. Hau	514	EAV
Extrem. sup.				
Cutis-Thorax-Collum	78	3. Hau	504	EAV
Cutis-Facies-Caput	78	2. Hau	510	EAV
Degeneration-parench., Bauch – Becken	61	1. MPD	–	EAV
Degeneration-parench., Hals-Brustkorb-bereich	61	2. MPD	–	EAV
Degeneration-parench., Kopfbereich	61	3. MPD	–	EAV
Degeneration – Peritoneumbereich	61	1b. MPD	–	EAV
Degeneration – Pleurabereich	61	1c. MPD	–	EAV
Dentes inferiores med.	29	24. KG	218	kl. AP
Dentes inferiores pars dextra	31	8. Ma	210	rechts
Dentes inferiores pars sinistra	31	8. Ma	210	links
Dentes superiores med.	28	25. GG	207	kl. AP
Dentes superiores pars dextra	30	7. Ma	208	rechts
Dentes superiores pars sinistra	30	7. Ma	208	links
Diaphragma	111	17. Bl	327	kl. AP
Diaphragma pelvis	86	7. Mi/Pa	115	kl. AP
Diaphragma urogeni-tale	87	8. Mi/Pa	114	kl. AP
Dickdarm, Alarmpunkt	122	25. Ma	–	kl. AP
Dickdarm, absteigender Teil	57	2. Di	418	links
Dickdarm, aufsteigender Teil	57	3. Di	416	rechts
Dickdarm – Flexura dextra	57	2. Di	418	rechts
Dickdarm – Flexura sinistra	57	3. Di	416	links

Meßpunkt		BZ	MP	OgZ	Bem
Dickdarm – Sigmoid		57	1. Di	422	links
Dickdarm – Querdarm, rechts		57	1. Di	422	rechts
Dickdarm – Querdarm, links		57	4. Di	414	links
Dickdarm – Peritoneum		57	1a. Di	420	EAV
Ductuli biliferi dextr.		80	41. Gbl	503	rechts
Ductuli biliferi sinistr.		80	41. Gbl	503	links
Ductus choledochus		80	44. Gbl	513	rechts
Ductus cysticus		80	43. Gbl	509	rechts
Ductus deferens		82	64. Bl	502	kl. AP
Ductus deferens		102	49b. Bl	311	EAV
Ductus hepaticus comm.		80	44. Gbl	513	links
Ductus hepaticus dexter		80	43. Gbl	509	links
Ductuli hepatici dexter		80	41. Gbl	503	rechts
Ductus hepaticus sinist.		80	42. Gbl	506	links
Ductus thoracicus		59	8a. Kr	–	EAV
Dünndarm, Alarmpunkt		123	4. KG	–	kl. AP
Dünndarm, links		64	1. Dü	409	links
Dünndarm, terminales Ende		64	1. Dü	409	rechts
Duodenum – pars ascendens		64	4. Dü	404	links
Duodenum – pars descendens		64	3. Dü	406	rechts
Duodenum – pars horizontalis inferior		64	2. Dü	407	rechts
Duodenum – pars horizontalis superior		64	4. Dü	404	rechts
		93	31. Ma		
Eierstock					
			11. Mi/Pa		
Ellenbogen-			11. Le	123	kl. AP
gelenk	1. MP.	68	8. Dü	308	kl. AP
	2. MP.		3. Kr	107	kl. AP
	3. MP.		11. Di	106	kl. AP
Endokrines System		62	1. bis		
			3. 3E	–	kl. AP

Meßpunkt	BZ	MP	OgZ	Bem
Epididymis	103	49a. Bl	310	EAV
Epiphyse	15	8. Bl	319	kl. AP
Epitheliale-Degenerat.	61	1. bis 3. MPD	–	EAV
Esterasen (Pankreas)	72	4. Pa	522	kl. AP
Extremitäten, obere Lymphversorgung	55	6. Ly	601	EAV
Extremitäten, untere Lymphversorgung		9. Mi/Pa	113	kl. AP
Fettige Degeneration, im oberen Körperabschnitt	79	1. F	–	EAV
Fettige Degeneration, Kontrollpunkt	79	1a. F	–	EAV
Fettige Degeneration, im unteren Körperabschnitt	79	2. F	–	EAV
Fettige Degeneration, im Kopfbereich	79	3. F	–	EAV
Flexura duodeno-jejunalis	64	3. Dü	406	links
Gallenblase	80	42. Gbl	506	rechts
Gallenblase – Ductuli biliferi, im rechten Leberlappen	80	41. Gbl	503	rechts
Gallenblase – Ductuli biliferi, im linken Leberlappen	80	41. Gbl	503	links
Gallenblase – Ductus choledochus	80	44. Gbl	513	kl. AP
Gallenblase – Ductus cysticus	80	43. Gbl	509	rechts
Gallenblase – Ductus hepaticus dexter	80	43. Gbl	509	links
Gallenblase – Ductus hepaticus sinister	80	42. Gbl	506	links
Gaumenmandeln	40	8b. Ma	–	EAV
Gaumenmandeln	55	1. Ly	610	EAV

Meßpunkt	BZ	MP	OgZ	Bem
Gefäßsklerose	60	1a. All	–	kl. AP
Gehörgang, außen	9	19. Dü	–	EAV
Gelenk-Degeneration, untere Extremitäten und Becken	75	1. Ge	–	EAV
Gelenk-Degeneration, Kontrollmeßpunkt	75 37	1a. Ge 23b. KG	– –	EAV
Gelenk-Degeneration, Arm- u. Schultergel.	75	2. Ge	–	EAV
Gelenk-Degeneration, Atlas-Kiefergelenk	75	3. Ge	–	EAV
Glandula sublingualis				EAV
Glandula submandibularis	35 112	8a. Ma 22. Bl	209 328	kl. AP kl. AP
Glandula suprarenalis	80	3. Ni	130	
Glomeruli – Niere				kl. AP
Halswirbelsäule	109	6. Dü	–	kl. AP
Harnblasenkörper	82	67. Bl	511	
Harnleiter Bauchhöhlenabschnitt	81	1a. Ni	507	EAV
Harnleiter – Niere, Kontrollmeßpunkt	80	1–2 Ni	–	EAV
Harnröhre, hinterer Abschnitt	96	51a. Bl	332	EAV
Harnröhre, vorderer Abschnitt	95	52. Bl	333	kl. AP EAV
Haut, unterer Körperab.	78	1. Hau	514	EAV
Haut, Kopfbereich	78	3. Hau	504	EAV
Hautnarben	78	1a. Hau	–	EAV
Haut, oberer Körperab.	78	2. Hau	510	kl. AP
Hepar – Venae centrales	74	1. Le	529	kl. AP
Hepar – Lobuli hepatici	74	2. Le	526	
Hepar – Regio periportalis	74	3. Le	521	kl. AP
Herz, Alarmpunkt	117	14. KG	–	kl. AP
Herzbeutel	63	8a. He	612 621	rechts links

Meßpunkt	BZ	MP	OgZ	Bem
Herzlymphversorgung	55	5. Ly	602	EAV
Herzmuskel	63	6. He	–	rechts
Herz – Reizleitungssystem	63	7. He	618	kl. AP
Hirnanhangsdrüse	52	15. Dü		
		21. Gbl		
		16. 3E	103	kl. AP
Hirnhäute	12	19. 3E	–	kl. AP
Hoden	93	31. Ma		
		11. Mi/Pa		
		11. Le	123	kl. AP
Hypophyse	52	15. Dü		
		21. Gbl		
		16. 3E	103	kl. AP
Hypothalamus	5	20. 3E	204	kl. AP
Ileum	64	4. KG	–	kl. AP
Innenohr	11	28. 3E	–	kl. AP
Intestinum – Ileum	64	1. Dü	409	links
Intestinum – Ileum terminalis	64	1. Dü	409	rechts
Intestinum – Peritoneum	64	1a. Dü	–	EAV
Jejunum	64	2. Dü	–	links
Kehlkopf	39			
	104	21. KG	–	kl. AP
Kehlkopfmandel	42	17. Di	221	kl. AP
Keilbeinhöhle	23	–	214	EAV
Keimdrüsen	94	31. Ma		
		11. Mi/Pa		
		11. Le	123	kl. AP
Kieferhöhle	25	5. Ma	203	kl. AP
Kiefergelenk, oberer Abschnitt	32	23. 3E	205	kl. AP
Kiefergelenk unterer Abschnitt	33	2. Ma	206	kl. AP
Kieferhöhle	55	5. Ma	203	kl. AP

Meßpunkt	BZ	MP	OgZ	Bem
Kleinhirn	18	17. GG	320	kl. AP
Kniegelenk 1. MP.	90	8. Le	128	kl. AP
2. MP.		35. Ma	111	kl. AP
3. MP.		54. Bl	315	kl. AP
Knochenmark	84	39. Gbl	316	kl. AP
Knochensystem	110	12. Bl	326	kl. AP
Koronararterien	59	7. Kr	616	kl. AP
Kreislauf, Alarmpunkt	115	1. Kr	–	kl. AP
Lamina quadrigemina	18	17. GG	320	kl. AP
Larynx	39	21. KG	–	kl. AP
Leber, Alarmpunkt	116	14. Le	–	kl. AP
Leber – Ductuli interlobulares	74	2a. Le	–	EAV
Leberläppchen	74	2. Le	526	kl. AP
Leber – perivaskuläres System	74	3. Le	521	kl. AP
Leber – Zentralvenen	74	1. Le	529	kl. AP
Leber – Peritoneum	74	1a. Le	–	EAV
Leerdarm	64	2. Dü	407	links
Lendenwirbelsäule	109	61. Bl	–	links
Lien, Alarmpunkt	121	13. Le	–	links
Lien – Pulpa alba ob. Körperabschn.	73	1. Mi	530	links
Lien – Pulpa alba unt. Körperabschn.	73	2. Mi	527	links
Lien – Pulpa rubra	73	3. Mi	524	links
Lien – Reticulum (RES)	73	4. Mi	522	links
Ligamentum latum	99	50a. Bl	331	EAV
Lingua	38	23a. KG	211	EAV
Lipase – Pankreas	72	4. Pa	522	rechts
Luftröhre	56	9. Lu	617	kl. AP
Lunge, Alarmpunkt	114	1. Lu	–	kl. AP
Lunge – Bronchien	56	10. Lu	606	kl. AP
Lungenparenchym	56	11. Lu	419	kl. AP
Lunge – Pleura	56	10a. Lu	609	EAV
Lunge – Trachea	56	9. Lu	617	kl. AP
Lungenlymphknoten	55	4. Ly	604	EAV
Magen, Alarmpunkt	118	12. KG	–	kl. AP
Magenausgang, Pförtner	76	45. Ma	515	rechts

Meßpunkt	BZ	MP	OgZ	Bem
Magengewölbe, links	76	44. Ma	525	links
Magenkörper, links	76	45. Ma	515	links
Magenkörper, rechts	76	43. Ma	523	rechts
Magenmund, links	76	43. Ma	523	links
Magen – Speiseröhre	76	42a. Ma	–	EAV
Magenstraße, rechts, linker Anteil	76	43a. Ma	–	EAV
Magenvorhof	76	44. Ma	525	rechts
Maltase – Pankreas	72	3. Pa	524	rechts
Markzone – Papillen und Kelche der Niere	80	2. Ni	132	kl. AP
Mediastinale Lymphknoten	55	4. Ly	604	EAV
Medulla oblongata	17	10. Bl	323	kl. AP
Medulla ossium	84	39. Gbl	316	kl. AP
Meningen	12	19. 3E	–	kl. AP
Mesencephalon	8	9. Gbl	–	kl. AP
Milz – Alarmpunkt	121	13. Le	530	links
Milz – Reticulum	73	1. Mi	–	links
Milz, rote Pulpa	73	2. Mi	522	links
Milz, weiße Pulpa	73	3. Mi	524	links
Milz, weiße Pulpa	73	4. Mi	527	links
Mitralklappe	63	8. He	619	links
Mittelohr	10	17. 3E	–	kl. AP
Muskulatur obere Extremität	69	9. Dü	307	kl. AP
Muskulatur untere Extremität	88	34. Gbl	112	kl. AP
Myocardium	63	6. He	615	rechts
			615	links
Nasenhaupthöhle – Dach	19	23a. GG	212	kl. AP
Nasenhaupthöhle, lateraler Anteil	26	19. Di	–	kl. AP
Nasenhaupthöhle, medialer Anteil	27	–	–	EAV
Nasenmuschel	26	19. Di	–	kl. AP
Nebenhoden	103	49a. Bl	310	EAV
Nebennieren	112	22. Bl	328	kl. AP
Nebenschilddrüse	44	9. Ma	–	kl. AP

Meßpunkt	BZ	MP	OgZ	Bem
Nervendegeneration, Lumbal-Sakralmark	58	1. Ne	–	EAV
Nervensystem, Kontrollmeßpunkt	58	1a. Ne	–	EAV
Nervendegeneration, Gehirn- und Rückenmarkshüllen	58	1b. Ne	–	EAV
Nervendegeneration, Zervikal- und			309	kl. AP
Thorakalmark	58	2. Ne	–	EAV
Nerven der oberen Extremitäten	67	7. Dü	–	EAV
Nervendegeneration, Stammhirn und Großhirn	58	3. Ne	–	EAV
Neurohypophyse	13	12. Gbl	–	kl. AP
Nierenbecken	81	1. Ni	512	EAV
Niere – Glomeruli und Tubuli	81	3. Ni	130	kl. AP
Niere – Harnleiter, Kontrollmeßpunkt	81	1.–1 Ni	–	kl. AP
Nierenkelche				
Nierenpapillen	81	2. Ni	132	kl. AP
Niere, Alarmpunkt	119	25. Gbl	–	kl. AP
Nodi lymphatici cerv. prof. für Lymphabfluß der Zähne				
Nodi lymphatici cerv. prof. für Lymphabfluß der Nasennebenhöhlen	55	2. Ly	607	EAV
Nodi lymphatici	55	3. Ly	604	EAV
bronchopulmonales, tracheobronchales et mediastinales dorsales	55	4. Ly	605	EAV
Nucleasen – Pankreas	72	2. Pa	527	rechts
Nervus Vagus	46	10a. Ma	120	kl. AP
Oculus – pars anterior	21	21. 3E	201	kl. AP

Meßpunkt	BZ	MP	OgZ	Bem
Oculus – pars posterior	22	1. Gbl	202	kl. AP
Oesophagus – pars inf.	107	14. Ma	–	kl. AP
Oesophagus – pars superior	108	13. Ma	–	kl. AP
Oesophagus – pars superior	76	42. Ma	520	kl. AP
Oesophagus pars inferior	–	42a. Ma	–	EAV
Ohrspeicheldrüse	43	3. Ma	217	kl. AP
Organdegeneration-Kontrollmeßpunkt	61	1a. MPD	–	EAV
Ostium abdominale tubae	103	49a. Bl	310	EAV
Ovarium	93	31. Ma 11. Mi/Pa 11. Le	123	kl. AP
Pankreas – Fettstoff-wechsel	72	4. Pa	522	kl. AP
Pankreas, Alarmpunkt	120	13. Le	–	rechts
Parametrien	99	50a. Bl	331	EAV
Pelvis renalis	81	1. Ni	512	EAV
Penis	97	51. Bl	314	kl. AP
Peritoneum – Blasen-gebiet	82	66a. Bl	–	EAV
Peritoneum – Gallen-blasengebiet	80	44a. Gbl	–	rechts
Pericard	63	8a. He	–	EAV
Peritoneum – Dick-darmgebiet	57	1a. Di	–	EAV
Peritoneum – Dünn-darmgebiet	64	1a. Dü	–	EAV
Peritoneum – Leber-gebiet	74	1a. Le	–	EAV
Peritoneum – Magen-gegend	76	44a. Ma	–	EAV
Peritoneum – Milz-gebiet	73	1a. Mi	–	links
Peritoneum – Nieren-bereich	81	1.–2 Ni	–	EAV
Peritoneum – Pan-kreasgebiet	72	1a. Pa	–	rechts

Meßpunkt	BZ	MP	OgZ	Bem
Pförtner – Magen	76	44. Ma	525	rechts
Prostata	100	50. Bl	313	kl. AP
Pleura	56	10a. Lu	–	EAV
Pulmo	114	1. Lu	–	kl. AP
Pylorus	76	45. Ma	515	rechts
Rachenmandel	36	23. KG	219	kl. AP
Rectum	83	6. Ni	131	kl. AP
Ren, Alarmpunkt	119	25. Gbl	–	kl. AP
Ren-Glomeruli und Tubuli	81	3. Ni	130	kl. AP
Ren-Regio pyelorenalis	81	2. Ni	132	kl. AP
Reizleitungssystem	63	7. He	618	kl. AP
Rippenfell	56	10a. Lu	609	kl. AP
Rückenmark	53	13. GG	324	kl. AP
Samenblase	101	49a. Bl	312	EAV
Samenhügel	99	50. Bl	331	EAV
Samenstrang	102	49b. Bl	311	EAV
Sanguis	85	6. Pa/Mi		
		8. Ni		
		5. Le	129	kl. AP
Siebbeinzellen	24	20. Di	215	kl. AP
Sinus frontalis	20	2. Bl	213	kl. AP
Sinus maxillaris	25	5. Ma	203	kl. AP
Sinus sphenoidalis	23	–	214	EAV
Speiseröhre oberer Abschnitt	108	13. Ma	–	kl. AP
Speiseröhre oberer Abschnitt	76	42. Ma	520	kl. AP
Speiseröhre unterer Abschnitt	107	14. Ma	–	kl. AP
unterer Abschnitt	76	42a. Ma	–	EAV
Sympathikus	54	20. Gbl	304	kl. AP
Schilddrüse	45	10. Ma	119	kl. AP
Schlafzentrum für Schlaftiefe	7	16. Gbl	–	kl. AP
Schlafzentrum für Schlaf- und Wachrhythmus	14	11. Gbl	–	kl. AP

Meßpunkt	BZ	MP	OgZ	Bem
Schultergelenk 1. MP.	70	15. Di	105	kl. AP
2. MP.		2. Kr	118	kl. AP
3. MP.		10. Dü	306	kl. AP
Stirnhöhle	20	2. Bl	213	kl. AP
Testis	93	31. Ma		
		11. Mi/Pa		
		11. Le	123	kl. AP
Thalamus	6	4. Gbl	–	kl. AP
Thymus	47	11. Ma	–	kl. AP
Thyroidea	45	10. Ma	119	kl. AP
Tonsilla laryngis	42	17. Di	221	kl. AP
Tonsilla lingualis	34	3a. Ma	216	EAV
Tonsilla palatina	55	1. Ly	610	EAV
Tonsilla pharyngea	36	23a. KG	219	kl. AP
Tonsilla tubaria	55	1a. Ly	608	EAV
Tonsilla tubaria	41	18. Di	220	kl. AP
Trachea	105	19. KG	–	kl. AP
Trachea	56	9. Lu	617	kl. AP
Tricuspidalklappe	63	8. He	619	rechts
Trigonum vesicae	82	66. Bl	508	kl. AP
Tubenmandel	41	18. Di	220	kl. AP
Tubuli – Niere	80	3. Ni	130	kl. AP
Tuba uterina	82	64. Bl	502	kl. AP
Tuba uterina — pars	101	49c. Bl	312	EAV
interstitialis	82	65. Bl	505	kl. AP
Unterkiefer-speicheldrüse	35	8a. Ma	209	EAV
Ureter – pars abdominalis	81	1a. Ni	507	EAV
Urethra – pars anterior	95	52. Bl	333	kl. AP
Urethra – pars poster.	96	51a. Bl	332	EAV
Uterus	100	50. Bl	313	kl. AP
Vagina	97	51. Bl	314	kl. AP
Ventriculus, Alarmpunkt	118	12. KG	–	kl. AP
Vesica urinaria, Alarmpunkt	124	3. KG	–	kl. AP
Vesicula seminalis	101	49c. Bl	312	EAV

Meßpunkt	BZ	MP	OgZ	Bem
Wirbelsäule	109	11. Bl	325	kl. AP
Wurmfortsatz	57	4a. Di	413	rechts
Zahnherdhinweispunkt	55	2. Ly	607	EAV
Zähne, oben Mitte	28	25. GG	207	kl. AP
Zähne, oben seitlich	30	7. Ma	208	rechts
			208	links
Zähne, unten Mitte	29	24. KG	218	kl. AP
Zähne, unten seitlich	31	8. Ma	210	rechts
			210	links
Zunge	38	23a. KG	211	EAV
Zungentonsille	34	3a. Ma	216	EAV
Zwerchfell	111	17. Bl	327	kl. AP
Zwölffingerdarm, absteigender Teil	64	3. Dü	406	rechts
Zwölffingerdarm, ansteigender Teil	64	4. Dü	404	links
Zwölffingerdarm, Leerdarmbiegung	64	3. Dü	406	links
Zwölffingerdarm, oberer horizontaler Teil	64	4. Dü	404	rechts
Zwölffingerdarm, unterer horizontaler Teil	64	2. Dü	407	rechts

Hinweis zu dem Heft „Die 850 EAV-Meßpunkte auf den Meridianen und Gefäßen einschl. Sekundärgefäßen": Es sind auf 46 Seiten alle EAV-Meßpunkte, die bis Sommer 1981 bekannt waren, aufgeführt. — (ML-Verlag)
Die 2. Auflage dieses Heftes erscheint im Herbst 1986.

Literaturverzeichnis

Bachmann: Die Akupunktur eine Ordnungstherapie, Haug-Verlag, Ulm, 1959.

Bachmann: Leitfaden der Akupunktur, Haug-Verlag, Ulm, 1961.

Bergold, O.: Grundlagenforschung zur Elektroakupunktur: Physikal. Med. u. Rehab. Juli 1973/7.

Busse: Akupunkturfibel, Pflaum Verlag, München, 1954.

Croon, R.: Elektroneural-Diagnostik und Therapie, Verlag Konkordia AG Bühl, 1959.

Höllischer, E.: Was bietet die Elektroakupunktur Neues? Zeitschrift Akupunktur, ML-Verlag, 1974/1

Kramer, F.: Über die Herddiagnostik mit Hilfe der Elektroakupunktur. Zahnärztliche Praxis, 1969.

Kramer, Thomsen, Voll: Histologische, bakteriologische, statistische und kasuistische Beiträge zum odontogenen Herdgeschehen. 6. Sonderheft der Internationalen Gesellschaft für Elektroakupunktur, Med.-Lit. Verlag, Uelzen, 1967.

Kramer: Die Elektroakupunkturdiagnostik der Restostitis. 3. Sonderheft der Internationalen Gesellschaft für Elektroakupunktur. Med.-Lit. Verlag, Uelzen, 1964.

Kramer: Einführung in die Elektroakupunktur nach *Voll.* Med.-Lit. Verlag, Uelzen, 1972.

Kollmer: Elektroakupunktur nach *Voll.* Haug-Verlag, Ulm, 1962.

Leonhardt: Die *Voll*sche Elektroakupunktur in der Zahnheilkunde. Zahnärztliche Praxis, 1972.

Leonhardt: Die Elektroakupunktur nach *Voll.* Wetter — Boden — Mensch. 1970.

Leonhardt: Akupunktur und Elektroakupunktur nach *Voll.* Med.-Lit. Verlag, Uelzen, 1973.

Leonhardt: Methoden und Möglichkeiten der Akupunktur und der Elektroakupunktur nach *Voll.* Med. Klinik, 1972/73.

Leonhardt: Akupunktur und Elektroakupunktur. Österr. Ärztezeitung, 1974/29/5.

Leonhardt: Herdgeschehen und Elektroakupunktur nach *Voll* in der Zahnheilkunde. ZWR, 1974/13.

Reckeweg: Die Homotoxinlehre. Aurelia Verlag 1956.

Schmidt, W.: Akupunktur, Mystik oder Realität. Deutsche Zeitschrift für Akupunktur, 1960/6.

Schwarz, P.: Störfelddiagnostik und Therapie. Erfahrungsheilkunde, 1956/II.

Uhrmacher: Die Elektroakupunktur in der täglichen Praxis. Buchband 9 der Schriftenreihe des Zentralverbandes der Ärzte für Naturheilverfahren, Med.-Lit. Verlag, Uelzen, 1963.

Voll: Meßbare Akupunkturdiagnostik für den Praktiker. Erfahrungsheilkunde IV/1955, Haug-Verlag.

Voll: Meßbare Akupunkturdiagnostik für den praktischen Arzt. Deutsche Zeitschrift für Akupunktur, 1955, Hefte 9 und 10, Haug-Verlag.

Voll: Der heutige Stand der Elektroakupunktur. Buchband 7 der Schriftenreihe des Zentralverbandes der Ärzte für Naturheilverfahren. Med.-Lit. Verlag, Uelzen, 1963.

Voll: Arbeitsrichtlinien für die Elektroakupunktur. Buchband 9 der Schriftenreihe des Zentralverbandes der Ärzte für Naturheilverfahren. Med.-Lit. Verlag, Uelzen, 1963.

Voll: Gelöste und ungelöste Probleme der Elektroakupunktur-Diagnostik und Therapie. 5. Sonderheft der Internationalen Gesellschaft für Elektroakupunktur, Med.-Lit. Verlag, Uelzen, 1966.

Voll: Topographische Lage der Meßpunkte der Elektroakupunktur — Ergänzungsband. Med.-Lit. Verlag, Uelzen, 1969.

Voll: Elektroakupunktur — 1½ Jahrzehnte Forschung und Erfahrung in Diagnostik und Therapie. Med.-Lit. Verlag, Uelzen, 1971.

Voll: Wechselbeziehungen von odontogenen Herden zu Organen und Gewebssystemen. 4. Sonderheft der Internationalen Gesellschaft für Elektroakupunktur nach *Voll* — 3. Auflage, Med.-Lit. Verlag, Uelzen, 1971.

Voll: Die Topographische Lage der Meßpunkte der Elektroakupunktur. Textband 2. Auflage — 1973, Bildband I, 2. Auflage — 1973, Bildband II — 1973, Med.-Lit. Verlag, Uelzen.

Voll, Werner: Interpretation der Akupunkturregeln des Energieausgleiches in der Elektroakupunkturfibel. Med.-Lit. Verlag, Uelzen, 1975.

Voll: Kopfherde, Diagnostik und Therapie mittels Elektroakupunktur und Medikamententestung. Med.-Lit. Verlag, Uelzen, 1974.
Voll: Topographische Lage der Meßpunkte der Elektroakupunktur, Bild- und Textband III. Meßpunkte für die Steuerung des vegetativen Systems, des limbischen Systems und für die 20 Kieferabschnitte. Med.-Lit. Verlag, Uelzen, 1976.

Zusatz zur Tafel: EAP-Organometrie nach Dr. R. VOLL

geordnet nach laufender Nummer

Taf. 1	A. P.	
101	19. Dü	Auris externa
102	9. Ma	Parathyreoidea
103*	15. Dü	Hypophysis
	16. End	
	21. Gbl	
104	11. Ma	Thymus
105	15. Di	Articulatio humeri MP 1
106	11. Di	Articulatio cubiti MP 3
107	3. Kr	Articulatio cubiti MP 2
108	7. Lu	Arteriae extremitatis superioris
109	8. Lu	Venae extremitatis superioris
+613		
110	33. Gbl	Articulationes extremitatis inferioris
111	35. Ma	Articulatio genus MP 2
112	34. Gbl	Musculi extremitatis inferioris
113	9. MiPa	Vasa lymphat. extr. Inferioris
114	8. MiPa	Diaphragma urogenitale
115	7. MiPa	Diaphragma pelvis
116	41. Ma	Articulatio talocruralis MP 2
117	62. Bl	Articulatio talocalcanea posterior
118	2. Kr	Articulatio humeri MP 2
119	10. Ma	Glandula thyreoidea
120	10a Ma	Nervus vagus
121	30. Ma	Articulatio coxae MP 1
122	11a MiPa	Articulatio coxae MP 2
123*	11. Le	Ovarium
	11. MiPa	Testis
	31. Ma	
124	32. Ma	Arteriae extremitatis inferioris
125	33. Ma	Venae abdominales
126	10. MiPa	Venae pelvis
127	7. Le	Venae extremitatis inferioris
128	8. Le	Articulatio genus MP 1
129*	8. Ni	Sanguis
	6. MiPa	Haemorrhagia
	5. Le	
130	3. Ni	Ren Regio pyelo-renalis
+516		
131	6. Ni	Rectum
+517		
132	2. Ni	Ren Regio pyelo-renalis
+519		
133	5. MiPa	Articulatio talocruralis MP 1

* = Kreuzungspunkte von 3 Meridianen
MP = Meßpunkt. Die großen Gelenke haben 3 Meßpunkte.

REGIONES ANTERIORES CORPORIS

I	II	I	II
101	19. Dü	118	2. Kr
102	9. Ma	119	10. Ma
103	+	120	10a Ma
104	11. Ma	121	30. Ma
105	15. Di	122	11a Ma
106	11. Di	123	+
107	3. Kr	124	32. Ma
108	7. Lu	125	33. Ma
109	8. Lu	126	10. Mi/ Pa
110	33. Gbl	127	7. Le
111	35. Ma	128	8. Le
112	34. Gbl	129	+
113	9. Mi/ Pa	130	3. Ni
114	8. Mi/ Pa	131	6. Ni
115	7. Mi/ Pa	132	2. Ni
116	41. Ma	133	5. Mi/ Pa
117	62. Bl		

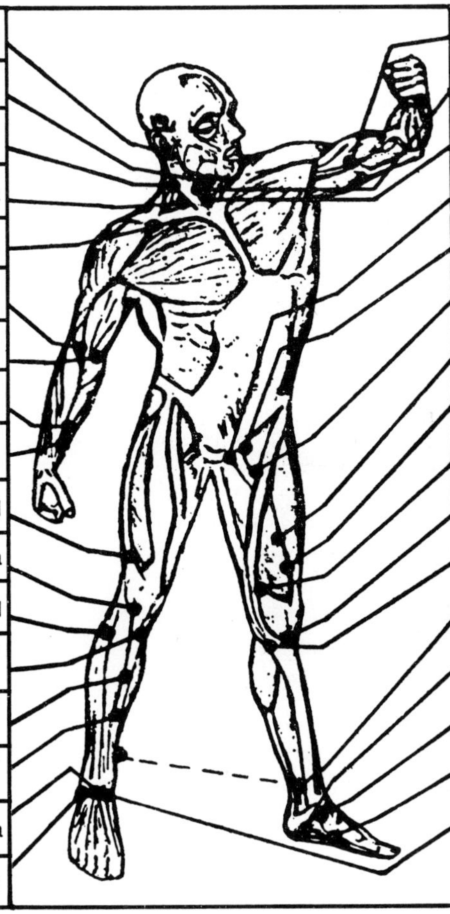

1

+ Kreuzungspunkt von drei Meridianen
++ 10a Magen

Taf. 2 A. P.

201	21. End	Oculus pars anterior
202	1. Gbl	Oculus pars posterior
203	5. Ma	Sinus maxillaris
204	20. End	Hypothalamus
205	23. End	Articulatio mandibulae superioris
206	2. Ma	Articulatio mandibulae inferioris
207	25. GG	Dentes superioris 4—1/1—4
208	7. Ma *D*	Dentes superiores 5—8 D dextra
208	7. Ma *S*	Dentes superiores 5—8 S sinistra
209	8a Ma	Glandula submandibularis
210	8. Ma *D*	Dentes inferiores 8—5 D dextra
210	8. Ma *S*	Dentes inferiores 5—8 S sinistra
211	23a KG	Lingua
212	23a GG	Tegmentum cavi nasi
213	2. Bl	Sinus frontalis
214	*	Sinus sphenoidalis
215	20. Di	Cellulae ethmoidales
216	3a Ma	Tonsilla lingualis
217	3. Ma	Parotis
218	24. KG	Dentes superiores 4—1/1—4
219	23a KG	Tonsilla pharyngea
220 +608	18. Di	Tonsilla tubaria
221	17. Di	Tonsilla laryngis

* auf dem Sekundärgefäß vom 20. Di zum 1. Bl gelegen.

CAPUT ET COLLUM

I	II	III
201	21. End (3 E)	56-2
202	1. Gbl	56-4
203	5. Ma	52-4
204	20. End (3 E)	50-2
205	23. End (3 E)	55-2
206	2. Ma	55-4
207	25. GG	
208	7. Ma	
209	8a Ma	54-4
210	8. Ma	
211	23a KG	

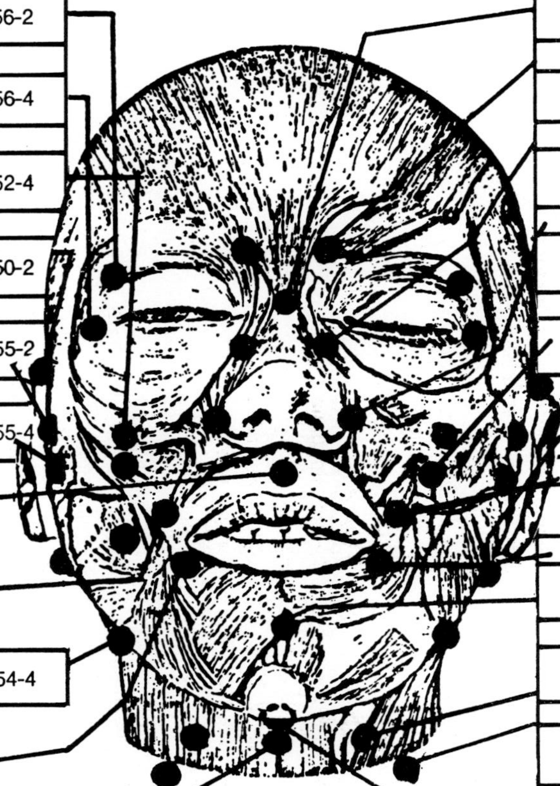

2

III	II	I
52-0	212	23a GG
52-2	213	2. Bl
52-8	214	
52-6	215	20. Di
53-6	216	3a Ma
54-2	217	3. Ma
51-3	208	7. Ma
51-6	210	8a Ma
51-5	218	24. KG
53-4	220	18. Di
53-8	221	17. Di
53-0	219	23a KG

Taf. 3	A. P.	Comp.	
301	19. End	66-8	Meninges
302	18. End	57-6	Auris interna
303	17. End	57-4	Auris media
304	20. Gbl	99-2	Sympathicus
305	14. End	82-4	Articulatio acromioclavicularis
306	10. Dü	83-6	Articulatio humeri MP 3
307	9. Dü	89-6	Musculi extremitatis superioris
308	8. Dü	84-2	Articulatio cubiti MP 1
309	7. Dü	69-4	Nervi extremitatis superioris
310	49a Bl	92-6	Epididymis – Ostium abdominale tubae
311	49b Bl	92-4	Ductus deferens – Ampulla tubae uterinae
312	49c Bl	92-2	Vesicula seminalis – Uterus pars interstitial. tubae uterinae
313	50. Bl	91-6	Prostata Uterus
314	51. Bl	91-2	Penis Vagina
315	54. Bl	87-8	Articulatio genus MP 3
316	39. Gl	81-3	Medulla ossium
317	60. Bl	69-5	Nervi extremitatis inferioris
318	19. GG	66-5	Cerebellum
319	8. Bl	70-4	Epiphysis
320	17. GG	63-3	Lamina tecti s. quadrigemina
321	9. Bl	66-2	Pons Varoli
322	15. End	82-1	Articulationes extremitatis superioris
323	10. Bl	66-4	Medulla oblongata
324	13. GG	69-1	Medulla spinalis
325	11. Bl	80-2	Columna vertebralis
326	12. Bl	81-2	Systema ossium
327	17. Bl	75-0	Diaphragma
328	22. Bl	71-4	Glandula suprarenalis
329	29. Gbl	87-1	Articulatio coxae MP 3
330	29. BL	86-4	Articulatio sacroiliaca
331	50a Bl	91-4	Colliculus seminalis Parametrium
332	51a Bl	90-4	Urethra pars posterior
333	52. Bl	90-2	Urethra pars anterior

REGIONES POSTERIORES CORPORIS

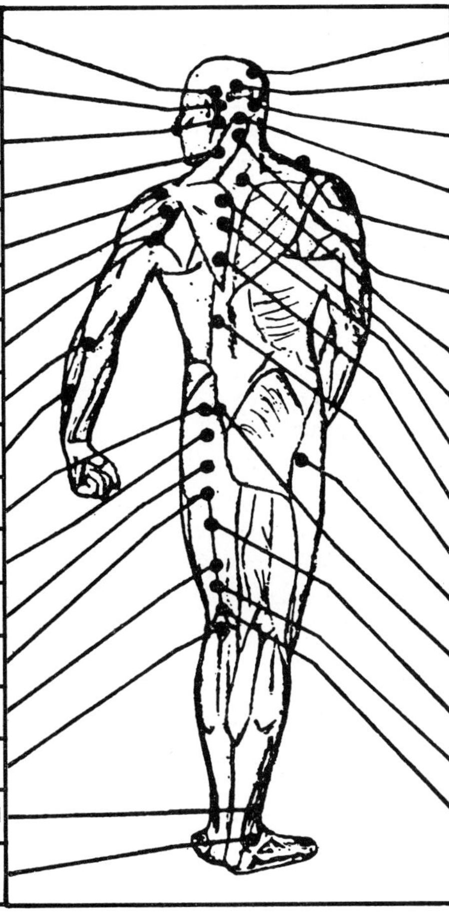

I	II	I	II
301	19.End (3. E)	318	19. GG
302	18.End (3. E)	319	8. Bl
303	17.End (3. E)	320	17. GG
304	20. Gbl	321	9. Bl
305	14.End (3. E)	322	15.End (3. E)
306	10. Dü	323	10. Bl
307	9. Dü	324	13. GG
308	8. Dü	325	11. Bl
309	7. Dü	326	12. Bl
310	49a Bl	327	17. Bl
311	49b Bl	328	22. Bl
312	49e Bl	329	29. Gbl
313	50. Bl	330	29. Bl
314	51. Bl	331	50a Bl
315	54. Bl	332	51a Bl
316	39. Gbl	333	52. Bl
317	60. Bl		

3

Taf. 4	A. P.	Comp.	
401	5. Dü	85-3	Articulatio radiocarpea MP 2
402	4. End	85-5	Articulatio intercarpea
403	3. End	17-6	Endocrinum (Hypophyse, Epiphyse)
404	4. Dü *D*	19-6	Duodenum pars horizontalis superior
404	4. Dü *S*	29-6	Duodenum pars ascendens
405	2. End	17-5	Endocrinum (Thyreoidea, Thymus, Parathyr.)
406	3. Dü *D*	19-5	Duodenum pars descendens
406	3. Dü *S*	29-5	Flexura duodeno-jejunalis
407	2. Dü *D*	19-4	Duodenum pars horizontalis inferior
407	2. Dü *S*	29-4	Jejunum
408	1a Dü *D*	19-3	Peritoneum duodeni et ilii terminalis
408	1a Dü *S*	29-3	Peritoneum duodeni et duodeni pars ascendens
409	1. Dü *D*	19-0	Ileum terminalis
409	1. Dü *S*	29-0	Ileum
410 +622	9. He *D*	18-0	Cor Endocardium ventriculi dextri Valva trunci pulmonalis
410 +622	9. He *S*	28-0	Cor Endocardium ventriculi sinistri Valva aortae
411	1. End	17-0	Endocrinium (Testis. Suprarenalis)
412	5. Di	85-1	Articulatio radiocarpea MP 1
413	4a Di *D*	12-8	Appendix + Nodi lymphatici ileo-caecales
413	4a Di *S*	22-8	Nodi lymphatici mesenterici
414	4. Di *D*	12-6	Coecum
414	4. Di *S*	22-6	Colon transversum pars sinistra
415	3. Al	15-5	Allergia MP 3 (Caput, Facies)
416	3. Di *D*	12-5	Colon ascendens
416	3. Di *S*	22-5	Colon Flexura coli sinistra
417	2. Al	15-4	Allergla MP 2 (Extremitatis superior, Thorax)
418	2. Di *D*	12-4	Colon Flexura coli dextra
418	2. Di *S*	22-4	Colon descendens
419 +611	11. Lu	11-0	Pulmo Parenchyma et Alveoli
420	1a Di	12-3	Colon Peritoneum
421	1. Al	15-0	Allergia MP 1 (Abdomen. Extrem. infer.)
422	1. Di *D*	12-0	Colon transversum pars dextra
422	1. Di *S*	22-0	Colon sigmoideum
423 +612	9. Kr	14-0	Vasa Arteriae

MANUS DEXTRA EXTERNA

I	II	III
401	85-3	5. Dü
402	85-5	4. End (3. E)
403	17-6	3. End (3. E)
404	19-6	4. Dü
405	17-5	2. End (3. E)
406	19-5	3. Dü
407	19-4	2. Dü
408	19-3	1a Dü
409	19-0	1. Dü
410	18-0	9. He
411	17-0	1. End (3. E)

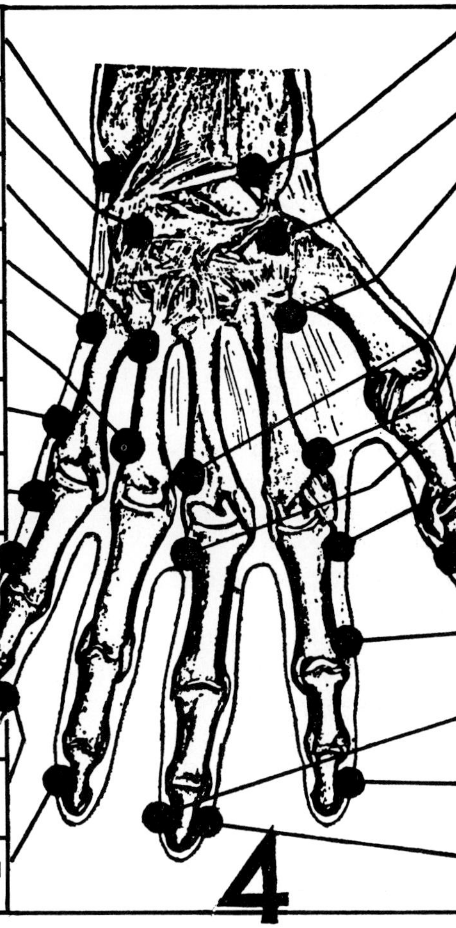

I	II	III
412	85-1	5. Di
413	12-8	4a Di
414	12-6	4. Di
415	15-5	3. Al
416	12-5	3. Di
417	15-4	2. Al
418	12-4	2. Di
419	11-0	11. Lu
420	12-3	1a. Di
421	15-0	1. Al
422	12-0	1. Di
423	14-0	9. Kr

Taf. 5	A. P.	Comp.	
501	39a Gbl	88-5	Articulatio talocruralis MP 3
502	64. Bl	39-4	Ductus deferens, Epididymis, Tuba uterina
503	41. Gbl *D*	37-6	Ductuli biliferi dextri, Duct. hepatic. dextra
503	41. Gbl *S*	47-6	Ductuli biliferi sinistri
504	3. Haut	35-6	Cutis (Facies, Caput)
505	65. Bl	39-3	Vesica urinaria Urethra anter. et poster, Vesicula et Colliculus seminalis, Prostata, Parametrium, Uterus, Pars interstitialis tubae uterinae, Penis, Vagina
506	42. Gbl *D*	37-5	Vesica fellae Corpus
506	42. Gbl *S*	47-5	Ductus hepaticus sinistra
507	1a Ni	38-2	Ren Ureter pars abdominalis
508	66. Bl	39-2	Trigonum vesicae
509	43. Gbl	37-4	Ductus cysticus
510	2. Haut	35-5	Cutis MP 2 (Thorax, Collum, Regio cervicodorsalis, Extremit. sup.)
511	67. Bl	39-0	Vesica urinaria Corpus
512	1. Ni	38-0	Pelvis renalis
513	44. Gbl	37-0	Ductus choledochus
513	44. Gbl	47-0	Ductus hepaticus communis
514	1. Haut	35-0	Cutis MP 1 (Abdomen. Dorsum. Regio lumbosacralis, Extr. inf.)
515	45. Ma *D*	33-0	Ventriculus Pylorus
515	45. Ma *S*	43-0	Ventriculus Corpus pars sinistra
516 +130	3. Ni	38-9	Ren Regio pyelorenalis
517 +131	6. Ni	97-1	Rectum
518	4. Le	89-3	Articulatio talocalcaneonavicularis
519 +132	2. Ni	38-7	Ren Regio pyelo-renalis
520	42. Ma	33-8	Oesophagus pars superior
521	3. Le	31-4	Hepar Regio periportalis
522	4. Pa *D*	30-4	Pancreas Formalio ferm. Lipases
522	4. Mi *S*	40-4	Lien Reticulum (RES)
523	43. Ma *D*	33-6	Ventriculus Corpus ventric. p. dext. pars ascend.
523	43. Ma *S*	43-6	Ventriculus Cardia
524	3. Pa *D*	30-3	Pancreas Formatio ferm. Amylases et Insulinum
524	3. Mi *S*	40-3	Lien Pulpa rubra
525	44. Ma *D*	33-4	Ventriculus Antrum pyloricum
525	44. Ma *S*	43-4	Ventriculus Fundus ventriculi
526	2. Le	31-2	Hepar Lobuli hepatici
527	2. Pa *D*	30-2	Pancreas Formatio ferm. Nucleases
527	2. Mi *S*	40-2	Lien Pulpa alba
528	44a Ma *S*	33-3	Ventriculus Peritoneum ventr. linker Anteil
529	1. Le	31-0	Hepar Venae centrales
530	1. Pa *D*	30-0	Pankreas Formatio ferm. Proteases
530	1. Mi *S*	40-0	Lien Pulpa alba

PES DEXTER

I	II	III	I	II	III
501	88-5	39a Gbl	516	38-9	3. Ni
502	39-4	64. Bl	517	97-1	6. Ni
503	37-6	41. Gbl	518	89-3	4. Le
504	35-6	3. Haut	519	38-7	2. Ni
505	39-3	65. Gbl	520	33-8	42. Ma
506	37-5	42. Gbl	521	31-4	3. Le
507	38-2	1a Ni	522	30-4	4. Mi/ Pa
508	39-2	66. Bl	523	33-6	43. Ma
509	37-4	43. Gbl	524	30-3	3. Mi/ Pa
510	35-5	2. Haut	525	33-4	44. Ma
511	39-0	67. Bl	526	31-2	2. Le
512	38-0	1. Ni	527	30-2	2. Mi/ Pa
513	37-0	44. Gbl	528	33-3	44a Ma
514	35-0	1. Haut	529	31-0	1. Le
515	33-0	45. Ma	530	30-0	1. Mi/ Pa

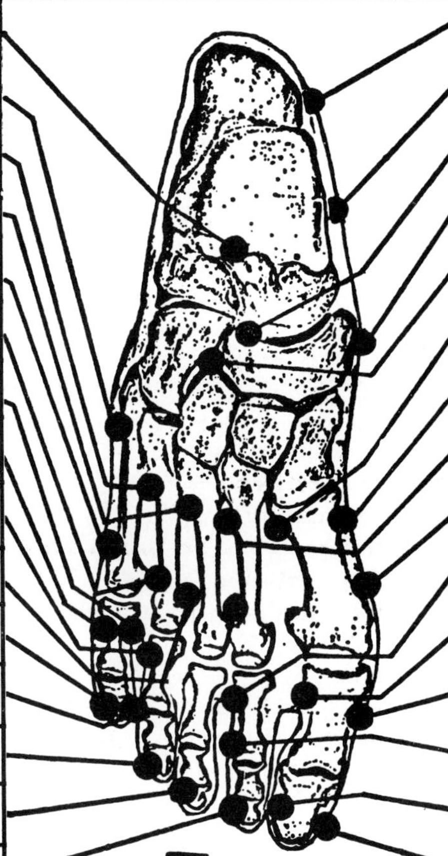

5

Taf. 6	A. P.	Comp.	
601	6. Ly	10-9	Vasa lymphat. extr. superioris
602	5. Ly	10-8	Vasa lymphatica cordis et pericardii
603	8b Lu	11-8	Larynx
604	4. Ly	10-7	Vasa lymphat. Nodi lymphat. pulmonales et pleurae + Nodi lymphatici tracheobronchopulmonales et mediastinales
605	3. Ly	10-4	Vasa lymphat. Sinus frontalis, Sinus maxillaris, Sinus sphenoidalis, Cellulae ethmoidales
606	10. Lu	11-4	Pulmo Bronchi
607	2. Ly	10-3	Vasa lymphat. Nodi lymphat. dentium, mandibulae + maxillae.
608 +220	1a Ly	10-2	Vasa lymphat. Tonsilla tubaria
609	10a Lu	11-3	Pulmo Pleura
610	1. Ly	53-1	Vasa lymphat. Tonsilla palatina
611 +419	11. Lu	11-6	Pulmo Parenchyma et Alveoli.
612 +423	9. Kr	14-0	Arteriae
613 +109	8. Lu	73-1	Venae extr. superioris
614	8a Lu	11-9	Hypopharynx
615	6. He *D*	18-9	Cor Myocardium dextrum
615	6. He *S*	28-9	Cor Myocardium sinistrum
616	7. Kr	14-9	Vasa Arteria coronaria
617	9. Lu	11-7	Pulmo Trachea
618	7. He	18-8	Cor Fasciculus atrioventricularis
619	8. He *D*	18-6	Cor Endocardium atrii dextri Valva tricuspidalis
619	8. He *S*	28-6	Cor Endocardium atrii sinistri Valva mitralis
620	8. Kr	14-6	Vasa Venae
612	8a He *D*	18-5	Cor Pericardium dextrum
621	8a He *S*	28-5	Cor Pericardium sinistrum
622 +410	9. He *D*	18-0	Cor Endocardium ventriculi dextri Valva trunci pulmonalis
622 +410	9. He *S*	28-0	Cor Endocardium ventriculi sinistri Valva aortae

I	II	III
601	10-9	6. Ly
602	10-8	5. Ly
603	11-8	8b Lu
604	10-7	4. Ly
605	10-4	3. Ly
606	11-4	10. Lu
607	10-3	2. Ly
608	10-2	1a Ly
609	11-3	10a Lu
610	53-1 10-0	1. Ly
611	11-0	11. Lu
612	14-0	9. Kr

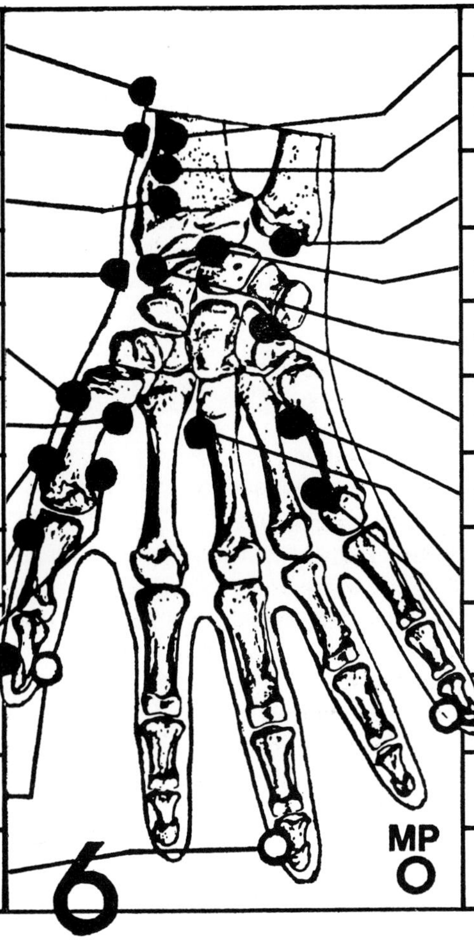

I	II	III
613	73-1	8. Lu
614	11-9	8a Lu
615	18-9	6. He
616	14-9	7. Kr
617	11-7	9. Lu
618	18-8	7. He
619	18-6	8. He
620	14-6	8. Kr
621	18-5	8a He
622	18-0	9. He

Dorsal-seitig gelegen

Anhang

Die im Nachlaß von Herrn Dr. Leonhardt gefundenen 20 fertigen Kapitel für den 2. Band seines Werkes sind im Anhang veröffentlicht.
Die Kapitel behandeln folgende Themen:

1. Diagnose und Therapie – Gesundheit und Krankheit
2. Allopathie – Homöopathie
3. Apparate zur Durchführung der Elektroakupunktur nach *Voll* und ihre Bedienung
   a) Diatherapuncteur der Firma Kraiss und Friz, Stuttgart
   b) Dermatron-Gerät der Firma Pitterling Electronic, München
4. Physikalische Grundlagen der Elektroakupunktur-Therapie
5. Funktionsdiagnostik und Funktionstherapie
6. Organuhr
7. Maximalzeiten und Organuhr
8. Nutzanwendung der Maximalzeiten
9. Maximalzeiten und Erkrankung
10. Ulcus ventriculi oder Ulcus duodeni
11. Gezielte Medikamentengabe
12. Organpaare der Maximal- und Minimalzeit
13. Mutter-Sohn-Regel
14. Ehemann-Ehefrau-Regel
15. Regel der gekoppelten Organe
16. Antagonisten – Mitternacht-Mittag-Regel
17. Auswertung der Regeln der Akupunktur
18. Die bei Erkrankung mit zu behandelnden Organe
19. Energetische Beziehungen von Organen zu Nasennebenhöhlen und Ohr, Tonsillen und Kieferabschnitten
20. Maximalzeiten im Jahresrhythmus und monatliche Maximalzeiten

Diagnose und Therapie – Gesundheit und Krankheit

Jede gezielte und damit erfolgversprechende Therapie setzt eine möglichst genaue und eindeutige Diagnose voraus. Ohne diese bleibt Erfolg oder Mißerfolg einer jeden Behandlung dem reinen Zufall oder der oft staunenswerten Elastizität und Reaktionsbreite der Natur überlassen. In vielen Fällen genügt es, durch nicht weiter belastende Maßnahmen Zeit zu gewinnen, um natürlichen Vorgängen die Möglichkeit einer entsprechenden Reaktion zu geben. Mit dem Schwinden der Krankheitssymptome scheint dieses Ziel auch erreicht zu sein.

Damit ergibt sich aber zugleich als zweite Voraussetzung einer erfolgreichen Therapie die Frage nach ihrem Ziel. Genügt es, die Erscheinungen oder Symptome einer Erkrankung zu beseitigen, oder sollte vielmehr das weiter gesteckte Ziel der Wiederherstellung und Festigung der Gesundheit angestrebt werden?

Die erstaunlichen und durch das Schwinden von Symptomen in ihrem Erfolg immer wieder so deutlich beweisbaren Erfolge der klinischen Medizin haben diese in einen wahren euphorischen Rausch versetzt, der ihr kaum noch eine Möglichkeit gibt, aus der eingefahrenen Einbahn auszubrechen. Das verzweigte und verzwickte, immer komplizierter werdende Rankenwerk der medizinisch-chemischen Symptomatik verdunkelt und versteckt den Blick auf das wesentliche Ziel unseres ärztlichen Handelns weitgehend.

Uns Schulmedizinern ist der Sinn für natürliche Vorgänge und Zusammenhänge weitgehend verlorengegangen, und was nicht in unser Schema à la „08/15" hineinpaßt oder sich hineinzwängen läßt, ist unserer Ablehnung gewiß. Aus didaktischen Gründen etwa erweist es sich nützlich und notwendig, die Beschaffenheit und Entgleisungsmöglichkeiten jedes einzelnen Organes für sich alleine zu betrachten und u. a. auch aus Zeitmangel wird dem Zusammenhang und Zusammenwirken aller Organe in der Gesamtheit und Einheit des Organismus und seiner Umgebung kaum noch Beachtung geschenkt. Wir stellen fest, der Zustand eines Organes, des Herzens, der Lunge, der Leber, des Darmes etc. entspricht nicht der Norm und behandeln dieses Organ nach dem Kochbuch – ohne danach zu fragen oder uns auch nur Zeit dafür zu nehmen, nach den oft fernab vom irritierten Organ gelegenen Ursachen oder auch der weiteren Auswirkung zu forschen. Zu sehr sind wir von der lokalen Symptomatik befangen, zu sehr aber auch durch die immer größer werdende Anzahl der sich krank fühlenden Menschen, die unseren Rat suchen, zeitlich in die Enge gedrängt, als daß wir noch die Möglichkeit hätten, eine Art Krankheitsstraße bis zu den Quellen ihres Ausganges zu verfolgen und das Übel bei der Wurzel zu packen.

So begnügen wir uns, „Symptomatik" zu betreiben und sind zufrieden mit dem Erfolg, das eine oder andere Symptom zum Schwinden gebracht zu haben. Wie auf einem Rangierbahnhof verschieben wir die einzelnen belastenden Wagen von einem Geleise auf das andere, bis alle besetzt sind und der Bahnhof aus den Nähten platzt und keine zusätzliche Belastung mehr verträgt.

Refraktäre Symptome, Krankheiten, die nicht mehr in den Griff zu bekommen sind, Degenerationserscheinungen und maligne Entgleisungen sind dann der

Ausdruck dieser „Überfüllung“, bis die Natur sich selber hilft und den „Bahnhof“ auflöst.
In diesen letzten Phasen suchen wir dann schließlich Zuflucht zu den schwersten Mitteln und breiten die Nebelschwaden der mehr oder weniger dauerhaften Betäubung bis zum Nirvana des Morphiums über das Geschehen. Die Symptome scheinen zu schwinden, das Krankheitsgeschehen aber geht weiter. In dieser Phase allerdings ist dieses die letzte und einzige Möglichkeit ärztlicher Hilfe.
Nun könnte man dazu sagen: „Der Tod ist einem jeden von uns bestimmt und wir können ihn nicht verhindern, weder mit unserem schulmedizinischen Können noch mit einem anderen, zauberhaften Verfahren.“
Dieses ist nicht abzustreiten und unsere ärztliche Aufgabe liegt auch nicht darin, den Tod zu verhindern – das wäre gegen die Natur –, sie liegt vielmehr darin, das Leben durch Erhaltung der Gesundheit lebenswert und den Tod als natürlichen Vorgang erträglich zu machen.
Hier aber stoßen wir wieder auf das Grundprinzip und Endziel unseres ärztlichen Handelns. Sollen wir uns mit der Behandlung der Symptomatik begnügen – modern ausgedrückt mit der kurativen Medizin – oder sollten wir diese lieber mit dem Streben nach Erhaltung und Pflege der „Gesundheit“ ergänzen? Sicherlich zwei Riesengebiete, die Arzt und Patienten nach dem jetzigen System und der festgefahrenen Denkungsweise schon rein zeitlich gesehen überfordern. Dies beweisen schon die unbefriedigenden und im Grunde genommen nichtssagenden Definitionen der „Gesundheit“: Gesundheit ist nicht krank sein. *Dietrich* versucht in seinem Lehrbuch „Allgemeine Pathologie“ zu definieren: „Der Idealbegriff der Gesundheit besteht darin, daß alle Teile des Körpers wohlgebildet sind und in harmonischer Vollkommenheit untereinander und in den Beziehungen zur Umwelt arbeiten, so daß die Erhaltung des Gesamtkörpers gesichert ist“, räumt allerdings schon im nächsten Abschnitt ein: „Störungen dieser Harmonie sind aber noch nicht ohne weiteres als Krankheit zu bezeichnen.“
Nach der Definition der Weltgesundheitsorganisation „Gesundheit ist ein völliges seelisch-geistiges, körperliches und soziales Wohlbefinden“, wobei die Definition der einzelnen Komponenten offenbleibt, kommen wir ebenfalls nicht zu einem gültigen und befriedigenden Schluß.
Damit wird auf ein breites „Niemandsfeld“ hingedeutet, um das sich die geübte Schulmedizin kaum kümmert, in dem aber meist die Anfänge und Ausgangspunkte späterer „Vollkrankheiten“ liegen. Um diese Anfänge aber kümmert sich vornehmlich die Elektroakupunktur nach *Voll* (EAV).
Und hier liegt u. a. mit der entscheidende Unterschied der Gesundheitsauffassung zwischen der Schulmedizin und der EAV begründet, aber auch die ausgedehnte Nahtstelle, an der sich die EAV und die klassische Schulmedizin nachweislich ergänzen. Wie bei einer guten Ehe, in der zwei grundverschiedene Partner sich wohl in ihrer Grundkonzeption gegenüberstehen, sich aber weitgehend ergänzen, so sind die Schulmedizin und die EAV für eine solche gegenseitige Ergänzung geradezu prädestiniert.
Während die klinische Medizin Krankheiten zum Schwinden bringen will, sucht die Methode der chinesischen Akupunktur, auf der die EAV basiert, diese gar

nicht entstehen zu lassen und die Gesundheit zu erhalten. Als Folge davon kennt zur Zeit die Schulmedizin über 3000 wohl definierte Krankheiten – und diese Zahl wächst von Jahr zu Jahr immer weiter an –, für Gesundheit aber gibt es bis heute – wie schon erwähnt – noch keine allgemein gültige und befriedigende Aussage.
Dies ist auch nicht mit chemischen Denkformen, die heute unsere Medizin weitgehend beherrschen, möglich, wenn man bedenkt, daß in den rund 3 Billiarden Zellen eines menschlichen Körpers in jeder Zelle bis zu 30 000 chemische Reaktionen in der Sekunde ablaufen. Diese Vielzahl von Umsetzungen übersteigt menschliches Erfassungsvermögen bei weitem und gibt uns auch kaum eine Chance einer gezielten Reaktion. Erst wenn dieser Mechanismus – aus welchem Grund auch immer – zusammenbricht und einer Katastrophe mit Zelluntergang gleich sich als „Krankheit" auswirkt, ist für uns die Tendenz der Vorgänge sichtbar und wir können mit dem schweren Geschütz unserer allopathischen Therapie auffahren. Dabei wird – wie beim Löschen eines Brandes – stets auch noch ein zusätzlicher „Wasserschaden" notgedrungen mit in Kauf genommen.
Die Akupunktur – und damit auch die EAV – hat nur wenige Definitionen für „Erkrankungen", dafür aber eine gültige für Gesundheit. Sie geht von der Überlegung aus, daß jeder chemische Prozeß und jeder Lebensvorgang Energie erzeugt oder verbraucht, und daß bei normaler Funktion der Organe eines Organismus, Energieerzeugung und Energieverbrauch sich die Waage halten. Für die Akupunktur ist daher *Gesundheit ein energetisches Gleichgewicht.* Jede Störung dieses energetischen Gleichgewichtes kann, wenn sie länger anhält und ein bestimmtes Ausmaß überschreitet, zu einer Krankheit führen.
Da ein energetisches Gleichgewicht aber nur in zwei Richtungen gestört werden kann, nämlich durch Energieüberschuß oder durch Energiemangel, kennt die EAV, mit der man das energetische Gleichgewicht in seiner Funktion feststellen kann und auch schon sehr feine Schwankungen desselben erfaßt, praktisch nur die Diagnosemöglichkeit eines Energieüberschusses, einer Entzündung oder „-itis" und des Energiemangels, einer Degeneration oder „-ose". Das Ausmaß dieser Abweichung vom energetischen Gleichgewicht und die davon betroffenen Organe läßt für den erfahrenen Praktiker auch einen Großteil der Definition einer klinischen Diagnose zu.
Zu diesen zwei Grundelementen des Zeigerhochstandes und des Zurückbleibens desselben unter der Norm am Meßgerät kommt als dritte Möglichkeit der Feststellung einer Dysfunktion der Zeigerabfall hinzu.
Dieses Phänomen zeigt eine „Belastung" des betreffenden Organes an und damit auch die Möglichkeit einer „Fernwirkung" des sog. Herdgeschehens, was mit den üblichen Methoden der Schulmedizin und der Labormöglichkeiten in vivo nicht mit der Sicherheit und Eindeutigkeit der EAV festgestellt werden kann.
Mit diesen drei Grundelementen der Funktionsdiagnostik der EAV wird nicht nur diese, sondern auch die medizinische Therapie letztlich auf ihr Grundgerüst zurückgeführt. Die für den Erfolg ausschlaggebende Grundkonzeption jeder Therapie wird damit klar und eindeutig festgelegt.
Aufgabe des Arztes ist die Wiederherstellung des energetischen Gleichgewich-

tes, und da dieses nur in 3 Richtungen – aus welchen Ursachen immer – Energieüberschuß, Energiemangel oder herdbedingte Belastung – erfolgen kann, ist auch eine erfolgreiche Therapie – mit welchen Mitteln immer – nur aus den entsprechend entgegengesetzten Richtungen denkbar. Im einzelnen bedeutet das: Bei Energieüberschuß, einer „-itis" ist nur ein Energieabbau, eine Beruhigung oder Dämpfung bis zum energetischen Gleichgewicht erfolgversprechend. Bei Energiemangel muß dementsprechend Energie zugeführt bzw. das energetische Potential des oder der betreffenden Organe wieder aufgebaut und bei einer sogenannten Belastung, einem „Herdgeschehen" muß dieses eliminiert oder zumindest neutralisiert werden.
Ob dieser „Ausgleich" nun mit chemischen, allopathischen Mitteln, mit nach einem entgegengesetzten Prinzip arbeitenden homöopathischen Mitteln, ob mit naturgegebenen Möglichkeiten (Balneotherapie, Bewegungstherapie usw.) oder mit Hilfe der EAV erstrebt und erreicht wird oder eine Kombination aller Möglichkeiten, bleibt der Überlegung, der Kunst und dem Können des Behandlers überlassen.

Allopathie und Homöopathie

Bevor auf die Therapiemöglichkeiten der EAV im Speziellen eingegangen wird, noch kurz ein Wort über das Grundsätzliche der Allopathie und der Homöopathie.
Beide Auffassungen haben ihre Berechtigung und sollten zum Wohle der hilfesuchenden Patienten nicht als Konkurrenz, sondern als sich segensreich ergänzendes Verfahren angesehen und zur rechten Zeit eingesetzt werden. Um Unterschied und Gemeinsamkeit beider Methoden klarer herauszustellen, sei es hier gestattet, die Dinge in vereinfachter Form, sozusagen in Schwarz-Weiß-Malerei darzustellen.
In der Allopathie wird von dem Grundgedanken ausgegangen, daß jeder Lebensvorgang – auch im Organismus – eine oder mehrere chemische Reaktionen voraussetzt. Diese chemische Reaktion kann dann theoretisch und im Labor auch praktisch durch eine bestimmte, gezielte und gelenkte Reaktion unterstützt, gelenkt oder auch rückgängig gemacht bzw. neutralisiert werden.
So klar und einleuchtend diese Überlegung in der Theorie auch ist, so stößt sie doch in der Praxis selbst von Anbeginn an auf Schwierigkeiten, die schon hier den Unterschied der Grundkonzeptionen „Allopathie – Homöopathie" offenbaren. Bedenkt man, daß in jeder der rund 3 Billiarden Zellen des menschlichen Organismus in jeder Sekunde an die 30 000 chemische Reaktionen ablaufen, so erscheint es zumindest zweifelhaft, die entscheidende, in der Folge dann zu einer Fehlleistung führende Reaktion rechtzeitig zu erkennen und zu erfassen und noch mehr muß bezweifelt werden, daß die entsprechende Gegenreaktion rechtzeitig und zeitgerecht in Gang gesetzt und eingesetzt werden kann.
Die Allopathie muß die Entwicklung einer Fehlleistung abwarten, bis sie ein bestimmtes, schon weit fortgeschrittenes und auch klinisch manifestes Stadium

erreicht hat, um dann mit einer massiven, dem fortgeschrittenen Ausmaß der Dysregulation möglichst entsprechenden Gegenreaktion mit chemischen Mitteln entgegentreten zu können. Dementsprechend bildet sie auch die Grundlage der kurativen Therapie, d. h. der Therapie, die erst dann einsetzt, wenn schon ein größerer Schaden, eine klinisch faßbare Dysregulation eingetreten ist.
Im Gegensatz dazu geht die chinesische Akupunktur – und mit ihr auch die EAV – von dem Grundgedanken aus, möglichst die Gesundheit, das „Energetische Gleichgewicht" zu erhalten. Gelingt es, jede Schwankung dieses Gleichgewichtes rechtzeitig zu erfassen und wieder ins Lot zu bringen, dann wird die Gesundheit erhalten und das Entstehen einer Krankheit von vorneherein ausgeschlossen und damit auch eine „Heilung von einem eingetretenen Schaden" überflüssig.
Die Erhaltung und Einregulierung des energetischen Gleichgewichtes bedarf – da dieses nur in 3 Richtungen erfolgen kann – im Sinne einer „-itis", einer „-ose" oder einer „Belastung" auch nur der grundsätzlichen 3 Gegenmaßnahmen:

1. des Energieabbaues bei Entzündung
2. der Energiezufuhr bei Degeneration und
3. der Entfernung der belastenden Noxen.

Mit welchen Mitteln nun dieses Ziel erreicht wird, ob mit Hilfe energetischer Maßnahmen, mit Hilfe von physikalischen oder chemischen Möglichkeiten usw. bleibt der Überlegung und Entscheidung des behandelnden Arztes überlassen. Logischerweise wird man im Einzelfall jene Mittel wählen, mit denen man bei geringster Belastung des Patienten den größtmöglichen Effekt erzielt.
Die EAV bietet dabei die Möglichkeit der jederzeitigen genauen und schmerzlosen Kontrolle, was bei der Allopathie und den Labormethoden nur sehr bedingt und in groben Zügen der Fall ist.
So sehr auch die Grundauffassungen der Schulmedizin und der Elektroakupunktur auf den ersten Blick entgegengesetzt erscheinen, so sehr ergänzen sie sich doch gegenseitig: Während die Domäne der Schulmedizin – wie schon erwähnt – die kurative Medizin ist, steht bei der EAV die Prophylaxe im Vordergrund. Vorbeugen und Heilen aber, Prophylaxe und kurative Tätigkeit dienen beide dem Wohle des Patienten und dies um so mehr, je mehr beide einträchtig Hand in Hand gehen und sich nahtlos ergänzen.
Die Beschreibung der weiteren unschätzbaren Möglichkeiten der EAV der Austestung von Nosoden und Medikamenten, jeder richtigen Dosierung usw. bleibt dem III. Band dieser Grundlagen der EAV vorbehalten. Hier soll lediglich die reine EAV-Therapie der Energiezufuhr und Ableitung behandelt werden und vielleicht anhand einiger Beispiele und Fallberichte unter Beweis gestellt werden.

Apparate zur Durchführung der EAV und ihre Bedienung

Wurde im ersten Band hauptsächlich der Diagnoseteil der Elektroakupunktur-Apparate „Diatherapuncteur von *Kraiss und Friz*“ und „Dermatron“ von *Pitterling* für die EAV beschrieben, so soll hier zunächst nur kurz noch auf den Therapieteil dieser Geräte hingewiesen werden.
Bei den älteren Geräten, dem „Diatherapuncteur“ der Firma *Kraiss und Friz* finden sich rechts von dem unverwechselbaren Stecker zum Anschluß für die Elektroden und die dazugehörigen Kabel die Instrumente und Hebel des Therapieteiles des Gerätes. Siehe Abb. 2 auf Seite 30. Es sind dieses:

1. Der Umschalter von „Hand“ auf „Motor“. Mit der Einstellung auf „Hand“ wird die Frequenz der gesendeten „Stromimpulse“ fixiert, d. h. die Folge der Stromstöße bleibt gleich und ändert sich auch dann nicht, wenn die Funktion des Gerätes durch Ein- oder Ausschalten des Hauptschalters unterbrochen oder wieder in Gang gesetzt wird.
Zum Unterschied dazu wird bei der Schalterstellung „Motor“ ein „Frequenzmotor“ eingeschaltet, der automatisch die Anzahl der Energiestöße langsam auf- und abschwellen läßt. Diese Impulse steigern sich von 0,5 bis 10 Hertz und schwellen wieder bis 0,5 Hertz ab, wobei es jeweils bei der Frequenzumkehr immer wieder automatisch auch zur Richtungsänderung des abgegebenen Stromes kommt.
Die Motoreinstellung schaltet dabei automatisch die von Hand regulierbare und fixierbare Hertzfrequenzeinstellung über (2) aus. Im Laufe einer Minute wird dabei die Frequenz von 0,5 auf 10 Hertz kontinuierlich gesteigert, wobei eines der beiden Kontroll-Lämpchen (15 und 16) aufleuchtet. Bei Erreichung eines der beiden Endpunkte (0,5 oder 10 Hertz) schaltet der Motor automatisch mit einem hörbaren Knacks in die Gegenrichtung um und das entsprechende Kontroll-Lämpchen (15 oder 16) flammt auf, während das entgegengesetzte verlöscht.
Diese Einschaltung auf „Motor“ hat den Vorteil, daß im Verlaufe einer Minute dem Körper des Patienten die ganze Skala der Frequenzmöglichkeit des Apparates angeboten wird und jedes Organ die ihm und seinem Zustand eigene Hertzfrequenz in Anspruch nehmen kann.
Bei der Handeinschaltung wird die Frequenz des Stromes fixiert und muß von Fall zu Fall immer wieder neu eingestellt werden. Das behandelte Organ wird dann – wenn seine entsprechende Frequenz nicht getroffen wird – sich erst auf die angebotene, fixierte Hertzschwingung einstellen müssen. Dieses aber kostet wiederum Zeit, so daß der Erfolg der Therapie damit verzögert werden kann.

Therapie mit niederfrequenten Stromimpulsen

Der gesamte Vorgang der Umstellung des Gerätes vom Diagnose- auf den Therapieteil erfolgt durch das Umlegen des Hebels 1. Bei Einschaltung des Gerätes auf „Therapie“ leuchtet ein grünes Kontroll-Lämpchen (2) auf.
Mit dem Umlegen dieses Hebels (1) ist das Gerät dauernd auf Therapie bzw. Diagnose gestellt.

Die EAV besitzt aber – zum Unterschied der klinischen Medizin – auch bei der Therapie mit niederfrequenten Stromimpulsen mittels inaktiver Elektroden, wie schon erwähnt, die Möglichkeit der ständigen Kontrolle. Es ist jederzeit möglich, durch Umschalten des Gerätes von Therapie auf Diagnose festzustellen, wie weit diese Dauertherapie von Erfolg gekrönt ist, ob wir uns auf dem richtigen Weg befinden und wann unsere Therapie sich erschöpft hat und unter- oder abgebrochen werden muß. Damit wird sowohl ein Zuwenig als auch ein Zuviel ausgeschlossen und es gibt keine „Therapieschäden" oder Überbeanspruchung des Patienten.

Für die Verabreichung der Stromimpulse mit der Punktelektrode auf dem Akupunkturpunkt ist an dem Griffel der aktiven Elektrode, die sich in der Hand des Behandlers befindet und von diesem gehandhabt wird, ein kleiner Auslöseknopf angebracht. Der Griffel der positiven, aktiven Elektrode wird gleich einem Schreibstift in der Hand gehalten, so daß der erwähnte Auslöseknopf leicht je nach Wunsch mit dem Zeigefinger der den Griffel führenden Hand betätigt werden kann.

Beim Hineindrücken des Knopfes wird durch einen Kontakt, der sich im Griffel befindet, der Diagnoseteil aus- und der Therapieteil eingeschaltet. Das grüne Kontroll-Licht leuchtet auf und die Therapie (Zu- oder Ableitung von Energie) wird in Gang gesetzt.

Durch Auslassen des Griffelstiftes wird dann wiederum der Therapieteil aus- und der Diagnoseteil des Gerätes eingeschaltet. Das grüne Kontroll-Lämpchen verlöscht und der Zeiger des Ohmmeters setzt sich in Bewegung und gibt uns den neuen Wert des behandelten Organes.

Auf diese Weise kann die aktive Elektrode auf dem organentsprechenden Akupunkturpunkt verbleiben, der je nach Wunsch als Diagnose- oder als Therapiepunkt verwendet werden kann.

Als weiteres Glied in der Kette der Therapieeinrichtungen ist die Möglichkeit der Regulierung der Stromintensität zu nennen. Mit Hilfe des Drehknopfes (8) kann die Intensität des zugeführten oder abgeleiteten Stromes eingeschaltet und seine Spannung von 0 bis 200 Millivolt reguliert werden.

Bei Einschalten der Intensität leuchtet ein rotes Licht (2) auf, das gleichzeitig im Rhythmus der eingestellten bzw. durch den Motor variierenden Hertzfrequenz flackert.

Die eingeschaltete Intensität ist an einer Rundskala bei der Energiezufuhr bzw. beim Aufladen, die den Schaltknopf umgibt, ablesbar und soll in der Regel nur soweit verstärkt werden, bis der Patient ein deutliches Kribbeln verspürt.

Da diese Sensation von einer Reihe von Faktoren abhängt (Empfindlichkeit des Patienten, Dicke und Alter der Haut, Zustand des zu behandelnden Organes, Feuchtigkeit der Haut usw.), muß die Stromintensität jedes Mal von Fall zu Fall neu eingestellt werden. Als letzte Einrichtung des Therapieteiles des Diatherapuncteurgerätes ist schließlich noch der Hebel für „Auf- und Abbau" zu nennen.

Entsprechend der Grundkonzeption, daß Gesundheit ein energetisches Gleichgewicht bedeutet, kann dieses ernstlich nur durch ein „Zuviel" oder ein „Zu-

wenig" an Energie gestört werden. Als Gegenmaßnahmen bzw. Bemühen der Wiederherstellung eines gestörten Gleichgewichtes kann daher nur die Zufuhr oder die Ableitung von Energie in Frage kommen.
Bei einer Ermüdung eines Organes, einer Degeneration oder „-ose" wird uns der Ohmmeter ein Defizit von Energie anzeigen. In diesem Falle muß also Energie zugeführt werden, der betreffende Hebel muß also auf „Aufbau", d. h. Zufuhr, eingestellt werden.
Durch Einstellung der Intensität und der Hertzfrequenz sowie Einschalten des Therapieteiles führen wir dann dem betreffenden Organ oder dem Organismus Energie in Form von niederfrequenten Stromimpulsen zu, der entsprechend der Hertzfrequenz stoßweise, d. h. Stromimpuls mit anschließender Pause, durch den Körper und das betreffende Organ des Patienten fließt.
Umgekehrt werden wir bei Energieüberschuß, einer Entzündung oder „-itis" – wenn wir den Prozeß nicht beschleunigen wollen oder dürfen – die Situation dadurch beruhigen, daß wir Energie ableiten. Der Schalter (10) wird dementsprechend auf Abbau umgelegt, die Intensität aber so niedrig wie möglich gestellt, daß über den entsprechenden Akupunkturpunkten vom energetisch überladenen Organ zum Apparat und Netz ein Stromgefälle entsteht, über das überschüssige Energie abgeleitet werden und abfließen kann.
Die Unterbrechung der Therapie in kurzen Abständen durch Umschalten auf den Diagnoseteil und Ablesen des Zeigerstandes des Ohmmeters läßt eine ständige genaue Kontrolle der Wirksamkeit des Fortschrittes unserer Therapie zu.
Das Frappierende an der Methode der EAV ist, daß sie trotz ihrer umfassenden Möglichkeit mit den zahlenmäßig geringsten Mitteln nicht nur in der Indikation, sondern auch in der Durchführung der Therapie so exakt, überschaubar und kontrollierbar zum Erfolg geführt werden kann.

Dermatron von Pitterling

Die durch verschiedene Schalthebel und Kontroll-Lämpchen belastete Einsetzmöglichkeit der Elektroakupunktur beim Diatherapuncteurgerät der Firma *Kraiss und Friz* ist durch Zusammenlegung verschiedener Funktionskreise bei der neuen Generation der Dermatrongeräte von *Pitterling* noch vereinfacht worden. In diesem Sinne stellt das EAV-Dermatrongerät eine technische Neuentwicklung der Elektroakupunkturgeräte dar, trotzdem an der ursprünglichen Konzeption der EAV-Geräte nichts geändert wurde. Der Aufbau des Dermatrongerätes garantiert eine Exaktheit und Reproduzierbarkeit der einzelnen Elektroakupunktur-Werte, wie sie bisher nur in der Elektro-Meßtechnik bekannt waren.
Das Gerät wird – auch bei Netzanschluß – batteriebetrieben, so daß durch dieses moderne Stromversorgungsprinzip alle Störeinflüsse und Störmöglichkeiten, wie sie etwa durch die Stromschwankungen im öffentlichen Stromnetz eintreten können, ausgeschlossen werden.
Während das Diatherapuncteurgerät auf den beiden Teilen „Diagnose – Therapie" aufgebaut ist, die durch Umschalten über verschiedene Hebel miteinander kombiniert werden können, enthält das EAV-Dermatrongerät drei voneinander

unabhängige, vollkommen abgeschlossene und doch vollständige Funktionsteile. Der Behandler ist also nicht mehr auf die Kombination von zwei verschiedenen Funktionsmöglichkeiten angewiesen.
Die drei autonomen Teile des EAV-Dermatrons sind:

1. AP-Lokalisierungseinheit (Punktsucheinheit)
2. Diagnostikeinheit und
3. Therapieeinheit.

1. AP (Akupunkturpunkt-Lokalisationseinheit)

Das große Manko der klassischen, chinesischen Akupunktur, keine Möglichkeit der sicheren Punktfindung zu besitzen, es sei denn durch die Anleihe bei der Elektroakupunktur in Form eines Punktsuchgerätes, und auch die Unsicherheit bei den alten EAV-Geräten, die in dem Andruck lag, der zur Kontaktfindung mit einem AP notwendig und bei verschiedener Hautbeschaffenheit verschieden war, wird hier durch den AP-Lokalisierungs-Funktionsteil ausgeschlossen und überbrückt. Durch eine Kombination von relativ hohen Spannungen im Gerät mit kleinen, biologischen Meßströmen können auch minimale Widerstandsmessungen durchgeführt werden, wie sie dem Unterschied des Widerstandes in dem AP und den übrigen Hautabschnitten entsprechen.
Es kann somit der AP auch ohne unterschiedlichen Andruck, allein durch Darüberhinwegstreichen mit dem Tastgriffel der aktiven Elektrode, genau lokalisiert werden.
Damit wird aber zugleich auch die Diagnose sowohl als auch die Therapie erleichtert und genau verifiziert.
Das Meßergebnis bzw. die genaue örtliche Lage des AP wird auf einem Drehpulsinstrument angezeigt, dessen Zeiger, ähnlich wie beim Ohmmeter, sich von 0 bis 100 bewegt und bei 100 die genaue Stelle des AP anzeigt.
Dieser kann nun am Anfang mit einem Farbstift markiert werden und ist in der Folge sowohl bei der Diagnose als auch bei der Therapie nicht mehr zu verfehlen. Der AP-Lokalisierungs-Funktionsteil wird durch den Druck auf einen Knopf am Gerät – wie es noch anschließend beschrieben wird – eingeschaltet und in Betrieb gesetzt.

2. Diagnoseteil

Die eingehende Beschreibung des Diagnoseteiles der Geräte kann hier übergangen werden, da dieses schon auf den Seiten 31–33 in diesem Buch geschehen ist.

3. Therapieteil

Die Elektroakupunkturtherapie wird mit Hilfe der sog. Kippschwingungen oder der Wellenschaukel in einem Frequenzbereich von 0,9 bis 10 Hertz durchgeführt. Sowohl die Frequenz (Anzahl der Stromstöße in der Minute) als auch die Intensität (Stromstärke 0 bis 270 Milliampere) kann von Fall zu Fall individuell eingestellt und auch während der Behandlung nachgestellt werden.

Als „Schwingung“ bezeichnet man die periodische Änderung eines elektrischen oder magnetischen Feldes. Die Schwingung selber wird in Gang gebracht oder in ihrem Ausschlag, der Amplitude, durch bestimmte elektrische Impulse erhalten. Läßt diese Impulszufuhr nach oder bleibt sie zur Gänze aus, so erlahmt auch die Schwingung selber infolge der Reibung oder des Widerstandes und erlischt schließlich. Wird jedoch bei einem bestimmten Ausmaß des Schwingungsausschlages, der Amplitude, ein entgegengesetzter Impuls gesetzt, so wird auch die Schwingung in entgegengesetzter Richtung in Gang gebracht, sie kippt um. Solche gezielt begrenzte und ausgerichtete Schwingungen werden in der Elektroakupunktur als „Kippschwingungen“ bezeichnet. „Frequenz“ ist die Anzahl der Schwingungen in der Sekunde. Sie wird in „Hertz“ angegeben und kann bei den angegebenen Geräten in der Elektroakupunktur von Hand aus stufenlos eingestellt oder durch einen Motor stufenlos innerhalb des Bereiches von 0,9 bis 10 Hertz verändert werden. Diese motorische, automatische stufenlose Veränderung der Frequenz von 0,9 bis 10 Hertz und umgekehrt nennt man in der EAV „Wellenschaukel“.
Die Wellenschaukel hat den Vorteil, daß damit dem behandelten Organ oder auch dem Gesamtorganismus alle verfügbaren Frequenzen angeboten werden und das Organ die ihm oder seinem Zustand eigene und zuträglichste Frequenz sozusagen aussuchen kann. Ein Auf- oder Abladen bis zum normalen energetischen Potential vollzieht sich damit schonender und meist auch rascher, wie bei der fixen, von Hand aus eingestellten Frequenz. In diesem letzteren Falle muß der Organismus die ihm angebotene Energie sozusagen noch in die ihm zuträgliche Schwingung umwandeln.

Bei den Kippschwingungen unterscheidet man:

1. Die Wechselkippschwingung
2. Die positive Kippschwingung und
3. Die negative Kippschwingung.

Der Unterschied zwischen diesen drei Möglichkeiten läßt sich am besten mit einem Oszillographen veranschaulichen.
Bei der Wechselkippschwingung verläuft die Energie auf einer Kurve, die die gedachte Null-Linie abwechselnd über- und unterschreitet. Es wird damit die ganze Breite des Energiebandes eingesetzt und das behandelte Organ oder der Organismus selber hat die Möglichkeit, ohne weitere Ein- oder Umstellung, auf die entsprechende Bandbreite zu reagieren. In Kombination mit der Wellenschaukel (Einschaltung des Motors zur gleitenden Frequenzänderung) bildet diese Kombination „Wechselkippschwingung + Wellenschaukel“, die schonendste und erfolgversprechendste Art der Energiezufuhr oder des „Energieaufbaues“ — wie es in der EAV heißt.
2. Ein Energieentzug oder „Abbau“ wird in der EAV mit Hilfe der positiven Kippschwingungen herbeigeführt. Hier verläuft die Energiebewegung in „sägezahnähnlicher“ Form über der gedachten „Null-Linie“ und wobei nur positive Kippschwingungen mit geringster Intensität als „Abbau“ eingesetzt werden.

Aufbau und Abbau sind die Grundelemente oder „Grundmedikamente" der EAV, mit deren Hilfe die Basistherapie durchgeführt wird.
Damit reduziert sich bei dieser Methode zunächst nicht nur die Diagnose, sondern auch die Therapie auf ihre ursprünglichen Grundelemente und die Belastung des Behandlers mit vielen chemischen Formeln und unzähligen pharmazeutischen Phantasienamen fällt eigentlich weg. Dem Elektroakupunkteur steht aber ferner die Möglichkeit offen, auch allopathische oder homöopathische Mittel nach Austestung derselben gezielt einzusetzen und in solcher Kombination seine Therapie noch rascher zum Erfolg zu führen.

Physikalische Grundlagen der EAV-Therapie

Die Anwendung des elektrischen Stromes als Therapeutikum finden wir in der Medizin in vielerlei Gestalt. Als Blaulicht, Wärmelampe, Höhensonne, bei Geräten mit mittleren Frequenzen von 50 und 100 Hertz bis zu den Ultraschall- und Ultrakurzwellengeräten und nicht zuletzt auch bei der Anwendung von Röntgen- und Kobaltstrahlen oder auch den Isotopentherapiegeräten. Bei all diesen Anwendungsmöglichkeiten wird mit sinusförmigen elektrischen Schwingungen gearbeitet. Darüber hinaus gibt es Apparate, bei denen die sog. Rechteckschwingungen oder die sog. Leducschen Ströme zur Anwendung kommen.
Andere Geräte, die die verschiedensten Kurvenformen einstellen lassen, dienen zu Forschungszwecken oder zur reinen Diagnose in der Medizin wie etwa das EKG und EEG.
Zum Unterschied von all diesen Apparaten verwenden die in der EAV zum Einsatz kommenden Geräte von *Kraiss* und *Friz* bzw. der Firma *Pitterling* nur sog. Kippschwingungen mit einer Frequenz zwischen 0,9 und 10 Hertz, die entweder von Hand aus fix eingestellt oder mit Hilfe eines kleinen, eingebauten Elektromotors in der sog. Wellenschaukel stetig verändert werden können. Die in diesen Geräten erzeugten Schwingungen lehnen sich in ihrer Form weitgehend an die elektrischen Schwingungen an, die etwa auch beim EKG aufgezeichnet werden.
Im Grunde genommen handelt es sich dabei nicht um festlaufende, kontinuierliche Schwingungen, sondern eher um sog. Impulse, d. h. einem schnellen elektrischen Vorgang, einem Impuls oder einer Schwingung folgt immer eine kurze Pause, die aber in ihrer Ausdehnung stets größer ist als der Impuls.
Der Impuls selbst beinhaltet einen sehr hohen Prozentsatz von niederfrequenten Schwingungen, die erst in ihrer Gesamtheit das im Oszillogramm feststellbare Ausmaß einer Gesamtschwingung ausmacht. Für die Impulsfrequenz ist die Grundschwingung maßgebend.
Innerhalb dieser Grundschwingung lassen sich Schwingungen geringerer Intensität bis in den UKW-Bereich, das ist der Bereich zwischen 80 und 100 Megahertz, feststellen, die etwa den Ober- und Untertönen eines vollen Tones entsprechen. Die Wirkungsbreite der in den EAV-Geräten erzeugten Kippschwingungen ist also sehr groß. Das Intervall, die Pause, die jedem Impuls folgt, ent-

spricht der Refraktärzeit der Körpergewebe und liegt in der Größenordnung von 0,1 Sek. (etwa beim Herz) bis 0,001 Sek. (bei der Skelettmuskulatur).

Die Praxis hat gezeigt, daß diese in den EA-Geräten erzeugten Kippschwingungen physiologisch und darum sehr wirksam sind, weil in den Pausen zwischen den einzelnen Impulsen stets eine Regeneration der behandelten Gewebe erfolgt.

Das in der Abbildung wiedergegebene Schaltbild von dem grundsätzlichen Aufbau des Therapieteiles der EA-Geräte zeigt einen Schwingungserzeuger mit nachgeschaltetem Verstärker, der gleichzeitig als Impulsformer ausgebildet ist. Die Wechselkippschwingungen, die das Gerät erzeugt, werden nun entweder über eine Potentiometerschaltung, die die Intensität regelt, über die Elektroden direkt dem Körper des Patienten zugeführt oder aber durch Gleichrichtung und Glättung als gleichgerichtete Kippschwingungen zur Verfügung gestellt.

Nach den in der Elektroakupunktur geltenden Richtlinien sollten gleichgerichtete Kippschwingungen stets nur mit der geringsten, von Patienten noch nicht wahrnehmbaren Intensität verabreicht werden. In der Praxis aber dürfte die am Apparat eingestellte Intensität für die Verabreichung von wechselgeschalteten Impulsen (Aufbau) in ihrer Verabreichung letzthin – je nach Überwindung des Hautwiderstandes und dem Ausmaß der Kontaktherstellung zwischen der Elektrode und dem Akupunkturpunkt – in einem gewissen Ausmaß schwanken. Ein Nachstellen der Intensität auch während der Behandlung auf das für den Patienten erträgliche Maß gleicht diese geringen Schwankungen aus und gewährleistet das richtige Ausmaß der Elektroakupunktur-Therapie.

Erfahrungsgemäß reagieren akute Entzündungen entsprechend dem Ausmaß derselben viel empfindlicher als normales Gewebe oder Degenerationserscheinungen. Das bedeutet, daß bei der Behandlung akuter Veränderungen mit dem gleichgerichteten Impuls mit der geringsten Intensität begonnen werden muß, während chronisch degenerative Veränderungen des betroffenen Gewebes vom Anfang den wechselgerichteten Impuls mit einer erhöhten oder verstärkten Intensität benötigen.

Wird Zeit und Intensität eines gesetzten Impulses über eine Grundlinie, der sog. Null-Linie, in einer Kurve aufgezeichnet, dann kennzeichnet die Fläche, welche die Kurve gegenüber der Null-Linie einschließt, die Energiemenge, die durch den gesetzten Impuls dem Körper zur Verfügung gestellt wird. Aus der Abbildung auf Seite 157 der Elektroakupunktur-Fibel, ML Verlag 1975, kann schon rein bildmäßig klar entnommen werden, daß eine gleichgerichtete Kippschwingung im Einzelimpuls weit mehr Energie abgibt als eine Wechselkippschwingung, die die Null-Linie stets überschreitet.

Es ist naheliegend, daß zunächst nur die Spannungsspitzen des Impulses das um die sensiblen Nerven gelegene Fettgewebe erreichen oder durchschlagen und damit eine Sensation auslösen, die die ganze Breite der verabfolgten Energie zur Wirkung bringt. Dies Ereignis ist aber wiederum nicht nur von der Höhe der Spannungsspitze abhängig, sondern auch von der Energie, mit der diese vorgetrieben wird. Umfaßt aber der Impuls der gleichgerichteten Kippschwingung mehr Energie als die Wechselkippschwingung, so ist es weiterhin klar, daß man bei der gleichgerichteten Kippschwingung mit geringerer Intensität auskommen kann, um die gleiche Energiemenge zuzuführen. Man kann also in besonderen Fällen, in denen bei der Wechselkippschwingung die Sensation „kribbeln" beim Patienten überschritten und die Behandlung „schmerzhaft" wird, ohne weiteres die gleichgerichteten Kippschwingungen mit größerer Energie, deren Spannungsspitze die gegebene Reizschwelle aber nicht so stark überschreitet, einsetzen.

Der Einsatz der „Wellenschaukel" entspricht einer weit gestreuten und streuenden Art „Schrotschußtherapie", bei der eine Vielzahl von verschiedenen Frequenzen, deren Impulszahlen zwischen 0,9 und 10 Hertz schwanken, zur Einwirkung kommen.

Grundsätzlich soll die Strombehandlung aber dem Patienten unter gar keinen Umständen unangenehm oder gar schmerzhaft erscheinen. Bei einer wesentlichen Überschreitung der Schmerzschwelle kommt es zu einer verstärkten Reizung des zerebrospinalen Nervensystems durch elektrische Ströme und es können – auch an der behandelten Stelle – kräftige Spasmen auftreten. Unser Ziel ist es aber, gerade eine „Spasmolyse", eine Entkrampfung, der sowieso schon schmerzbedingten Muskelspannungen herbeizuführen, um damit auch eine Öffnung der Lymphgefäße und ein Abfließen der verschiedenen Abbaustoffe zu erreichen. Bei übermäßiger Stromzufuhr – etwa den Starkstromunfällen – kommt es ja bekanntlich zur Tetanie.

Die ganze Anwendungsbreite der Therapiegeräte der EAV ist aber bei weitem noch nicht ausgeschöpft oder erforscht und es bedarf wohl noch lange Jahre der Arbeit und der Erfahrung, ehe die gesamte, schier unerschöpfliche Palette der Therapiemöglichkeiten der EAV-Geräte festgelegt ist.

Jede Beeinträchtigung, ja jedes Stadium einer Erkrankung dürfte nicht nur die optimalen Akupunkturpunkte für ihre Behandlung, sondern auch ihre optimale Therapieintensität und Frequenz besitzen, über die bestimmte Beeinträchtigungen am schmerzlosesten, sichersten und schnellsten beseitigt werden können.

Es scheint, als ob all diese Ereignisse (Krankheit und Wohlbefinden) ihre bestimmte Schwingungszahl, Schwingungslänge, Intensität besitzen, die in dem Augenblick zur Ruhe gebracht und normalisiert werden können, in dem es gelingt – mit welchen Mitteln auch immer (chemisch oder physikalisch) – die entsprechende Gegenschwingung zum Einsatz zu bringen.

Funktionsdiagnose – Funktionstherapie

Ein weiteres, entscheidendes Charakteristikum der Akupunktur und der EAV ist das ursächliche Funktionsdenken, die Suche nach Ursache und Auswirkung, nach den funktionellen Zusammenhängen einzelner Ereignisse, die dann zum subjektiv empfundenen oder auch klinisch objektivierbaren Symptom führen. Nur selten sitzt die Ursache einer Empfindung an der Stelle der Sensation und das belastete Organ ist meist nur das Opfer, der Endpunkt einer Entwicklung, die länger zurückliegt und fernab von diesem seinen Ausgang genommen hat.
Ein Schmerz, ein Schweißausbruch, Fieber und Hautveränderungen etwa sind ja keine Krankheiten für sich, sondern nur Symptome, Zeichen dafür, daß etwas nicht funktioniert. Ebenso besagt der im Labor festgestellte Zustand eines Organes noch nichts über seine Funktion aus. Dies um so weniger, als das Untersuchungsmaterial meist aus seiner Umgebung isoliert, mit neuen, unbiologischen Gegebenheiten belastet und durch manche Artefakte verfälscht ist. Leben aber ist Bewegung, ist „Funktion" und dies allein – und nicht so sehr der Zustand – entscheidet über das Ausmaß der Nützlichkeit oder Belastung eines Organes für den Gesamtorganismus und seine Funktionsfähigkeit. Diese allein erfordert Unterstützung, Schonung oder Anregung – mit welchen Mitteln auch immer –. Zustand bedeutet dagegen letztlich Stillstand und wird erst nach Absterben aller Zellen im Tode erreicht.
Für den Elektroakupunkteur ist daher Leben gleichbedeutend mit Funktion und Gesundheit ein funktionelles, energetisches Gleichgewicht. Nicht die Herstellung und womöglich Fixierung eines „Zustandes" ist daher sein letztes, erstrebtes Ziel, sondern die Erreichung und Erhaltung des biologischen funktionell-energetischen Gleichgewichtes im Organ selber, dem Organverband und letztlich im Gesamtorganismus selber. Da die Einheit „Gesamtorganismus" sich aus einer Vielzahl von Einzelbestandteilen zusammensetzt, die alle vielgestaltig untereinander und miteinander auf das engste verbunden sind, hemmt der Elektroakupunkteur auch keine „Erkrankung eines Einzelorganes". Auch wenn Sensationen und Symptome anscheinend ein Einzelorgan besonders belasten und in das Blickfeld des Klinikers rücken, hängt dieses Organ nicht für sich sozusagen im „luftleeren Raum", sondern stellt immer wieder mit seiner Umgebung und den über den Energiefluß mit ihm verbundenen Organen im Zusammenhang. Das Wissen dieser energetischen Verbindung der einzelnen Organe untereinander führt den erfahrenen Elektroakupunkteur nicht nur rascher zum Ursprung und Ausgangspunkt des Geschehens und damit auch zu einer sicheren Diagnose, sondern ermöglicht ihm zugleich auch eine zielstrebige und erfolgreiche Therapie ohne unerwünschte Nebenwirkungen.
Herzschmerzen etwa können bei sonst intaktem Organ bedingt sein durch Ereignisse im Dünndarmgebiet. Auf der anderen Seite besteht aber auch eine enge Verbindung zwischen Weisheitszahn und dem retromolaren Gebiet und dem Herzen. Herzschmerzen können durch einen streuenden Herd in dieser Kiefergegend ausgelöst und unterhalten werden. Ihre Beseitigung oder Ausheilung kann dann nur durch die Bereinigung des „streuenden Herdes" im Kiefer-

bereich erreicht werden und kaum durch eine direkte, massive Herztherapie allein. Eine genaue Angabe über die einzelnen Zähne und ihren speziellen „Streubereich" sowie den direkten Zusammenhang desselben mit bestimmten Organen wurde auf den Seiten 73–77 angegeben.
Die in der täglichen Praxis so oft beklagten Kopfschmerzen können je nach ihrer Lokalisation vom Magen, der Leber-Galle oder der Blase ausgehen. Der erfahrene EAV-Arzt fragt daher bei diesem Symptom zunächst nach der Lokalisation. Treten die Kopfschmerzen in der Schläfengegend auf und ziehen zum Kieferwinkel, eventuell sogar bis zum seitlichen Hals hinab, dann dürfte in den meisten Fällen der Magen die Schuld daran tragen. In diesem Falle muß dann der Magen genau untersucht und behandelt werden. Schmerzstillende Tabletten allein sind hier – wie in manchen anderen Fällen auch – nur eine Betäubung, eine Selbsttäuschung, aber keine Heilung.
Kopfschmerzen an der Nasenwurzel beginnend und streifenförmig über die Mittelstirn und den Schädel bis zum Nacken oder gar den Rücken entlang verlaufend, deuten auf eine Irritation der Blase hin. Tritt dazu noch am Morgen ein sogenanntes *Quincke*sches Ödem unter den Augen auf, dann weiß man, daß man mit einer entsprechenden Behandlung der Blase und der Nieren auch die Kopfschmerzen zum Schwinden bringen kann.
Ähnlich muß man bei Kopfschmerzen in der Parietalgegend, unmittelbar über und hinter dem Ohr an eine Beeinträchtigung im Galle-Leber-Gebiet denken.
Schmerzen oder Hautveränderungen – soweit diese nicht von eindeutigen äußeren Faktoren bedingt sind, wie etwa Pilzerkrankungen usw. – die auf oder im Verlauf eines Meridianes auftreten – leiten unweigerlich zu dem Hauptorgan hin, das auf diesem Meridian liegt oder für ihn zuständig ist.
Meridiane sind ja Energieleitbahnen, auf denen die von den einzelnen Hauptorganen produzierte oder weitergegebene Lebensenergie fortgeleitet wird. Sie sind damit aber auch die intensivsten und am empfindlichsten reagierenden Kommunikationswege, sozusagen die Schnellstraßen unseres Organismus. Kennt man ihren Plan und weiß man auch den „Fahrplan" derselben, von welchem Organ zu welchem und in welcher Reihenfolge Energie weitergeleitet wird, so hält man eine weitere sichere Handhabe in der Hand, die den Behandler schnell und eindeutig zum Ausgangspunkt und Ursprung einer Störung des energetischen Gleichgewichtes oder der Krankheit schlechthin führt.

Organuhr

„Gesundheit ist ein energetisches Gleichgewicht" definierten die Chinesen, und da auch der menschliche Organismus kein Perpetuum mobile ist, das ohne Energie in Gang gehalten werden kann, muß angenommen werden, daß jedes lebende Organ – und in ihrer Gesamtheit jeder Organismus – Energie erzeugen und auch verbrauchen muß.
Um das die Gesundheit ausmachende energetische Gleichgewicht aber zu erhalten, muß auch im energetischen Produktionsprozeß ein Regulativ eingebaut

sein, das ein Überschießen oder ein Zurückbleiben der produzierten Energie ausschließt.
Wäre diese Energieproduktion einem einzelnen Organ überlassen, würde es bald zu einer Hypertrophie desselben, einer Vorherrschaft und schließlich einer Alleinherrschaft kommen, die alle anderen Gegebenheiten unseres Organismus degradieren oder überflüssig machen würden. Schon die alten Chinesen konnten daher feststellen, daß in einer wohlgeordneten Reihenfolge jedes Organ nur 2 Stunden im Ablauf von 24 Stunden auf vollen Touren läuft, Energie erzeugt und an das ihm folgende Organ weitergibt, um dann den Rest des Tages sozusagen auf „Sparflamme" zu schalten. Erst wenn eine stärkere Störung eingetreten ist und es zu einem ausgesprochenen Alarmzustand kommt, wird diese Hierarchie und Reihenfolge durchbrochen und werden nach und nach die betreffenden Organe in den Abwehrprozeß mit einbezogen.
Die Kenntnis der Organuhr gibt uns bei chronischen Erkrankungen nicht nur einen weiteren zuverlässigen Hinweis auf den Ursprung der Dysregulation, sondern eröffnet uns auch ein breiteres Feld der Therapie.
Zeitlich paßt sich die Organuhr – so wie auch der Organismus selber – an die ortsübliche Zeitrechnung an, nach der man längere Zeit lebt und auf die sich der Organismus schließlich eingestellt hat.
Die höchste Arbeitszeit und Energiekonzentration erreicht das Herz – wenn wir von diesem ausgehen wollen – in der Zeit zwischen 11 bis 13 Uhr.
Ihm folgt in der Zeit von 13 bis 15 Uhr der Dünndarm, dann von 15 bis 17 Uhr die Blase, an die von 17 bis 19 Uhr die Niere anschließt, von 19 bis 21 Uhr steht der Kreislauf im Vordergrund, gefolgt in der Zeit von 21 bis 23 Uhr von dem endokrinen System. Zwischen 23 und 1 Uhr ist die Gallenblase an der Reihe, der wiederum von 1 bis 3 Uhr die Leber folgt, dann von 3 bis 5 Uhr die Lunge, von 5 bis 7 der Dickdarm, darauf von 7 bis 9 Uhr der Magen und schließlich von 9 bis 11 Uhr Milz und Pankreas, die wiederum den Kreis schließen und ihre Energie an das Herz weitergeben.
So simpel diese Organuhr auch auf den ersten Blick erscheinen mag, so mannigfache und vielgestaltige Aufschlüsse kann sie auf unser Dasein und unser Wohlbefinden auch geben und so mancherlei Möglichkeiten eröffnet sie auch in bezug auf die Therapie.
Eine Beeinflussung etwa der Herztätigkeit kann danach nicht nur direkt über dieses Organ am besten in der Zeit von 11 bis 13 Uhr erreicht werden, sondern auch über die ihm vorangehenden Organe Milz und Pankreas, den ihm folgenden Dünndarm und nicht zuletzt auch über die in der Organuhr gegenüberliegende Gallenblase. Eine „Herztherapie" kann also nach genauer Diagnose sinnvollerweise auch über Milz-Pankreas, den Dünndarm oder die Gallenblase erfolgen. Selbstverständlich hängen letztlich alle Organe miteinander zusammen und jede Normalisierung des energetischen Gleichgewichtes bei jedem Organ wirkt sich letztlich auch auf das im Vordergrund stehende erleichternd aus.
Es ist daher nicht nur für die Diagnose, sondern auch vor allem die Therapie von entscheidender Bedeutung, zumindest einige der grundsätzlichen Zusammenhänge und Mechanismen zu kennen.

Maximalzeiten und Organuhr

Auf einige Zusammenhänge bezüglich Kopfschmerzen ist schon hingewiesen worden. Ein anderer, fast 100prozentig sicherer Hinweismechanismus wurde schon von den Chinesen entdeckt und festgehalten. Nach ihrer Auffassung hat jedes Hauptorgan innerhalb von 24 Stunden eine zweistündige maximale Arbeitszeit. In diesen zwei Stunden arbeitet es unter normalen Bedingungen auf Hochtouren, in diesen zwei Stunden produziert es – oder im Krankheitsfalle beansprucht es – die meiste Energie, in dieser Zeit ist es aber auch für alle therapeutischen Maßnahmen am empfänglichsten.

Es ist erstaunlich, wie sich diese Erkenntnis – wenn auch unbewußt und nicht anerkannt – sogar in der jeder spekulativen Kombination abholden Schulmedizin in bestimmten Fällen durchgesetzt hat. So wird etwa die Einnahme von Herzmitteln am Vormittag verordnet, ohne daran zu denken, daß die Aktivzeit dieses Organes zwischen 11 und 13 Uhr abläuft. Ebenso hängen die Tagesschwankungen in der Leistungsfähigkeit des Individuums weitgehend mit den sogenannten Maximalzeiten zusammen.

Immer wiederkehrende, zu einem bestimmten Zeitpunkt einsetzende Schmerzen bei chronischen Erkrankungen geben mit großer Sicherheit das erkrankte Organ an.

Dieser biologische 24-Stunden-Rhythmus paßt sich weitgehend der ortsgebundenen Zeitrechnung an, in die ein Organismus hineingeboren wird und auf die er sich im Laufe der Zeit einstellt. Ein rascher Ortswechsel also, der zu einer anderen Zeitrechnung führt, bringt auch die Zeiteinteilung einer an ein Gebiet gebundenen Organuhr rechnerisch in Unordnung. Eine Diagnosestellung oder Therapie nach diesen Gesichtspunkten müßte daher in solchen Fällen ebenfalls nach der ursprünglichen Organuhr verifiziert werden.

Für unsere europäischen Breitengrade ist die Maximalzeitenuhr maßgebend, wie sie die folgende Abbildung zeigt und Dr. *Werner* in seiner Elektroakupunktur-Fibel angibt. (ML Verlag, Uelzen, 1975.)

Nach chinesischer Auffassung wird ein menschlicher Organismus von 12 Hauptorganen am Leben erhalten und gesteuert. Jedes dieser Hauptorgane konzentriert und produziert Energie in einem bestimmten Tagesrhythmus, wobei die höchste und stärkste Energiedurchflutung innerhalb einer, für das Organ charakteristischen Zeit erfolgt. Da es 12 Hauptorgane gibt, beansprucht jedes Organ im Laufe eines Tages ein Zwölftel dieser Zeit. Nach chinesischer Zeitrechnung ist dieses „eine Stunde", die aber nach unserer 24-Stunden-Einteilung zwei Stunden umfaßt.

Nach europäischer Zeitrechnung wird also jedes der 12 Hauptorgane innerhalb von 24 Stunden reihum immer zur gleichen Zeit für zwei volle Stunden maximal von der Körperenergie durchflutet. Dies bedeutet, daß in diesen zwei Stunden das betreffende Organ nicht nur am aktionsfähigsten, sondern auch am reaktionsanfälligsten ist. In dieser, seiner Zeit, arbeitet es auf Volltouren, während im restlichen Tagesverlauf sozusagen auf „Sparflamme" geschaltet wird. Überschüssige Energie wird dann an das im Energiekreislauf folgende Organ abge-

DIE MAXIMALZEITENUHR INNERHALB DES 24-STUNDENSYSTEMS DES UMLAUFS DER ENERGIE

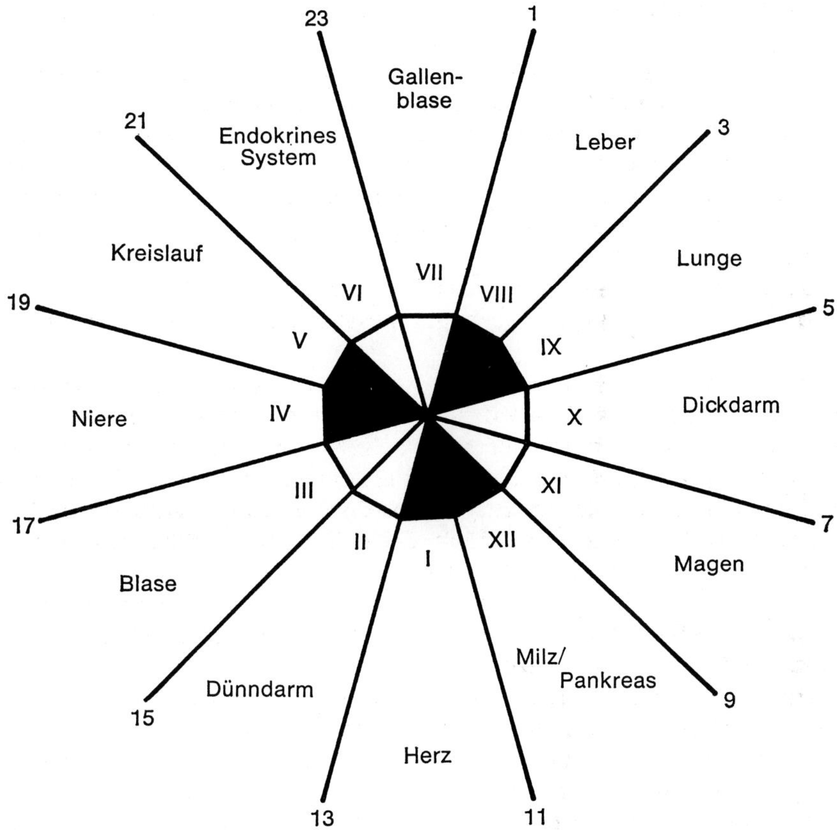

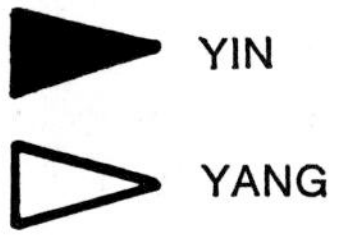

Die in „Opposition" stehenden Organe entsprechend der Regel:

„Mitternacht–Mittag"

können hier ebenfalls abgelesen werden.

geben und von diesem vorübergehend aufgenommen. Damit werden nicht nur die Bedingungen eines gut funktionierenden Fließsystems erfüllt, wie es *Bertalanffy* festgestellt hat, sondern es wird auch die Gewähr dafür gegeben, daß trotz Bereitstellung genügender Arbeitsenergie und einer entsprechenden Reserve, es normalerweise zu keinem Überschießen derselben oder einem „Energiestau" kommt. Auf der anderen Seite wird damit aber auch jedem Hauptorgan genügend Zeit zur „Erholung" gegönnt und ihm damit die Möglichkeit eines klaglosen Funktionierens auf Lebenszeit gegeben.

Nach der Auffassung der Akupunkturlehre durchfließt diese Lebensenergie die 12 Hauptorgane in folgender Reihenfolge: Herz – Dünndarm – Blase – Niere – Kreislauf – endokrine Drüsen (in der Akupunktur auch Dreifach-Erwärmer genannt) – Galle – Leber – Lunge – Dickdarm – Magen-Milz/Pankreas, um schließlich wieder zum Herzen zurückzukehren, von wo der Kreislauf wieder beginnt.

In der zwei Stunden anhaltenden organeigenen Maximalzeit – die auch als täglicher Biorhythmus bezeichnet werden könnte – kommt es – wie schon erwähnt – zu einem besonders verstärkten Energiedurchfluß in dem betreffenden Organ. Stundenmäßig auf den Tag aufgeteilt haben in unseren Breitengraden und nach unserer Zeitrechnung die einzelnen Hauptorgane folgende Maximalzeit:

11 bis 13 Uhr	Herz
13 bis 15 Uhr	Dünndarm
15 bis 17 Uhr	Blase
17 bis 19 Uhr	Niere
19 bis 21 Uhr	Kreislauf
21 bis 23 Uhr	Dreifach-Erwärmer – endokrines System
23 bis 01 Uhr	Gallenblase
01 bis 03 Uhr	Leber
03 bis 05 Uhr	Lungen
05 bis 07 Uhr	Dickdarm
07 bis 09 Uhr	Magen
09 bis 11 Uhr	Milz/Pankreas

In dieser Reihenfolge sind die Maximalzeiten auch in der weiter vorne wiedergegebenen „Organuhr" angegeben.

Es gibt zwar eine Reihe von Autoren, die eine Verschiebung dieser Zeiten um 1 bis 2 Stunden propagieren. Aufgrund der eingespielten physiologischen Lebensgewohnheiten und den bisher gemachten zahlreichen Erfahrungen, sind die oben angegebenen Daten für unseren europäischen Lebensraum bei der überwiegenden Anzahl unserer Patienten zutreffend.

Nutzanwendung der Maximalzeiten

1. Die Festlegung der Maximalzeit für den Magen auf 7 bis 9 Uhr muß auch zur Folge haben, daß in dieser Zeit der Magen auf Hochtouren arbeitet und damit auch die Verdauung zugeführter Nahrungs- oder auch Genußmittel sich am schnellsten und reibungsvollsten vollzieht.
Leicht erhöhte Werte an den Meßpunkten dieses Organes in dieser Zeit auch in nüchternem Zustand und bei völliger Gesundheit desselben unterstreichen die Richtigkeit dieser Annahme. Dr. *Bach jun.*, Straßburg, berichtet über Forschungen französischer Wissenschaftler wie *Reinberg* u. a. über „Chronobiologie und Chronopharmakologie", die feststellten, daß die Aufnahme zugeführten Alkohols in der Maximalzeit des Magens – also am Morgen – am schnellsten und physiologischsten erfolgt (Sektfrühstück). Zugleich konnte aber auch festgestellt werden, daß eine Alkoholämie, also eine Aufnahme dieser Getränke in der entgegengesetzten Minimalzeit des Magens, also zwischen 19 und 21 Uhr am langsamsten und nur verzögert eintritt.
Nicht zuletzt findet die Annahme der Maximalzeit des Magens zwischen 7 bis 9 Uhr seine indirekte Bestätigung in der alten „Volksempfehlung" – die ja meist auch auf jahrhundertelanger Erfahrung und Beobachtung beruhen – die besagt, daß man am Morgen wie ein König, zu Mittag aber wie ein Bürger und am Abend – in der Minimalzeit des Magens – wie ein Bettler essen sollte.
Auch wissenschaftlich, biologisch fundierte Ernährungsvorschriften lehnen sich an diesen Rhythmus an und empfehlen grundsätzlich die Festlegung der Hauptmahlzeit auf den Morgen.
Bei gesunder Verdauung meldet sich der Magen auch lieber zum ersten Male in der Zeit von 7 bis 9 und nicht ohne Grund wird eine „Jausenpause" eingeschoben, wenn die tägliche Arbeit schon früh am Morgen, womöglich noch vor 7 Uhr beginnt.
Milz und vor allem Pankreas schließen zeitlich an die Maximalzeit des Magens von 9 bis 11 Uhr an. Wenn normalerweise der Speisebrei den Magen passiert hat und sich im Zwölffingerdarm befindet, ist es Zeit, ihm das Sekret des Pankreas zuzusetzen und damit die für den überwiegend muskulär bedingten Arbeitsprozeß notwendigen Energien aus der Zuckeraufspaltung zur Verfügung zu stellen.
Außer dieser Fermentbildung und Wirkung besitzen die Organe Milz und Pankreas nach der Akupunkturlehre auch einen bedeutenden Einfluß auf die geistige Leistungs- und Lernfähigkeit des Individuums auf sein Vorstellungsvermögen und seine Konzentration. Nicht umsonst haben alte Schulmänner die Erfahrung gemacht, daß die Lern- und Aufnahmefähigkeit ihrer Schüler in den Vormittagsstunden am größten ist und nicht von ungefähr werden die Unterrichtsstunden für die schweren Fächer, wie etwa Mathematik und Sprachen, womöglich in die Zeit von 9 bis 11 Uhr gelegt.
Umgekehrt ist es eine bekannte Tatsache, daß gerade in der Zeit bis 11 Uhr eine geistige Arbeit, anstrengende Konferenzen und Besprechungen, Vorträge usw. am leichtesten und erfolgreichsten bewältigt werden.

Die Voraussetzung zu einer klaglosen Verdauung besonders im Dünndarmgebiet nach den – leider üblichen und gesellschaftlich eingebürgerten – Hauptmahlzeiten in der Mittagszeit, schafft die stärkere Durchblutung dieser Gebiete, die in der Maximalzeit von Herz von 11 bis 13 Uhr angekurbelt wird.
Damit werden aber auch die bestmöglichen Voraussetzungen zur Erfüllung der Aufgaben von Dünn- und Zwölffingerdarm geschaffen, deren Maximalzeit zwischen 13 bis 15 Uhr anschließt. Dieser obere Darmabschnitt hat die Aufgabe, die Umwandlung der angedauten Nahrung durch fermentative Aufspaltung in Energie zu vollziehen. Damit werden aber auch zu gleicher Zeit die kleinsten Bausteine des intermediären Stoffwechsels bereitgestellt.
Neben dem direkten Zusammenhang des Dünndarmes mit dem linken Herzen – linksseitige Herzbelastung – ja sogar „Herzschmerzen" – können durch eine Dysregulation im Zwölffingerdarm-Dünndarmgebiet ausgelöst werden – besteht nach der Akupunkturlehre ferner eine enge Beziehung zum zentralen und peripheren Nervensystem. Bei ausgesprochenen Nervenerkrankungen können durch entsprechende Behandlung der Dünndarmpunkte deutliche Erfolge erzielt werden.
Aufgrund dieser Erkenntnisse sollte also physiologischerweise in der Zeit zwischen 13 und 15 Uhr keine schwere, den Kreislauf belastende Arbeit durchgeführt werden und es müßte – zumindest vom biologisch-physiologischen Gesichtspunkt aus – einer entsprechenden Mittagspause oder Ruhe das Wort gesprochen werden. Eine zusätzliche Muskelarbeit in dieser Zeit würde zu sehr zu einer Blutverlagerung in dieses Gebiet führen und die Verdauung stören.
Diese tägliche Schädigung des Dünndarmes ist aber durch die heute geübte Arbeitszeit üblich. Insbesondere aber tritt dieser negative Einfluß bei Frauen auf, die – sei es im Beruf stehend oder auch zu Hause – traditionsgemäß auf eine Mittagsruhezeit verzichten und gerade in diesem Tagesabschnitt durch Ordnung des Haushaltes besonders angestrengt sind. Vielleicht ist dieses mit ein Grund dafür, daß Frauen so oft unter Verdauungsstörungen leiden.
Die Störung der Dünndarmtätigkeit in der Zeit von 13 bis 15 Uhr kann auf lange Sicht gesehen darüber hinaus grundsätzlich zu folgenden Beeinträchtigungen führen:
1. Die Fermentbildung und Wirkung der großen Verdauungsdrüsen wird beeinträchtigt, womit letztlich auch der gesamte Stoffwechsel gestört wird und
2. kommt es zu einer Verminderung der Widerstandsfähigkeit des zentralen und peripheren Nervensystems.
Die ständig ansteigende Zahl „nervöser" und „managerkranken" Menschen findet in der Nichtbeachtung unseres biologischen Rhythmus in der Arbeitszeiteinteilung mit eine Erklärung.
Für den biologisch rhythmisch und damit gesund lebenden Menschen in unseren Breitengraden ist also die Ruhe nach dem Mittagessen eine Conditio sine qua non und nicht nur eine Bequemlichkeit oder Laune.
An die Maximalzeit des Dünndarmes schließt jene der Blase an, die von 15 bis 17 Uhr angegeben wird. Es ist bekannt, daß beim gesunden Menschen und vor allem einem klaglosen Funktionieren der Nieren, in dieser Zeit die größere Urin-

menge des Tages von der Blase entleert wird. In engem Zusammenhang damit steht auch die Maximalzeit der Nieren von 17 bis 19 Uhr. Die alte englische Sitte des 5-Uhr-Tees dürfte nicht zuletzt auch mit dieser physiologischen Erscheinung zusammenhängen, da damit eine bessere Durchspülung der Nieren und eine Förderung ihrer Tätigkeit angeregt werden kann. Wie überhaupt die traditionellen Eßgewohnheiten des „Herrenvolkes" auf der Insel den physiologisch-biologischen Erfordernissen besser angepaßt sind, als dieses im übrigen Europa der Fall ist.
Sozusagen nach des Tages Müh und Plag wird nicht ein im Einsatz stehendes Organ von der energetischen Maximalzeit durchflutet, sondern das System des arteriellen und venösen Kreislaufes, der in der Zeit von 19 bis 21 Uhr sozusagen „aufgeladen" wird, um die Versorgung der folgenden Organe sicherzustellen. Diese Zeit der Erholung und Entspannung für die Hauptorgane unseres Organismus wirkt sich nicht zuletzt auch auf das gesellschaftliche Leben unseres Gemeinwesens aus. Kunst- und Kunstdarbietungen, Vereine und Gesellschaftsereignisse haben hier und zu keiner anderen Zeit des Tages ihre Höhepunkte und stärkste Wirkung.
Zu den folgenden Maximalzeiten der endokrinen Drüsen von 21 bis 23 Uhr, der Gallenblase von 23 bis 1 Uhr, der Leber von 1 bis 3 Uhr und der Lunge von 3 bis 5 Uhr kann wenig in physiologischer Sicht gesagt werden, da diese Maximalperioden in die Nachtzeit fallen, in der in unseren Breitengraden in der Regel Ruhe herrscht.
Aber schon bei der Maximalzeit des Dickdarmes von 5 bis 7 Uhr fällt wieder auf, daß Patienten mit einem gesunden Stuhlgang berichten, daß sie diesen unter normalen Umständen in der Regel zwischen 6 und 7 Uhr, bevor sie ihre Tagesarbeit beginnen, haben. So zeigen sich schon im biologisch-physiologischen Tagesablauf unseres Lebens bestimmte Zusammenhänge, die die Richtigkeit der Annahme einer Organzeituhr und der festgelegten Maximalzeiten zu bestätigen scheinen.

Maximalzeiten und Erkrankungen

Die Lehre von den Maximalzeiten der großen Organe erfährt ihre Bestätigung in noch deutlicherer Form als bei den physiologischen Abläufen des 24-Stunden-Tages durch die Beobachtung des Zeitpunktes des Auftretens von Schmerzen oder sonstigen Alterationen bei chronischen Erkrankungen. In den meisten Fällen kann bei einem immer wiederkehrenden Schmerz schon aus dem Zeitpunkt seines Auftretens auf das Organ geschlossen werden, das bei diesem chronischen Krankheitsgeschehen hauptsächlich betroffen ist.
Sinkt eine Organfunktion – durch welche Einflüsse immer – in eine beginnende Insuffizienz ab, so treten besonders in seiner Maximalzeit bestimmte pathologische Erscheinungen auf, die sich in verschiedenen Ausdrucksformen manifestieren können.

1. Es können Schmerzen verschiedenster Art, in den verschiedensten Körperteilen — auch fernab vom eigentlich erkrankten Organ — auftreten. Sie können dumpfen, kolikartigen, stichartigen oder schneidenden Charakter haben und zunächst nur die nervlich besser versorgten oder sonst noch belasteten Gewebe unseres Körpers betreffen. Gleichbleibend für ihr Auftreten ist aber immer der Zeitpunkt, der mit der Maximalzeit des eigentlich erkrankten und auslösenden Organes übereinstimmt. Tritt ein Schmerz täglich immer wieder zu einer ganz bestimmten Zeit — gleichgültig an welcher Stelle des Organismus und manchmal auch die Stelle wechselnd — auf, so müßte dieses Phänomen allein schon den Arzt veranlassen, die Organuhr nachzusehen und festzustellen, welches Organ in dieser Zeit seine Maximalzeit hat. Und nun einige Beispiele.

a) Kolikartige Schmerzen etwa, die zu einer ganz bestimmten Zeit immer wieder im Bereich des Bauches auftreten, können eine ganz verschiedene Ätiologie haben. Bei Auftreten zwischen 5 und 7 Uhr sind es Dickdarm-Spasmen, zwischen 9 und 11 Uhr muß an den Pankreas gedacht werden. Treten die Schmerzen zwischen 17 und 19 Uhr auf, so gehen sie mit größter Wahrscheinlichkeit von den Nieren aus, und in der Nacht zwischen 23 und 1 Uhr dürften es Gallen-Spasmen sein.

b) Das Auftreten eines Heißhungers zu Zeiten, die abnormal sind, also nicht zu lange Zeit nach einer Mahlzeit etwa, besonders aber im Tagesablauf der Maximalzeit des Magens, d. h. zwischen 7 und 9 Uhr, deuten eine Ulkustendenz im Magengebiet an, zwischen 13 und 15 Uhr im Zwölffingerdarm-Gebiet.

c) Ein Auftreten von Juckreiz nicht nur zu bestimmten Tageszeiten, sondern auch im Verlaufsgebiet eines oder mehrerer Meridiane kann ein deutlicher Hinweis auf eine Dysfunktion jener Organe sein, deren Meßpunkte auf dem betroffenen Meridian liegen oder des Organes, was seine Maximalzeit im zeitlichen Verlauf des Auftretens eines Juckreizes hat. Hier ist es also wichtig, sowohl die Zeit als auch das Ausbreitungsgebiet des Juckreizes zu erfahren, um Hinweise auf die Ätiologie der Erkrankung zu erhalten. Das Auftreten einer solchen Erscheinung etwa in der Zeit um 17 Uhr läßt den Verdacht einer Nierenaffektion aufkommen, der meist noch durch die von dem Patienten angegebene Lokalisation im Verlauf des Nieren-Meridianes an der Innenseite des Unter- und Oberschenkels bestätigt wird.

d) Besonders interessant und von einer starken Hinweiskraft sind Schlafstörungen. Dabei muß zunächst unterschieden werden zwischen Einschlaf- und Durchschlafstörungen. Bei stärker angeschlagenen und chronisch kranken Patienten können allerdings beide Formen der Schlafstörung zu gleicher Zeit vorkommen. Sichere Hinweise auf die Ätiologie der Erkrankung können vor allem Durchschlafstörungen geben, da Einschlafunregelmäßigkeiten durch die verschiedensten gesellschaftlichen und arbeitsmäßigen Bedingungen beeinflußt werden können.

   So kann Koffein und Teein nicht nur das Einschlafen hinausschieben, sondern auch das Gehirn und die endokrinen Drüsen, deren Maximalzeit zwischen 21 und 23 Uhr liegt, anregen. Nicht umsonst werden von erfahrenen

und zielstrebigen Don Juans ein Tête-à-tête im Chambre séparé in die späten Abendstunden verlegt, in denen neben Wein und Sekt – andere Stimulantien – meist auch noch ein Tee oder Kaffee serviert werden.
Ein regelmäßiges Aufwachen vor Mitternacht und 1 Uhr früh, ganz gleich zu welcher Abendstunde zu Bett gegangen wird, läßt den Verdacht auf eine Störung im Gebiet der Gallenblase aufkommen; es liegt eine Leberfunktionsstörung vor, wenn das nächtliche Aufwachen stets periodisch zwischen 1 und 3 Uhr erfolgt. Eine pulmonale Störung, vergesellschaftet mit einer Rechtsinsuffizienz des Herzens läßt den Patienten zwischen 3 und 5 Uhr aufwachen. Tritt dazu noch auch bei kühler Jahrestemperatur Schweißbildung auf, so liegt der Verdacht auf eine tuberkulöse Beeinträchtigung der Lungen nahe.

e) Eine gewisse Ausnahme bilden Schwächeanfälle bei Herzinsuffizienz, die nicht nur in den Maximalzeiten des Herzens (11 bis 13 Uhr) und des Kreislaufes (19 bis 21 Uhr) auftreten können, sondern auch dann, wenn eine mehr oder minder akute Affektion eines anderen Organes, eine verstärkte Durchblutung desselben verlangt, die die Kapazität des mehr/minder kompensierten Herzens überfordert. Schwächeanfälle verlangen daher in jedem Falle nicht nur die Beachtung des für die Maximalzeit zuständigen Organs, sondern immer auch die genaue Kontrolle von Herz und Kreislauf.

Die Beachtung der Maximalzeiten kann also nicht nur diagnostische, sondern auch therapeutische Hinweise geben, bei regelmäßiger Wiederkehr nachfolgender Symptome:

a) Schmerzen in ihrer verschiedensten Erscheinungsform, in den verschiedensten Körperregionen dumpf, kolikartig, stechend usw.
b) Heißhunger zu abnormen Tages- und Nachtzeiten
c) Juckreiz zu bestimmten Tages- oder Nachtzeiten und an bestimmten Körperstellen
d) Ein- und vor allem Durchschlafstörungen
e) Schwächeanfälle und unmotiviertes Schwitzen.

Ulcus ventriculi oder Ulcus duodeni

Weitere Handhaben zu einer gezielten Therapie aufgrund der Beachtung der Maximalzeiten bieten auch die verschiedenen Formen von Ulzera im Verdauungstrakt. Magenschmerzen in den Morgenstunden zwischen 7 und 9 Uhr haben ihren Ausgangspunkt entsprechend den Maximalzeiten im Magen. Hier kann es sich um eine chronische Gastritis oder gar ein Ulcus ventriculi handeln. Eine gezielte Verifizierung dieser Annahme und die anschließende abgestimmte Therapie verspricht den besten Erfolg. Anders dagegen, wenn die Schmerzen regelmäßig zwischen 13 und 15 Uhr auftreten. Trotz der damit verbundenen Herzbeschwerden, dürfte es sich hier, da dieses in die Maximalzeit des Dünndarmes fällt, um ein Ulcus duodeni, ein Zwölffingerdarmgeschwür oder eine

Zwölffingerdarmaffektion handeln. Im Pars ascendens des Duodenums erfolgt die Serotoninausschüttung, die bei Dysregulation zu Schmerzen im linken Oberbauch in der Maximalzeit des Dünndarms (13 bis 15 Uhr) führen, vergesellschaftet mit deutlicher Blutdruckerhöhung und Kopfschmerzen.

Gezielte Medikamentengabe

Die Kenntnis der Maximalzeiten läßt auch nach Abklärung der Affektion bzw. des betreffenden Organes eine gezielte Medikation insoweit zu, als die Medikamente auch zeitlich so gegeben werden können, daß ihre Wirkung voll und ganz ausgeschöpft wird. Bei Herzbeschwerden etwa, die tatsächlich vom Herzen ausgehen, wird man, entsprechend der Maximalzeit dieses Organes zwischen 11 und 13 Uhr, Herzmittel mit maximalem Erfolg am Vormittag 1 bis 2 Stunden vor der Maximalzeit des Organes verabreichen. So stehen die Medikamente dem Organ schon vor der Maximalzeit zur Verfügung und können in höchstem Maße ausgenützt werden in der Maximalzeit.

Die übliche Verschreibung „3mal täglich" ist zwar eine leicht zu merkende und anwendbare Formel, sie übersieht aber die Möglichkeit der Ausnützung der vollen Wirksamkeit der verschiedenen Medikamente, deren Wirkung bedeutend gesteigert werden könnte, würden sie entsprechend der Maximalzeiten eingesetzt werden.

Einem an Schlafstörungen leidenden Patienten, der etwa in der Zeit zwischen 0 und 1 nachts immer wieder erwacht, verabreicht man am besten in der Zeit zwischen 22 und 22.30 Uhr vor dem Zu-Bett-Gehen ein Mittel zur Unterstützung der Gallenfunktion.

Auch von seiten der Klinik liegen in manchen Fällen solche zeitlich gebundenen Verordnungen vor, wenn sie auch kaum auf der Erkenntnis der Maximalzeiten beruhen. Dem Diabetiker etwa wird – mit der Begründung, ihn tagsüber richtig einzustellen – aufgetragen, sein Insulin oder seine Tabletten am Morgen in der Zeit zwischen 7 und 9 Uhr zu nehmen, also kurz vor der Maximalzeit des Pankreas.

Bei der Beachtung und richtigen Deutung der Maximalzeiten stellt sich für den geübten Kliniker, der organbezogen denkt, insoweit eine Schwierigkeit ein, als die immer wieder auftretenden Schmerzen oder Sensationen wohl an die Zeit ihres Eintrittes gebunden sind, nicht aber unbedingt an das irritierte oder belastete Organ. Dieses tritt erst bei fortgeschrittener Beeinträchtigung in den Vordergrund.

Mit Hilfe der feinfühligen Elektroakupunktur können aber auch diese Fragen eindeutig geklärt und durch ihre Möglichkeit der Frühdiagnose sicher verifiziert werden.

Grundsätzlich wäre zur Frage der Maximalzeiten noch folgendes zu sagen:

1. Bei der Festlegung der Maximalzeit der einzelnen Organe bzw. Meridiane gilt die Ortszeit des Landes bzw. des Ortes, in dem der Patient seit längerer Zeit

ansässig ist. Entscheidend dabei ist wiederum die mittlere Sonnenzeit und nicht die offiziell befohlene Sommer- oder Winterzeit. Im Laufe der Jahre stellt sich der Organismus und damit auch die einzelnen Organe auf den Rhythmus der bestimmenden mittleren Sonnenzeit ein. Da aber der Ablauf eines 24-Stunden-Tages überall gleich ist, kann es bei der Bestimmung von Maximalzeiten nur dann zu Konfusionen kommen, wenn die Tageszeit an die geographische Lage gekoppelt und — was unzulässig ist — in toto auf einen anderen geographischen Breitengrad transferiert werden sollte. 12 Uhr Mittag ist zwar überall auf der Welt der Zeitpunkt des höchsten Sonnenstandes, geographisch allerdings nicht zum gleichen Zeitpunkt.

2. Der Höhepunkt der Maximalzeit setzt nicht schlagartig im vollen Ausmaß ein, sondern wird erst in der Mitte, also nach einer Stunde erreicht, um dann wieder langsam abzuschwellen. Eine beginnende oder vorhandene Insuffizienz eines Organes wird also erst gegen die Mitte seiner Maximalzeit manifest. Auch werden entsprechende Beschwerden zumindest im Beginn einer Erkrankung, nicht schon am Beginn der Maximalzeit des betroffenen Organes, eintreten, sondern erst je nach dem Stadium der Affektion früher oder später, mehr oder weniger der Maximalzeitmitte zu.

Das regelmäßige Eintreten von Beschwerden gibt bei Beachtung der Maximalzeiten nicht nur das erkrankte Organ an, sondern kann auch je nach dem Eintritt Hinweise auf die Schwere und das Fortschreiten der Erkrankung geben.

3. Entsprechend den Maximalzeiten bietet sich, sozusagen als Spiegelbild dazu, 12 Stunden später die Minimalzeit an. Wie noch besprochen werden wird, besteht auch ein direkter Zusammenhang zwischen den zwei sich konträr gegenüberliegenden Organen der Maximalzeituhr. Die Beachtung der Erscheinungen auch der Minimalzeiten spielt dann eine wesentliche Rolle, wenn nicht nur das eine Organ der Maximalzeit, sondern auch sein „Widerpart" in der Minimalzeit erkrankt ist. Die Kenntnis dieser Möglichkeiten kann manche Verwirrung oder scheinbare Unregelmäßigkeit ausschalten, wenn regelmäßig wiederkehrende Affektionen nicht nur einmal im Zyklus von 24 Stunden auftreten.

Organpaare der Maximal-Minimalzeit

Spezifische Organschmerzen können nicht nur in seiner eigenen Maximalzeit, sondern auch in der Zeit seines ihm gegenüberliegenden Bezugsorganes in der Minimalzeit auftreten. Herzschmerzen etwa sind nicht nur in seiner Maximalzeit von 11 bis 13 Uhr möglich, sondern auch in der Minimalzeit von 23 bis 1 Uhr, wenn die Gallenblase ebenfalls erkrankt ist. Es ergeben sich daraus folgende sich gegenüberstehende und gegenseitig beeinflussende Organpaare:

Herz	11 bis 13 Uhr	/	23 bis 1 Uhr	Gallenblase
Dünndarm	13 bis 15 Uhr	/	1 bis 3 Uhr	Leber
Blase	15 bis 17 Uhr	/	3 bis 5 Uhr	Lunge

Niere	17 bis 19 Uhr	/	5 bis 7 Uhr	Dickdarm
Kreislauf	19 bis 21 Uhr	/	7 bis 9 Uhr	Magen
Hormonhaushalt	21 bis 23 Uhr	/	9 bis 11 Uhr	Milz/Pankreas
		bzw. umgekehrt		
Gallenblase	23 bis 1 Uhr	/	11 bis 13 Uhr	Herz
Leber	1 bis 3 Uhr	/	13 bis 15 Uhr	Dünndarm
Lunge	3 bis 5 Uhr	/	15 bis 17 Uhr	Blase
Dickdarm	5 bis 7 Uhr	/	17 bis 19 Uhr	Niere
Magen	7 bis 9 Uhr	/	19 bis 21 Uhr	Kreislauf
Milz/Pankreas	9 bis 11 Uhr	/	21 bis 23 Uhr	Dreifacherwärmer
Herz	11 bis 13 Uhr	/	23 bis 1 Uhr	Gallenblase

Dabei ist die regelmäßige Wiederholung der Zeit des Schmerzeintrittes maßgebend und weniger die Lokalisation oder das Organ selber. Nach einem ausgiebigen und fetten Abendessen etwa kann bei einem insuffizienten Herz auch in seiner Minimalzeit, d. h. der Maximalzeit einer gleichfalls geschädigten und nunmehr schwer belasteten Galle ein Infarkt in den späten Abendstunden erfolgen. Da es sich aber besonders bei chronischen Erkrankungen nur sehr selten um die ausschließliche Schädigung eines einzigen Organes handelt, sondern meist mehrere Funktionen gestört erscheinen, wird es auch in der Schmerzäußerung bzw. Irritation zu möglichen Kombinationen kommen.

Eine chronische Dünndarmfunktionsstörung mit ungenügender Fermentbildung und der damit meist vergesellschafteten Leberfunktionsstörung wird nicht nur zu unangenehmen Sensationen in der Maximalzeit der Leber zwischen 1 bis 3 führen, sondern auch zusätzliche stärkere meteoristische Erscheinungen mit Darmgeräuschen aufweisen.

Wird der Patient mit kardiopulmonaler Insuffizienz zwischen 3 bis 5 durch einen starken Harndrang aus dem Schlaf gerissen, so ist sein Vitium sicherlich mit einer chronischen Reizblase vergesellschaftet.

Ein Patient, der an Dickdarmirritationen oder gar an einer Divertikulitis leidet und zwischen 5 und 7 morgens Kreuzschmerzen verspürt, die er vielleicht in der Nierengegend lokalisieren kann, so liegt – neben seinem Dickdarmleiden – auch der Verdacht auf eine Nierenschädigung vor. Leidet ein Magenulkus-Patient gleichzeitig auch an einer Kreislaufschwäche, so wird er neben seinen morgendlichen Magenschmerzen – in der Zeit zwischen 7 und 9 gleichzeitig auch eine deutliche körperliche Schwäche und Schwindelanfälle registrieren usw.

Eine Ausnahme von dieser „Faustregel" bilden die sog. Vagotoniker. Sie brauchen am Morgen eine längere Anlaufzeit und ihr Tagesrhythmus schwingt sozusagen am Abend langsam aus. Es sind die Menschen, die morgens nicht aus dem Bett herauskommen und am Abend nicht zum Schlafen zu bringen sind. Bei ihnen hinkt die Organuhr um rund zwei Stunden nach, so daß auch die ganzen oben genannten Beziehungen sich auf zwei Stunden später verschieben.

Die Maximalzeit des Dickdarmes ist dann zwischen 7 und 9 anzusetzen, in einer Zeit also, in der – bei normaler Verdauung – auch der Stuhlgang erfolgt.

Zwischen 9 und 11 empfindet der Vagotoniker dann einen starken Hunger. Es ist

bei ihm die Maximalzeit des Magens. Werden diese Menschen durch die sonst übliche Arbeitszeit gezwungen, früher zu frühstücken, bringen sie meist nur eine kleine Schale Flüssigkeit und einige, wenige Bissen hinunter. Ebenso verschieben diese Menschen gerne die Mittagszeit auf die frühen Nachmittagsstunden.
Da auch die Maximalzeit des sog. Dreifacherwärmers oder des Meridianes für das endokrine System auf die Zeit zwischen 23 und 1 verschoben erscheint, hat der Vagotoniker erst nach Mitternacht das Bedürfnis, zu Bett zu gehen, zum Unterschied vom normalen Menschen, der an einem Arbeitstag zwischen 21 und 22 Uhr sein Schlafbedürfnis verspürt.
Die Gültigkeit dieser Regel der normalen Organuhr wird auch durch die Erfahrungen bestätigt, die bei Menschen gemacht werden, welche durch ihren Beruf dazu gezwungen werden, Nachtarbeiter zu sein. Die Erfahrung lehrt hier eindeutig, daß der arbeitende Mensch während der Nachtschicht nur kleinste Mengen an Nahrung zu sich nehmen soll, um fit zu bleiben. Außerdem ist bekannt, daß der regelmäßig nächtlich arbeitende Mensch es gesundheitlich viel besser durchhält — weil hier auch eine gewisse Umstellung und Anpassung erfolgt — als jener, der abwechslungsweise in der Früh-, der Spät- und schließlich der Nachtschicht arbeiten muß.
Danach kommt *Voll* zu der Schlußfolgerung: „Die Maximalzeiten können als Hinweisdiagnose für die ätiologische Klärung unklarer Beschwerden sowie als Frühdiagnose für eine sich anbahnende Insuffizienz eines Organes und somit zu einer Frühtherapie von Präinsuffizienz in der ärztlichen Sprechstunde herangezogen werden. Die Minimalzeiten der Organe als Zeiten minimaler Organfunktion sind zusätzlich bei Vorhandensein von weiteren Organfunktionsstörungen bei multimorbiden Patienten für eine Hinweisdiagnose zu verwerten."
Das Vorhandensein und Funktionieren der Maximalzeiten kann mit einem wohldurchdachten ergometrischen System verglichen werden. Die Aufrechterhaltung eines energetisch ausgeglichenen, gleichmäßigen und dabei doch elastischen Lebensrhythmus erfordert ein gewisses variables Ausmaß an Energie. Dieselbe muß zur Aufrechterhaltung der Lebensvorgänge ein gewisses Maß erreichen und sich den variablen Anforderungen anpassen, darf aber auch nicht überschießend sein.
Dieses ständige Vorhandensein eines bestimmten Energiepotentiales auf der einen und die Erhaltung einer entsprechenden Anpassungselastizität auf der anderen Seite einem einzigen Organ zu übertragen, würde bald zu einer Überforderung desselben und zu seinem Zusammenbruch führen. Es wäre dann wohl auch kaum ein Ersatz möglich und unser Leben würde im wahrsten Sinne des Wortes „an einem seidenen Faden hängen".
So aber wird die „Arbeit der Energiesicherung" reihum auf eine ganze Reihe von Organen verteilt, die normalerweise im einzelnen nicht überanstrengt werden und sich in der Zwischenzeit immer wieder erholen können. An die Stelle einer starren Energiequelle tritt hier in Form der Art von kommunizierenden Gefäßen ein „Fließsystem" *(Bertalanffy)*, das nicht nur die konstante Energieerzeugung, sondern auch die Elastizität einer etwaigen notwendigen zeitlich begrenzten Energieverschiebung gewährleistet. Und das alles entsprechend einem

Grundgesetz der Natur bei geringstmöglichem Aufwand und Belastung der vorhandenen Gegebenheiten.
Der Mechanismus dieses jederzeit möglichen Energieausgleiches bzw. der Elastizität derselben bei konstant erhaltener Energiekapazität wurde schon in der klassischen Akupunktur erkannt und unter anderem auch in den folgenden vier Hauptregeln festgehalten, deren etwas romantische Bezeichnungen traditionsgetreu auch hier zunächst so festgehalten werden sollen. Es sind dieses:

1. Die Regel Mutter und Sohn
2. Die Regel Ehemann und Ehefrau
3. Die Regel der gekoppelten Meridiane (Korrespondenzorgane)
4. Die Regel Mitternacht–Mittag.

Mutter-Sohn-Regel

Entsprechend der oben besprochenen Organuhr hat jedes Organ einen zeitlichen Vor- und Nachläufer. Jenes Organ, welches in seiner Maximalzeit nach der Organuhr vor dem ins Auge gefaßten vermerkt ist, wird nach chinesischer Nomenklatur als „Mutter" bezeichnet, während das ihm folgende als „Sohn" angesehen wird.
Welche Schlußfolgerungen können aus schulmedizinischer oder moderner naturwissenschaftlicher Sicht aus dieser „Ordnungstheorie" gezogen werden?
Entsprechend dem Naturpinzip mit den einfachst- und geringstmöglichen Mitteln den höchstmöglichen Effekt zu erzielen, muß auch das „Fließsystem" unseres Organismus, in dem die Energie bzw. die Aufgabe ihrer Konstanterhaltung oder mögliche Anpassung im Uhrzeigersinn von Organ zu Organ weitergegeben wird, als ideale Lösung des oben genannten Prinzipes angesehen werden.
Danach übernimmt jedes Organ in seiner zweistündigen Maximalzeit sozusagen die Verantwortung dafür, die notwendige Energie, die zur Erhaltung unseres Lebens – gleiche Körpertemperatur, Atmung, Verdauung, Ausscheidung usw. – vorhanden sein muß, konstant zu erhalten und bei drohender Gefahr entsprechend „Alarm" zu schlagen. In der restlichen Zeit kann auf Sparflamme abgeschaltet werden und das Organ kann sich – neben seiner spezifischen sozusagen routinemäßigen Arbeit – wieder erholen. Wären diese Aufgaben nur einem einzigen Organ übertragen, würde es bald zu einer Überlastung oder mindestens einer Hypertrophie desselben kommen und damit die Gefahr eines frühzeitigen Zusammenbruches desselben bestehen. Darüber hinaus wäre in diesem Falle keine Ausweich- oder Ersatzmöglichkeit gegeben und unser sowieso ständig bedrohtes Leben noch vor seiner Erfüllung untergehen.
So aber wird die Energie – sozusagen als Initialzündung von einem Organ – der Mutter – an das nächstfolgende – dann an den Sohn – weitergegeben. Bleibt diese „Initialzündung" – etwa durch Überlastung des „Mutter"-Organes aus, kann es zum Auslassen oder gar Zusammenbruch des „Sohn"-Organes kommen.

Ein Herzinfarkt etwa, der zu Beginn der Maximalzeit dieses Organes, d. h. gegen 11 Uhr eintritt, kann bei vorhandenem Herzvitium und einer Überlastung des vorhergehenden „Mutter"-Organes – Pankreas/Milz – tödlich ausgehen, da in diesem Falle bei einem schon geschwächten Organ noch die „Initialzündung" zur Leistungsübernahme fehlt.
Nicht ohne auch organischen Grund werden für Herzaffektionen als besondere Risikofaktoren Diabetes und Störung des Fettstoffwechsels angegeben. Bei dem Diabetiker ist auch das für das Herz als „Mutterorgan" geltende Pankreas belastet und geschwächt, und bei Störung des Fettstoffwechsels handelt es sich immer auch um eine Belastung der Leber und damit eine Beeinträchtigung der Gallenblase, von der nicht nur die Regulierung der Bauchspeicheldrüse ausgeht, sondern die auch als Gegenspieler des Herzens in dessen Maximalzeit (Regel Mitternacht–Mittag) eine wesentliche Rolle spielt.
In den meisten Fällen, in denen nicht auch noch andere gravierende Organschäden eine Rolle mitspielen, tritt der Herztod in den Mittagsstunden oder um Mitternacht ein.
Aus dieser „Mutter-und-Sohn"-Regel, in Kombination mit den sog. Organpaaren lassen sich aber auch grundsätzliche therapeutische Grundregeln ableiten. Bei einer Therapie etwa von Herzinsuffizienz beschränke man sich nicht nur auf den energetischen Ausgleich der entsprechenden Herzpunkte, sondern beachte auch das Energiepotential von Milz/Pankreas (Mutter) und des Dünndarmes (Sohn), des mit dem Herzen gekoppelten Organpaares.
Es wird also bei einer Herzbehandlung auch der Milz/Pankreas-Meridian und der Dünndarmmeridian mit zu therapieren sein, so kann man bei einer Herztherapie rascher zu einem guten und dauernden Erfolg kommen.
Die Hauptfunktion sowohl von Milz/Pankreas als auch des Dünndarmes liegt in der Bildung von Fermenten, die zur Aufschließung von Nahrungsmitteln und damit zur Bildung von Energie dienen. Eine ausreichende Energieerzeugung ist aber unter anderem auch die Voraussetzung für eine optimale Herzfunktion. Ein Energieausgleich an den Akupunkturpunkten des Milz/Pankreas- und Dünndarmmeridianes führt gleichzeitig auch zu einer Verbesserung der Werte an den einzelnen Herzpunkten.
Voll schreibt u. a. zu diesem Fragenkomplex: „Bei einer Nierenfunktionsstörung wird man nach der ‚Mutter-Sohn-Regel' die Blase als vorangehendes Organ, den Kreislauf als nachfolgendes Organ behandeln. In der Akupunktur kommt dem Blasen-Meridian mit seinen 67 Punkten als längste Energiebahn die größte Bedeutung zu. Die Blase ist nicht nur ein Hohlorgan zur Sammlung des durch die Nieren ausgeschiedenen Urins, sondern auch eine maßgebliche energetische Versorgungs- und Steuerungszentrale des ganzen Urogenitalgebietes. Eine Stärkung der Blasenfunktion und der gesamten Urogenitalorgane bewirkt ferner einen beschleunigten Lymphabfluß aus dem kleinen Becken, was wiederum eine bessere Durchlymphung der Niere zur Folge hat. Die Behandlung des Kreislaufes hingegen fördert die arterielle Durchblutung und beseitigt bei Nierenerkrankungen die Spasmen der Nierenarteriolen. Damit aber bessert sich auch die Konzentrationsleistung der Nieren selbst . . ."

„Die Mutter-Sohn-Regel" mit dem zeitlichen energetischen Funktionsablauf entsprechend der Reihenfolge der energetischen Durchflutung der Organe gibt also jedem Arzt die Möglichkeit, bei Versagen oder schlechtem Ansprechen seiner Therapie bei einem geschädigten Organ seine Behandlung durch Einbeziehung von zwei anderen — in der Maximalzeitenuhr benachbarten — Organen effektiver und erfolgreicher zu gestalten.

Ehemann-Ehefrau-Regel

Weniger beeindruckend und problematischer erscheint die Regel „Ehemann-Ehefrau", da sie auf den Erfahrungen der chinesischen Pulsdiagnose beruht, die kaum objektivierbar erscheint und neben einem äußerst feinen — ich möchte fast sagen „angeborenen" — Fingerspitzengefühl sehr viel Erfahrung und auch diagnostisches Glück voraussetzt.
Dieselbe besagt, daß bei der Erkrankung eines Organes, welches oberflächlich oder tief an einer der drei Pulsstellen an der Pulsstelle der einen Hand ertastet wird, gleichzeitig auch das an der gleichen Pulsstelle der anderen Hand oberflächlich oder tief liegende Organ mitgefährdet ist. Dabei wird bei der Chinesischen Pulsdiagnose an jeder Hand der Puls an 3 Pulsstellen, jeweils für 2 oder 3 Organe ertastet, die folgender Anordnung entsprechen:

Linke Hand	I. Pulsstelle	II. Pulsstelle	III. Pulsstelle
oberflächlicher Puls	Dünndarm	Gallenblase	Blase
tiefer Puls	Herz	Leber	Niere
Rechte Hand			
oberflächlicher Puls	Dickdarm	Magen	end. System
tiefer Puls	Lunge	Pankreas Milz	Kreislauf Sexualorgane

Nach dieser Regel gehören also folgende Organe zusammen, die bei Erkrankung des einen zugleich auch mitbelastet sind und daher auch mitbehandelt werden müßten:

links		rechts
	oberflächlich	
Dünndarm		Dickdarm
Gallenblase		Magen
Blase		Endokrines System
	in der Tiefe	
Herz		Lunge
Leber		Pankreas/Milz
Niere		Kreislauf — Sexualorgane

Und *Voll* bemerkt dazu: „Auch vom klinischen Standpunkt sind diese angegebenen Beziehungen zu erklären. So ist bei Dickdarmerkrankungen auch der Dünndarm mitbeteiligt, denn die Dysbakterie des Dickdarmes wandert auch in den Dünndarm hinauf.
Bei Lungenerkrankungen wird besonders auch das rechte Herz belastet. Bei Magenerkrankungen ist auch die Gallenfunktion gestört. Dieses ist besonders bei Subazidität und Anazidität des Magensaftes zu beobachten, wo Infektionserreger vom Magen aus in das Duodenum und damit auch in die Gallengänge einwandern, um schließlich eine chronische Cholangitis zu unterhalten.
Bei Pankreaserkrankung wirkt sich die ungenügende Fermentbildung auf den intermediären Stoffwechsel der Eiweiße, Kohlehydrate, Fette und die Harnsäure aus, weil diese Stoffe dann nur teilweise abgebaut werden. Es bleibt dann der Leber überlassen, eine größere Menge von entstandenen Halbprodukten des intermediären Stoffwechsels zu entgiften. Endokrine Insuffizienzen wirken sich auch auf die Urogenitalorgane, insbesondere die Prostata, aus, die akupunkturmäßig zu der Blase gehört.
Gefäßerkrankungen schließlich mit Gefäßveränderungen und Spasmen wirken sich nachhaltig auf die Nierenarteriolen aus und verschlechtern die Konzentrations- und Filterleistung derselben."
Bei Beachtung dieser Zusammenhänge kann vom Arzt bei Erkrankung eines Organes neben der Behandlung desselben gleichzeitig auch das gekoppelte Organ prophylaktisch geschützt werden.

Regel der gekoppelten Organe

Kein Organ arbeitet für sich allein, sondern wird stets auch von anderen Organen, die in mehr oder minder engem Zusammenhang mit ihm stehen, beeinflußt, wie umgekehrt auch jedes Organ stets einen mehr oder minder starken Einfluß auf eines oder mehrere Organe ausübt. Wie in dem Textband „Topographische Lage der Meßpunkte der Elektroakupunktur" von *Voll* auf S. 96 und auch in der „Elektroakupunktur-Fibel" auf S. 198 ausgeführt wird, ist jedem „Yang-betonten" (Organ ein „Yin-determiniertes" beigeordnet, deren Aufgabe es zu sein scheint, das in ihrem Einflußbereich liegende, energetische Gleichgewicht, sozusagen in erster Instanz, aufrechtzuerhalten. Bei einer Belastung oder Störung des einen Organes wird auch von dem mitgefährdeten Korrespondenzorgan gesprochen. In solchen Fällen kann das energetische Gleichgewicht nicht nur durch Normalisierung der einzelnen EAV-Punkte jedes der korrespondierenden Organe wiederhergestellt werden, sondern auch durch die entsprechenden Lo-Punkte, der sog. Passagepunkte jedes Organes, die den Ausgangspunkt der direkten Kommunikation zwischen zwei gekoppelten Organen darstellen.

Im einzelnen korrespondiert das
Yin-Organ „Herz" mit dem Yang-Organ „Dünndarm",
Yin-Organ „Niere" mit dem Yang-Organ „Blase",

Yin-Organ „Leber“ mit dem Yang-Organ „Gallenblase“,
Yin-Organ „Lunge“ mit dem Yang-Organ „Dickdarm“,
Yin-Organ Milz/Pankreas mit dem Yang-Organ „Magen“ und umgekehrt.
Der funktionssteuernde Kreislauf steht in engem Zusammenhang mit dem sogenannten Dreifacherwärmer oder dem endokrinen System.

Zu 1: Herz-Dünndarm
Verdauungsstörungen, soweit sie das Dünndarmgebiet – einschließlich den Abschnitt des Zwölffingerdarmes – betreffen, wirken sich immer auch belastend auf das Herz und hier besonders das linke Herz aus. Unangenehme Herzsensationen, besonders einige Zeit nach einer den Verdauungstrakt belastenden Mahlzeit, haben ihre Ursache meist im Dünndarmgebiet und weniger in dem sensitiv irritierenden Herzschmerz. Umgekehrt können Belastungen des linken Herzens eine deutliche Verminderung erfahren, wenn eine entsprechende Normalisierung der Verdauungsvorgänge im Dünndarmgebiet erreicht wird. Eine entsprechende dünndarmentlastende Diät bei Herzinfarktkranken hat nicht nur das Ziel einer entsprechenden Schonung von Magen-Leber und Pankreas – ,die in den Zwölffingerdarm münden –, sondern führt auch zu einer Entlastung des geschädigten Herzens.
Umgekehrt können Dünndarmerkrankungen, die sich besonders in einer Funktionsstörung in der Maximalzeit dieser Organe (von 13 bis 15 Uhr) bemerkbar machen – etwa durch besonders laute Darmgeräusche, Schwindelgefühl und Schwächeanfälle – günstig beeinflußt werden, wenn die Herzleistung unterstützt wird. Es kommt dann zu einer besseren Durchblutung des Verdauungstraktes und damit auch zu einer günstigen Unterstützung der Funktion des Dünndarmes.

Zu 2: Nierenerkrankungen
Schon rein anatomisch besteht ein enger Zusammenhang zwischen Niere, Harnleiter und Blase. Bei einer Nierenaffektion ist in den meisten Fällen auch die Blase in Mitleidenschaft gezogen, wie auch eine nicht beachtete und länger anhaltende Zystitis schließlich auch die Nieren belastet oder sogar zu einer Erkrankung derselben führen kann.
Eine erfolgreiche Behandlung einer krankhaften Nierenaffektion schließt danach automatisch auch die Mitbehandlung der Blase ein. Ebenso müssen bei einer Blasenaffektion auch die entsprechenden Grundpunkte der Niere mitbehandelt werden. So hat bei allen entzündlichen Blasenerkrankungen die Behandlung der meist mitinfizierten Nierenbecken eine günstige Rückwirkung auf die Blase.

Zu 3: Leberdysfunktion
Bei einer Dysfunktion der Leber ist stets auch die Gallenblase in Mitleidenschaft gezogen. Sollte diese operativ schon entfernt worden sein, dann sind es die galleableitenden Gänge, der Pars descendens des Duodenums und das Pankreas, die einer besonderen Beachtung bedürfen. Die umfangreiche Fermentfunktion des Pankreas wird zum Großteil durch die Gallensekretion beeinflußt, reguliert und ausgelöst. Eine Dysfunktion im Leber-Galle-Gebiet beeinträchtigt auch die Funktion des Pankreas. Umgekehrt erscheint bei der Therapie einer

Dysfunktion des Pankreas auch die Einregulierung und Normalisierung der Tätigkeit der Leber und Gallenblase von großem Nutzen.
Bei Entzündungen der Gallengänge kommt es zugleich auch zu einer Schleimhautschwellung derselben, die den Querschnitt bzw. das Lumen der Gallengänge verengt. Dieses hat einen verzögerten Gallenabfluß in das Duodenum und damit einen gewissen Rückstau mit Eindickung der Gallenflüssigkeit zur Folge.
Eine Unterstützung der Leberleistung fördert die Gallensekretion der Leberzellen und steigert damit auch den Flüssigkeitsdruck in den Gallengängen, so daß es zu einer stärkeren Sekretion in das Zwölffingerdarmgebiet kommt.

Zu 4: Lunge-Dickdarm
Ein anatomisch nicht so naheliegender Zusammenhang besteht zwischen Lunge und Dickdarm. Eine Dysbakterie im Dickdarmgebiet beeinträchtigt auch die Funktion der Lungen. Die Dysbakterie führt u. a. zu unnötigen Gasentwicklungen und damit zu Blähungserscheinungen, die das Ausmaß der Exkursion der Lunge beeinträchtigen. Zugleich aber wird auch die Kreislauffunktion im Magen-Darmgebiet beeinträchtigt, was zusammen mit der verminderten Atemkapazität der Lungen zu einer gewissen Sauerstoffverarmung im Intestinalgebiet führt, die besonders die fermentfördernden Bakterien trifft. Die Dysbakterie bleibt daher bestehen und verstärkt sich im Laufe der Zeit.
Bei Verdauungsschwierigkeiten aufgrund einer Dysbakterie ist eine Mitbehandlung der Lungen daher von großem Wert.
In den 30er Jahren, da die Tuberkulostatika noch nicht bekannt waren, wurde in umgekehrten Fällen in den Heilstätten bei einer Lungentuberkulose auch die Dysbakterie des Darmes mit Erfolg mitbehandelt.

Zu 5: Milz-Pankreas und Magen
Auch hier liegen zunächst die näheren Zusammenhänge nicht so offen auf der Hand. Bei Magenaffektionen, einer chronischen Gastritis etwa oder einer Achylie, passiert der Speisebrei den Magen nur in angedautem Zustand und führt damit in der Folge zu einer zusätzlichen Belastung im Darmgebiet. Letzten Endes dann zu Verdauungsschwierigkeiten mit Obstipation, Völlegefühl, Herzsensationen, Adipositas usw. usw.
Eine Unterstützung des Pankreas führt dann zu einer vermehrten Fermentbildung und Ausschüttung derselben in das Zwölffingerdarmgebiet, so daß die vom geschwächten Magen nicht vollendete Verdauung, nunmehr zu Ende geführt werden kann.
Umgekehrt kann auch bei einer beeinträchtigten Pankreasfunktion (Diabetes etwa) eine optimal einregulierte Verdauung im Magen-Darmgebiet – nicht nur mit Hilfe einer entsprechenden Diät – viel zur Entlastung und Normalisierung der Pankreastätigkeit beitragen.

Mitzubehandelnde Organe

Als stets mitzubehandelnde und mitzubeachtende Organpaare können somit angegeben werden:

1. Blase – Niere
2. Dickdarm – Lunge
3. Dünndarm – Herz (besonders linkes Herz)
4. Gallenblase – Leber
5. Magen – Milz/Pankreas

bzw.:

1. Herz – Dünndarm
2. Leber – Gallenblase
3. Lunge – Dickdarm
4. Milz/Pankreas – Magen
5. Niere – Blase

Antagonisten – Mitternacht-Mittag-Regel

Nicht nur die in der Schulmedizin bekannten Antagonisten „Vagus und Sympathikus“ bieten die Möglichkeit einer gegenseitigen Beeinflussung, sondern auch eine Reihe von Organen bzw. Organfunktionen. Sie gewährleisten erst bei einem ausgewogenen Gleichgewicht eine normale Funktion. Als Charakterisierung dieses Antagonismus, der durch Behandlung beider Teile am besten im gesunden Gleichgewicht gehalten werden kann, wird in der Akupunktur die Bezeichnung der Regel von „Mitternacht und Mittag“ verwendet.
So steht auch in der zeitlichen Abfolge der Maximalzeiten jedem Organ ein anderes diametral gegenüber und stellt damit auch in der Therapie einen Zusammenhang her. Es stehen damit immer je zwei Organe in direkter Opposition sich gegenüber, deren Maximalzeiten nach der chinesischen Organuhr um 12 Stunden versetzt sind. Dabei steht stets ein „Yang-Organ“ einem „Yin-Organ“ gegenüber.
Außerdem kommen bei dieser Regel die Begriffe: „Yin-Zeit“ (= von Mittag bis Mitternacht) und „Yang-Zeit“ (= von Mitternacht bis Mittag) zur Anwendung.
Grundsätzlich wird bei der Therapie die energetische Aufladung oder Tonisierung eines Yang-Organes in der Yang-Zeit durchgeführt (oder von Mitternacht bis Mittag das opponierende Yin-Organ sediert oder beruhigt). Eine Tonisierung etwa des Dickdarmes in der Yang-Zeit am Vormittag wird eine Beruhigung oder Sedierung des Oppositionsorganes – in diesem Falle der Niere – nach sich ziehen.
Die Erklärung für dieses Phänomen liegt darin, daß eine energetische Aufladung des Dickdarmes eine Steigerung seiner Funktion zur Folge hat. Die Fortbewegung und Ausscheidung des Speisebreies aus dem Dickdarmgebiet wird damit verbessert und beschleunigt. Dies wiederum wirkt sich auf die Niere

insoweit beruhigend und entlastend aus, als eine geringere Flüssigkeitsmenge zurückbleibt, die ansonsten von der Niere verarbeitet und ausgeschieden werden müßte.
Umgekehrt wird eine Sedierung oder Beruhigung eines Yin-Organes in der Yin-Zeit (Mittag bis Mitternacht) das in Opposition stehende Yang-Organ tonisieren oder kräftigen.
Durch eine verstärkte Nierenausscheidung kommt es zu einem Flüssigkeitsverlust, der im Dickdarm zu einer beschleunigten Eindickung des Kotes führt. Eine Sedierung und damit Verlangsamung der Nierentätigkeit wiederum führt zu einem Flüssigkeitsrückstau im Dickdarmgebiet und damit einer Verdünnung des Kotes. Eine Obstipation also, deren Ursache in einem Flüssigkeitsmangel im Dickdarmgebiet zu suchen ist, dürfte also durch eine sedierende Therapie der Nieren günstig beeinflußt werden.
Im einzelnen können nach dieser Regel folgende Organpaare gegenübergestellt werden:

Maximalzeiten

	Yin-Zeit		Yang-Zeit
Dünndarm	13 bis 15 Uhr	Leber	1 bis 3 Uhr
Blase	15 bis 17 Uhr	Lunge	3 bis 5 Uhr
Niere	17 bis 19 Uhr	Dickdarm	5 bis 7 Uhr
Kreislauf	19 bis 21 Uhr	Magen	7 bis 9 Uhr
Dreifacherwärmer		Milz/Pankreas	9 bis 11 Uhr
Endokrines Syst.	21 bis 23 Uhr	Herz	11 bis 13 Uhr
Gallenblase	23 bis 1 Uhr		
	Yang-Zeit		Yin-Zeit
Leber	1 bis 3 Uhr	Dünndarm	13 bis 15 Uhr
Lunge	3 bis 5 Uhr	Blase	15 bis 17 Uhr
Dickdarm	5 bis 7 Uhr	Niere	17 bis 19 Uhr
Magen	7 bis 9 Uhr	Kreislauf	19 bis 21 Uhr
Milz/Pankreas	9 bis 11 Uhr	Dreifacherwärmer	
Herz	11 bis 13 Uhr	Endokrines System	21 bis 23 Uhr
		Gallenblase	23 bis 1 Uhr

Welche pathophysiologischen Fakten sprechen im einzelnen für das Bestehen dieser Zusammenhänge?

1. Dünndarm – Leber:

Erkrankungen des Dünndarmes gehen mit einer geringeren Fermentbildung oder zumindest einer geringeren Nutzung derselben Hand in Hand. Dadurch werden die zugeführten Nahrungsstoffe nicht vollständig aufgeschlossen. Es entstehen in vermehrtem Maße intermediäre Stoffwechselprodukte, die zurückgestaut, von der Leber zusätzlich entgiftet werden müssen.

Eine zusätzliche Unterstützung der Leberfunktion bei Dünndarmerkrankungen erscheint also nach diesen Überlegungen sinnvoll, ebenso wie eine Förderung der Dünndarmtätigkeit bei Lebererkrankungen zu einer Entlastung derselben führt und damit eine Gesundung und Regeneration der Leber fördert.

2. Blase – Lunge:

Bei Erkrankungen der Blase, die mit ungenügenden Urinausscheidungen verbunden sind, kommt es bald zu einer Mitbelastung der Nieren, die ihrerseits nicht mehr fähig sind, genügend Flüssigkeit auszuscheiden. In der Folge tritt ein Flüssigkeitsrückstau ein, der zu einer Art Ödembildung – besonders im Lungengebiet – führt. Dieses nephrogen bedingte „Lungenödem" hat nicht nur eine Einschränkung der Atemkapazität zur Folge, sondern auch einen transzellulären Austritt von Blutplasma in die Lungenalveolen.
Erst die Anregung oder Normalisierung der Blasen- und Nierenfunktion bewirkt ein Abfließen und Schwinden von Flüssigkeitsstauungen im Organismus und damit auch eine Erleichterung der Atmung, die durch entsprechende Atemübungen noch verbessert werden kann.

3. Niere – Dickdarm:

Ein ähnlicher Mechanismus läuft bei der Funktion von Niere und Dickdarm ab. Kommt es infolge einer Nierenerkrankung zu einem Rückstau von Flüssigkeit im Gewebe, dann ist in erster Linie eine Feuchtigkeitsanreicherung im Dickdarm festzustellen.
Eine Anregung der Dickdarmtätigkeit zur Ausscheidung des flüssigkeitsreichen Stuhlbreies führt in diesem Falle auch zu einer Entlastung der Niere. Kann dieser Mechanismus nicht aufrechterhalten werden, so tritt ein weiterer Rückstau von Flüssigkeit ein, der bis zur Ausbildung eines Aszites führen kann.
Umgekehrt wird ein Flüssigkeitsrückstau durch Erkrankung (Obstipation, Verklebung der Darmzotten usw.) im Dickdarmgebiet durch Unterstützung der Nierenfunktion abgebaut oder zumindest erleichtert werden.

4. Kreislauf – Magen:

Bei Kreislaufstörungen, besonders wenn sie mit dem Symptomenkomplex der Hypotonie verbunden sind, findet sich in den meisten Fällen auch eine Sub- oder Anazidität des Magens. Bei Belastungen dieses Organes nach übermäßiger Speisezufuhr kann es dann zum Absacken größerer Blutmengen in das Intestinum und in ihrem Gefolge zu Schwindel- und Ohnmachtsanfällen kommen.
Eine erfolgreiche Therapie der Hypotonie verbessert meist auch die Magenfunktion ebenso, wie eine Unterstützung oder Normalisierung der Magensekretion meist auch die – zumindest subjektive – Symptomatik einer Kreislaufschwäche verbessert.

5. Endokrines System – Milz/Pankreas:

Ein Nachlassen oder Aussetzen der Funktionen des endokrinen Systems führt zu einer Lymphstauung im Organismus. Die Haut wird schlaff und fahl. Die Abwehrfunktion der Milz wird eingeschränkt. Es stellt sich unter Umständen ein Altersdiabetes ein usw.
Als Beispiele von Folgen einer ungenügenden Tätigkeit der endokrinen Drüsen mit nachfolgender Lymphstauung können angeführt werden:

a) Myxödem bei Schilddrüsenunterfunktion
b) Tetanie mit Ödemen an Händen und Füßen sowie im Gesicht bei Nebenschilddrüsenunterfunktion
c) Unterschenkelödeme bei Mädchen und im Klimakterium bei einer Hypophysenunterfunktion.

6. Gallenblase – Herz:

Da der Blutzufluß aus dem Organismus über die Leber direkt zum rechten Herzen führt und die Gallenblase lediglich sozusagen als Satellit oder Trabant der Leber anzusehen ist, liegt der enge Zusammenhang von Herz und Leber auch rein anatomisch schon auf der Hand.
Durch Anregung der Herztätigkeit kommt es auch zu einer besseren Durchblutung der Leber. Es wird damit Hand in Hand auch die Gallenausscheidung der Leberzellen in die Gallenkapillaren gefördert. Die gebildete Galle ist weniger eingedickt und kann leichter und rascher abfließen. Dieses hat wiederum eine Entstauung der Leber zur Folge, so daß dieses Organ nicht mehr so sehr auf das Zwerchfell drückt. Die Muskelplatte kann sich senken und abflachen und damit auch dem Herzen einen vergrößerten, entlastenden Spielraum geben.
Umgekehrt kommt es bei ungenügender Herztätigkeit zu einem Rückstau in der Leber mit all ihren Folgen wie:
leichte Vergrößerung der Leber,
erhöhter Zwerchfellstand,
verminderte, zähflüssige Gallenausscheidung und damit aber auch einer ungenügenden biliären Funktion,
sich verschlechternder Darmtätigkeit mit
Meteorismus, Obstipation usw.

Auswertung der Regeln der Akupunktur

Die hier besprochenen Regeln der Akupunktur, die einige Möglichkeiten eines Energieausgeiches zum gesunden energetischen Gleichgewicht aufzeigen, können auch dem praktischen Arzt in seiner – zeitlich oft sehr kurz bemessenen – Sprechstunde in mancher Hinsicht gute Dienste leisten:

1. Dieselben können ihm als Hinweis- und Frühdiagnose ohne großen Zeitverlust dienen. Die Beachtung des Auftretens von immer wiederkehrenden Beschwerden in einer bestimmten Maximalzeit zeigen eindeutig auf das entsprechende Organ hin und geben damit den Schwerpunkt der Erkrankung an. Frühdiagnose und Prophylaxe werden somit weitgehend erleichtert.
Auch kann die Wirkung der verabreichten Medikamente dadurch deutlich verstärkt werden, wenn diese 1 bis 2 Stunden vor der Maximalzeit des erkrankten Organes gegeben werden.
2. Die Beachtung der „Mutter- und Sohn-Regel" bei refraktären Fällen, führt schließlich dann doch zum Erfolg.
3. Die Anwendung der „Ehemann-Ehefrau-Regel" ermöglicht die prophylaktische Behandlung auch der – zwar noch nicht erkrankten – aber durch das erkrankte Organ gefährdeten Organe.
4. Die Regel „Mittag-Mitternacht" deutet auf ein weiteres Organ hin, das durch die Erkrankung eines Gebietes mit gefährdet erscheint und ermöglicht somit durch rechtzeitige, vorbeugende Behandlung die Vermeidung der Miterkrankung auch des entsprechenden Oppositionsorganes.
5. Schließlich kann zur prophylaktischen Therapie auch stets die Unterstützung bzw. Behandlung des mit dem erkrankten Organ in Zusammenhang stehenden oder korrespondierenden Organes mit Erfolg gleich mit behandelt werden.

Die bei Erkrankung mit zu behandelnden Organe

Die Beachtung der besprochenen Regeln zeigt auf, daß bei Erkrankung eines Organes stets mindestens zwei andere Organe, die mit diesem in engem Zusammenhang stehen, mitbehandelt werden müssen. Die zu beachtenden Regeln, in deren Reihenfolge auch die in der nachfolgenden Tabelle angeführten Organe aufgezählt werden, lauten:

1. Regel der gekoppelten Organe
2. Ehemann-Ehefrau-Regel
3. Mittag-Mitternacht-Regel

Erkranktes Organ	gekoppelte Organe	Ehemann-Ehefrau-Regel	Mittag-Mitternacht-Regel
Herz	Dünndarm	Lunge	Gallenblase
Dünn- bzw. Zwölffingerdarm	Herz	Dickdarm	Leber
Blase bzw. Urogenital-Organe	Niere	Endokrines System, Dreifacherwärmer	Milz/Pankreas

Niere	Blase	Kreislauf Sexualsphäre	Dickdarm
Kreislauf	Endokrines System, Dreifacherwärmer	Niere	Magen
Endokrines System, Dreifacherwärmer	Kreislauf	Blase	Milz/Pankreas
Gallenblase, biliäre Wege	Leber	Magen	Herz
Leber	Gallenblase	Milz/Pankreas	Dünndarm
Lunge	Dickdarm	Herz	Blase
Dickdarm	Lunge	Dünndarm	Niere
Magen	Milz/Pankreas	Gallenblase	Kreislauf
Milz/Pankreas	Magen	Leber	Endokrines System, Dreifacherwärmer

Die Therapie eines der angegebenen Organe wird sichtlich gefördert und erfolgreicher gestaltet, wenn zugleich auch die damit zusammenhängenden Organe mit behandelt werden. Bei Beachtung der drei angegebenen Regeln und rechtzeitiger Behandlung — d. h. Herstellung des energetischen Gleichgewichtes auch bei den übrigen, mit dem erkrankten Organ zusammenhängenden Organen — kann also eine wirksame Prophylaxe getrieben werden, so daß es gar nicht mehr zum Ausbruch einer Erkrankung weiterer Organe kommt.
Das oberste Ziel auch in der EAV ist die Erhaltung des energetischen Gleichgewichtes, also der Gesundheit, und weniger die Beseitigung von schon eingetretenen Krankheitssymptomen, mit denen sich vornehmlich die moderne Schulmedizin befaßt.
Die genannten Grundregeln können aber mit viel Erfolg auch von nicht Akupunktur betreibenden, praktischen Ärzten angewendet und beachtet werden. Sie ermöglichen auch ihnen, eine wirksame Prophylaxe zu betreiben.
Bei regelmäßig zu ganz bestimmten Zeiten auftretenden Beschwerden kann die Beachtung der Maximalzeiten jedem Arzt eine genaue Diagnosestellung erleichtern. Darüber hinaus kann der EAV-Arzt durch die Meßergebnisse der entsprechenden Meßpunkte des geschädigten und der noch nicht gefährdeten Organe, die Zusammenhänge mit diesem aufdecken, feststellen und darstellen. Er kann aber auch durch die ständige Überwachung dieser Meßergebnisse Eintritt und Ausmaß des Erfolges seiner therapeutischen Maßnahmen an dem beeinträchtigten Organ feststellen und kontrollieren.

Energetische Beziehungen von Organen zu Nasennebenhöhlen und Ohr, Tonsillen und Kieferabschnitten

Danach hat *Voll* als erster als Ergebnis seiner jahrelangen Messungen auf die energetischen Beziehungen von Organen zu Kieferabschnitten, zu Nasennebenhöhlen und Ohr, zu den Tonsillen hingewiesen. Jedes Organpaar hat auch einen energetischen Einfluß auf:

a) Eine der Nasennebenhöhlen oder auf das Ohr.
b) Auf eine der 5 Tonsillen des lymphatischen Rachenringes.
c) Auf einen der 5 Kieferabschnitte sowohl im Ober- als auch im Unterkiefer.

Als Beispiele dafür können angegeben werden:

a) Dünndarm und Herz haben einen Einfluß auf das Ohr (siehe „Kopfherde“ von *Voll,* Seite 82).
   Niere, Blase und urogenitales Gebiet haben Einfluß auf die Stirnhöhle (siehe „Kopfherde“, Seite 72).
   Lunge und Dickdarm stehen in Beziehung mit den Siebbeinzellen (siehe Kopfherde“, Seite 73).
   Magen und Milz/Pankreas stehen in Beziehung mit der Kieferhöhle (siehe „Kopfherde“, Seite 71).
   Gallenblase, Gallengänge und Leber können die Keilbeinhöhlen beeinflussen (siehe „Kopfherde“, Seite 75).
b) Dünndarm und Herz stehen in Verbindung mit den Zungentonsillen (siehe „Kopfherde“, Seite 68).
   Lunge, Dickdarm kontaktieren mit den Tubenmandeln (siehe „Kopfherde“, Seite 68).
   Gallenblase und Leber schließlich stehen in engem Kontakt mit der Tonsilla palatina (siehe „Kopfherde“, Seite 68).
c) Zwischen Dünndarm und Herz besteht ein enger Zusammenhang zum 8. Odonton oben und unten. Ein Herzinfarkt kann durch ein streuendes Herdgeschehen im Gebiet des Weisheitszahnes und des retromolaren Raumes entstehen.
   Lunge und Dickdarm haben ferner Beziehungen zum 6. und 7. Odonton unten und dem 4. und 5. Odonton oben und
   Gallenblase und Leber stehen mit dem 3. Odonton oben und unten in engem Zusammenhang. (Eine nähere Beschreibung dieser Zusammenhänge findet sich im 4. Sonderheft der Internationalen Gesellschaft für EAV – 3. Auflage: „Wechselbeziehungen von odontogenen Herden zu Organen und Gewebssystemen“. ML Verlag, Uelzen, 1975.)

Schlußfolgerungen

Aus diesen Ausführungen ergibt sich, daß bei gleichzeitiger Behandlung der drei angeführten Organpaare zusammen mit dem erkrankten, man insgesamt vier Organpaare des Körpers energetisch normalisiert und damit einen kräftigen Anstoß für eine Wiederherstellung optimaler Organfunktionen gibt.

Da aber in einem lebenden Organismus die zugeführte Energie nicht auf den Bereich des behandelten Organes fixiert bleibt, sondern über die Meridiane dem Gesamtorganismus mitgeteilt wird, werden auch alle übrigen Organe mehr oder minder energetisch mit beeinflußt bis zu den Nasennebenhöhlen, dem Ohr, den Tonsillen und den Kieferabschnitten, deren evtl. gestörte Meßwerte sich in der Folge auch in Richtung der Norm ändern bzw. verbessern.

Maximalzeiten im Jahresrhythmus und monatliche Maximalzeiten

Zum Abschluß dieses Abschnittes über die Hinweisdiagnosemöglichkeiten sei noch auf ein anderes naturgesetzlich bedingtes Phänomen hingewiesen.
Auch aus der Schulmedizin her kennen wir Krankheiten – wie etwa das immer wieder akut werdende Ulkus oder die jahreszeitlich bedingten Grippe- und Erkältungskrankheiten usw. die periodisch gehäuft auftreten.
Die chinesische Akupunktur kennt 12 Hauptorgane, die jeweils einen Meridian haben. Da auch die chinesische Zeiteinteilung des Jahres 12 Monate kennt, war es naheliegend, daß nach einem gewissen Zusammenhang dieser Systeme gesucht wurde.
Danach haben die Chinesen folgende Beziehungen aufgestellt:

Gallenblase	–	Januar
Blase	–	Februar
Magen	–	März
Dickdarm	–	April
Dünndarm	–	Mai
Endokrines System, Dreifacherwärmer	–	Juni
Niere	–	Juli
Milz/Pankreas	–	August
Leber	–	September
Kreislauf	–	Oktober
Lunge	–	November
Herz	–	Dezember

Welche klinischen Erfahrungen sprechen für das Vorhandensein einer solchen monatlichen Maximalzeit?

Die im Januar gehäuft auftretenden Gallenfunktionsstörungen bis zu Gallenkoliken werden zwar auf die übermäßige und fettreiche Nahrungszufuhr in den Weihnachtstagen und zum Jahreswechsel zurückgeführt, sie entsprechen aber auch der für die Gallenblase angegebenen Monatsmaximalzeit im Januar.
Magenbeschwerden, besonders bei chronischem Ulkus, im Frühling sind als typische, immer wiederkehrende Ulkusbeschwerden bekannt und entsprechen ebenfalls der Monatsmaximalzeit des Magens im März.

Oft treten Verdauungsstörungen, sog. Frühjahrsdiarrhoen, mit tonisch-klonischen Krämpfen auf, die eine Dünndarmaffektion, dessen Monatsmaximalzeit im Mai liegt, anzeigen. Bei tonisch-klonischen Krämpfen und Tetanie werden in der Akupunktur die Dünndarmpunkte mit Erfolg behandelt. Ein energetisches Gleichgewicht im Dünndarmgebiet ist immer auch eine Voraussetzung für die Widerstandsfähigkeit und Belastbarkeit des Nervensystems.
Ein gehäuftes Auftreten von Lungenaffektionen, Bronchitis und Bronchiolitis in den Nebeltagen des November sind auch klinisch ein bekanntes Zustandsbild.
Statistische Erhebungen des Bundesamtes in Wiesbaden sprechen von einer deutlich erhöhten Todesrate infolge von Herzerkrankungen und Herzinfarkt im Monat Dezember, der Monatsmaximalzeit für das Herz.
Interessant ist auch, daß in der Aufstellung der monatlichen Maximalzeit von Januar bis Juli, d. h. im ersten Halbjahr, alle Yang- oder Hohlorgane vertreten sind, während in der zweiten Jahreshälfte die Yin- oder Parenchymorgane ihre Monatsmaximalzeit haben.
Die Beachtung dieser Monatsmaximalzeiten könnte bei jahrelang anhaltenden, unklaren Beschwerden gelegentlich einen weiteren Hinweis für die Ätiologie einer kryptogamen Organerkrankung geben und für eine sichere Diagnosestellung nützlich sein.
Weiter könnte eine, auch zeitlich optimale Prophylaxe so eingeleitet werden, daß diese mindestens 4 Wochen vor der Monatsmaximalzeit des geschwächten Organes einsetzt. Dieses würde zu einer Unterstützung und Stärkung des Organes führen, so daß seine Monatsmaximalzeit ohne die gewohnte Störung überstanden wird.
Die hier aufgestellte Reihenfolge der monatlichen Maximalzeiten dürfte aber nur für die Bewohner der nördlichen Halbkugel unserer Erde Gültigkeit haben, da ja auch die Jahreszeiten zwischen nördlicher und südlicher Hemisphäre verschieden sind.